面神经学
The Facial Nerve

原　著　[美] 威廉·H·斯拉特里三世（William H. Slattery Ⅲ）
　　　　[美] 巴巴卡·阿兹扎德（Babak Azizzadeh）
主　译　高志强
副主译　陈晓巍　杨　华　冯国栋
译　者　（按姓氏笔画排列）：

王艺贝　王威清　王　轶　王　斌　王　璞
田　旭　冯国栋　朱晓晖　庄　园　刘庆松
刘　强　李　颖　杨　华　吴海燕　张文阳
张永丽　陈晓巍　范欣淼　金晓峰　赵　杨
查　洋　祝小莉　高娟娟　唐　琦　崔婷婷
商莹莹　谭　杰　樊　悦

中国协和医科大学出版社

图书在版编目（CIP）数据

面神经学／（美）威廉·H·斯拉特里三世（William H. Slattery III），（美）巴巴卡·阿兹扎德（Babak Azizzadeh）著；高志强译．—北京：中国协和医科大学出版社，2017.12

ISBN 978 - 7 - 5679 - 0978 - 6

Ⅰ.①面…　Ⅱ.①威…　②巴…　③高…　Ⅲ.①面神经 – 周围神经系统疾病 – 诊疗　Ⅳ.①R745.1

中国版本图书馆 CIP 数据核字（2017）第 304495 号

面神经学

原　　著：［美］威廉·H·斯特拉里三世（William H. Slattery Ⅲ）
　　　　　［美］巴巴卡·阿兹扎德（Babak Azizzadeh）
主　　译：高志强
责任编辑：顾良军
出版发行：**中国协和医科大学出版社**
　　　　　（北京东单三条九号　邮编 100730　电话 65260431）
网　　址：www.pumcp.com
经　　销：新华书店总店北京发行所
印　　刷：中煤（北京）印务有限公司
开　　本：889×1194　1/16 开
印　　张：17
字　　数：430 千字
版　　次：2017 年 12 月第 1 版
印　　次：2017 年 12 月第 1 次印刷
定　　价：180.00 元

ISBN 978 – 7 – 5079 – 0978 – 6

序　言

　　面容对于我们可谓第二生命。面肌运动的任何异常甚或瘫痪可对患者的工作、社交和生活造成巨大影响。面神经是以运动神经为主的混合神经，包含有特殊内脏运动、一般内脏运动（副交感神经）、特殊内脏感觉（鼓索神经）和一般躯体感觉等多种神经纤维，主要支配面部表情肌、舌前 2/3 的味觉和舌下腺、颌下腺和泪腺的分泌。众多因素会导致面神经功能异常，患者可能求治于耳鼻喉科、神经内科、神经外科、颌面外科、整形科等多个临床科室，有时可能辗转延误。因此，掌握面神经疾病的正确诊治理念和技术非常重要。

　　关于面神经疾病的描述及各种治疗方法自古即有记载，但对于面神经的功能富于科学性的深入研究则始于近代、发展于现代。1932 年 Balance 和 Duel 对贝尔面瘫患者进行的面神经减压术具有里程碑意义，而后 House 和 Fisch 等前辈大师们的潜心探索极大地推动了面神经诊治技术的进步。在各种面神经功能评价系统中，House 和 Brackmann 于 1985 年提出的 HB 分级系统逐渐被同行们普遍接受。近年来，随着对面神经功能研究的不断深入和现代科技的进步，面神经功能客观评价体系与三维动态观测体系也在逐渐受到重视，在一定程度上弥补了 HB 分级系统的不足，成为未来发展的重要方向。

　　在关于面神经的研究专著中，由 William H. Slattery 和 Babak Azizzadeh 两位作者编著的《面神经学（The Facial Nerve）》一书具有很高的价值和指导意义。全书分为 26 章，内容涵盖了面神经的相关解剖学、生理学、病理学、影像学、面神经疾病的诊断和功能评价方法、面神经修复、面肌整形和康复等领域，系统地阐述了面神经疾病基础研究和临床研究的进展。相信本书对于各相关学科的各级医生和研究者均有帮助。

　　科学在不断进步，对于面神经的研究和诊治技术的追求也永无止境。我们衷心希望借助于本书的翻译，向国内各同行推荐介绍国外同行最新研究进展，同时促进和激发我国在面神经相关学科的研究不断深入，最终实现赶超和引领。衷心感谢在本书翻译和出版过程中严谨认真、辛勤付出的团队同道们！

北京协和医院耳鼻喉科主任
中华医学会耳鼻咽喉头颈外科学分会 主任委员

目 录

第三篇　面神经疾病

第四篇 其他问题

第五篇 永久性面神经麻痹的康复

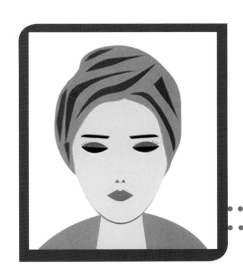

第一篇

面神经概述

第1章　面神经及相关结构解剖

Bradley W. Kesser

面神经的解剖完美诠释了人体周围神经、中枢神经、自主神经系统的复杂性。面神经作为第七对颅神经，包含了运动、一般感觉、内脏感觉及自主神经（内脏）四种成分，本章节将对其进行系统的介绍。

面神经可分为颅内、颞骨内及颞骨外三段，是人体走行最复杂的颅神经之一。自脑干发出至所支配的靶器官，不仅走行曲折复杂，而且有很多分支。耳神经外科、头颈外科、耳鼻咽喉科、神经外科、神经内科等相关科室医生都应充分掌握面神经的解剖及生理功能，从而准确诊治面神经疾病，避免手术相关损伤，促进面神经疾病患者康复。

■ 胚胎学

Sataloff 已经用整本书的篇幅详细阐述了面神经的胚胎发育，[1] 本节只对其进行概述。面神经起源于第二鳃弓，在胚胎第 3 周，由面听原基近尾端、听板附近的一组神经嵴细胞发育而成。[2] 面神经原基分为尾端的运动主干和头端感觉干，其中感觉干加入第一鳃弓。胚胎第 6 周，可以分辨包括膝状神经节在内的颅神经感觉神经节，从而区分面神经及前庭耳蜗神经，同期也可以识别中间神经。胚胎第 8 周，随着第二鳃弓相关肌群的发育，面神经运动支得以被辨认。此时，面神经慢慢向前靠近外耳道，水平段及垂直段渐渐被识别。胚胎第 8 周以后，外周面神经分支及其所支配表情肌逐渐发育。胚胎第 16 周时，面神经的各部分连接均已建立，但其解剖走行相对最终位置仍较浅且仍位于外耳道前方。至胚胎第 30 周后，面神经最终经茎乳孔出颅，但位置仍相对较浅，直到出生后 1~3 年，随着乳突尖的发育，面神经发育才最终完成。

Gerhardt 和 Otto 指出，面神经的最终走行与人体头颅整体发育过程中相对颞骨的两次位置变化相关。[3] 第一次是脑膜、迷路、第一鳃弓和第二鳃弓近端向喙侧移动。靠近膝部的近端面神经随着迷路向腹侧移动，与相对远端的面神经形成面神经第一膝。两段面神经沿第二鳃弓，保持背腹侧关系，其最背侧是镫骨原基。第二次是由于第一鳃弓的分化，侧方的颞骨向背侧旋转。随着下颌骨和乳突的发育，面神经走行逐渐向后、向下。Gerhardt 和 Otto 进一步指出，若由于镫骨动脉的过早退化或其他原因导致第一鳃弓发育不全时，面神经将缩短。这种缩短会导致第二鳃弓过度向喙侧移位，进而会导致构成面神经第二膝的远段较正常解剖位置靠前、靠下，遮挡圆窗，影响镫骨发育或干扰其与耳蜗的有效连接。同时，可能妨碍砧镫关节的发育。

先天性外耳道闭锁时，面神经第二膝及乳突段走行经常会稍靠前，且常伴有鼓室段骨管缺失。眼－耳－椎骨综合征或半面短小症等综合征性耳道闭锁患儿中，经常合并面神经功能减低，最长见于下颌缘支。手术治疗外耳道闭锁患儿时，外耳道成形（耳道再造）的过程最有可能会损伤面神经（**图 1.1**）。

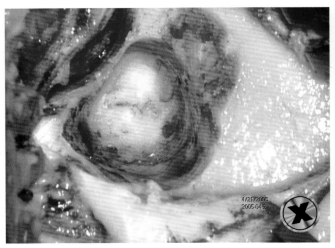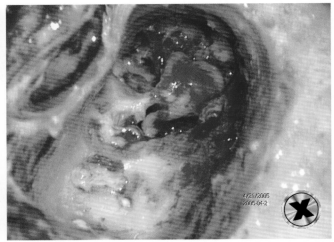

图 1.1 a，b （a）先天性耳道闭锁伴有面神经畸形，向外浅行于闭锁骨中；（b）向上、向前磨除骨质，进入上鼓室，暴露听小骨复合体

　　术中，由于面神经异常地靠外侧走行，会影响中鼓室开放及镫骨的显露。术中紧贴上方的天盖及前方的下颌窝，在上鼓室水平进入中耳，可以有效避免损伤面神经。耳道闭锁手术中面神经损伤的概率约为 0.1%。[4] 耳道通畅、鼓膜完整的先天性中耳畸形的患者中，24% 伴有面神经畸形。[5] 尽管移位面神经后的耳窝开窗手术已有报道，[6,7] 但由于无法获得早期稳定的听力增益，近些年相关手术越来越少。[8,9]

■ 大体解剖

颅内 – 髓内段

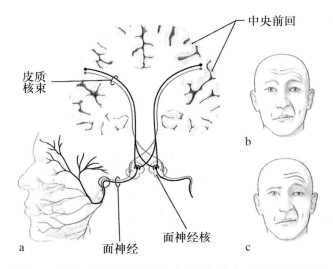

图 1.2　颅内 – 髓内段面神经走行。（a）灰线显示面中下部受对侧大脑皮层神经支配，黑线显示面上部受双侧大脑皮层神经支配。皮质核团发出的神经纤维与桥脑被盖内的面神经核形成突触联系。（b）上面神经运动核病损面容。（c）下面神经运动核病损面容

　　面神经运动核位于桥脑被盖，接受自大脑半球中央前回的运动皮层发出的神经冲动，支配面部表情肌。发自中央前回的神经纤维束，经内囊后肢，穿过丘脑，到达位于桥脑对侧的面神经运动核。额肌及上部眼轮匝肌受双侧面神经核支配。因此，中枢病变，如中央前回的肿瘤或卒中会造成对侧上面部（额肌）不受累的面神经麻痹。运动核至茎乳孔之间任何部位的面神经损伤，将导致影响所有面部表情肌活动的同侧面神经全瘫（**图 1.2**）。

　　来自中央前回的神经纤维在面神经核内形成突触联系，突触后纤维向背侧走行，进入第四脑室，变成有髓鞘的纤维，弓形环绕展神经核，在第四脑室形成面神经丘。面神经纤维于小脑中脚水平，自桥脑腹外侧缘出脑干，走行于中间神经内侧、展神经及听神经之间（**图 1.3**）。

含有面神经感觉成分的中间神经，终止于脑干的孤束核。

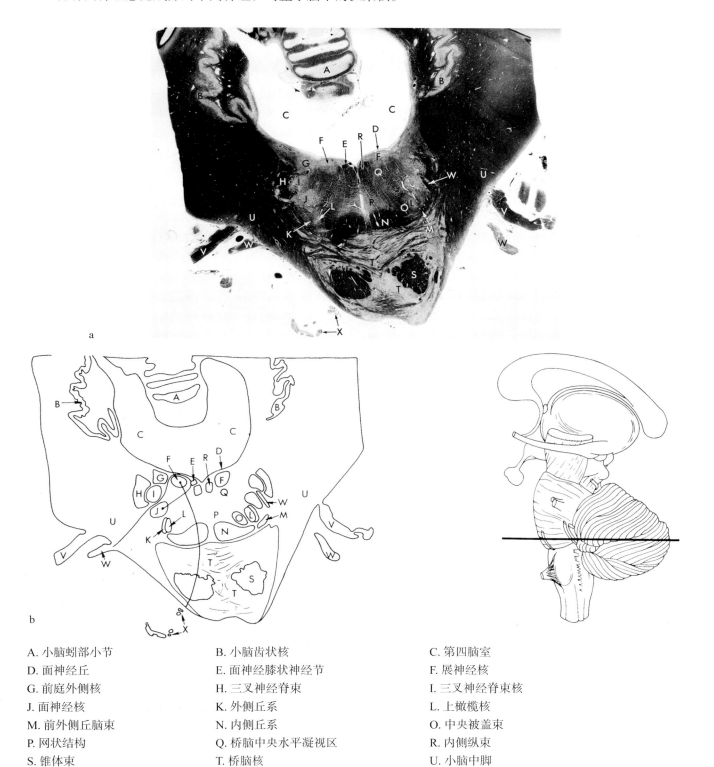

A. 小脑蚓部小节　　　　　　　B. 小脑齿状核　　　　　　　　C. 第四脑室

D. 面神经丘　　　　　　　　　E. 面神经膝状神经节　　　　　F. 展神经核

G. 前庭外侧核　　　　　　　　H. 三叉神经脊束　　　　　　　I. 三叉神经脊束核

J. 面神经核　　　　　　　　　K. 外侧丘系　　　　　　　　　L. 上橄榄核

M. 前外侧丘脑束　　　　　　　N. 内侧丘系　　　　　　　　　O. 中央被盖束

P. 网状结构　　　　　　　　　Q. 桥脑中央水平凝视区　　　　R. 内侧纵束

S. 锥体束　　　　　　　　　　T. 桥脑核　　　　　　　　　　U. 小脑中脚

V. 前庭耳蜗束　　　　　　　　W. 面神经　　　　　　　　　　X. 展神经

图 1.3 a，b　脑干断层解剖（桥脑下部、桥延沟稍上方层面）（引自 Watson C. Basic Human Neuroanatomy：An Introductory Atlas. Third Edition. Boston：Little，Brown and Company；1985：166 图 65；使用经许可）

颅内 – 髓外段

髓外段面神经自橄榄束及小脑下脚之间的隐窝出桥脑下缘，脊神经前根位于最内侧，前庭耳蜗神经位于外侧，中间神经在两者之间。[10]面神经与中间神经走行于桥小脑角内，与前庭耳蜗神经一起，经内听道口进入内听道。

颞骨内段

颞骨内段面神经自内听道口至茎乳孔，全程走行于骨管内，根据其在颞骨内的部位分为：内听道段、迷路段、鼓室（水平）段、乳突（垂直）段（**图 1.4**）。

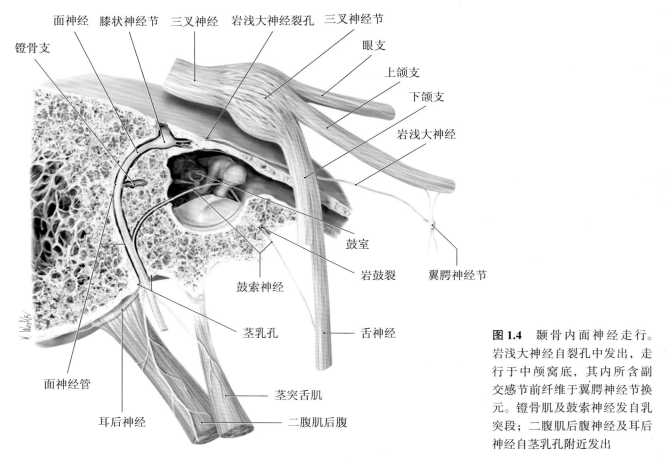

图 1.4　颞骨内面神经走行。岩浅大神经自裂孔中发出，走行于中颅窝底，其内所含副交感节前纤维于翼腭神经节换元。镫骨肌及鼓索神经发自乳突段；二腹肌后腹神经及耳后神经自茎乳孔附近发出

内听道段

内听道段面神经总长约 1.5cm。内听道口处，面神经于中间神经及前庭耳蜗神经之间，自内听道口前上部入内听道。内听道内，面神经与中间神经位于前庭上神经前方、耳蜗神经上方（**图 1.5**）。在内听道底，横嵴分隔面神经与下方的耳蜗神经，垂直嵴（Bill'bar）分隔面神经与后方的前庭上神经。脑膜延续至内听道底，如"手指套"全程包绕内听道里的神经。[11]磁共振成像及尸头解剖研究发现，内听道段面神经始终呈管束状走行于前庭耳蜗神经前上方。[12]

迷路段

面神经出内听道底后稍向前，走行于耳蜗及上半规管之间的骨管内，全长 3 ~ 6mm（**图 1.6**）。迷路段为面神经最细的部分，面神经减压术（详见第 11 章）治疗如特发性面瘫时，减压范围应该包括此段。[13]

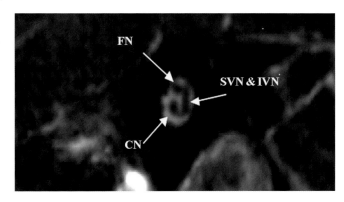

图 1.5　右侧内听道 MRI 旁矢状位截面图。可见前上方的面神经（FN）、前下方的耳蜗神经（CN）、后方的前庭神经 [前庭上神经（SVN）及前庭下神经（IVN）]（图片由 Dr. Sugoto Mukherjee 提供）

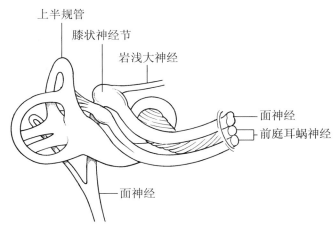

图 1.6　面神经出内听道底，走行于耳蜗和上半规管之间的耳囊骨质内，距离 3 ~ 6mm

迷路段外侧端为膨大的面神经膝状神经节，内有假单极神经元胞体，神经纤维组成鼓索神经和岩浅大神经，分别支配舌前 2/3 味觉和软腭黏膜感觉。岩浅大神经还包含支配泪腺和鼻腔黏膜腺体的副交感神经节前纤维，其与包含颈部交感神经节后纤维的岩深神经共同组成翼管神经。翼管神经经过位于翼腭窝的蝶腭神经节换元后，节后交感神经纤维及副交感神经纤维支配软腭和鼻腔黏膜的小涎腺分泌，并经过三叉神经分支支配泪腺分泌。（腭大神经、腭小神经：软腭；咽支：咽部；鼻后上分支：鼻黏膜；耳颞支 - 颧颞支 - 泪腺神经：泪腺）

鼓室段（水平段）

面神经于膝状神经节处旋转约 180°，平行于岩锥长轴，向后延续为鼓室段，进入中耳。鼓室段 8 ~ 11mm，走行于卵圆窗上方，常伴有局部骨管缺失。研究显示，高达 20% 的中耳手术患者可发现这种骨管缺失，其中 80% 见于卵圆窗上方，12% 见于匙突前方。[14] 此段无分支。

乳突段（垂直段）

面神经穿过上鼓室至外半规管下方，向下延续为乳突段，直至出茎乳孔，全长 9 ~ 18mm。此段首先发出第一分支镫骨肌支，镫骨肌收缩时向后牵引镫骨上结构。

第二分支，鼓索神经发出的位置不恒定，可发自锥曲部至茎乳孔之间的任何部位，但最常见于茎乳孔上方 6mm 左右。[10] 鼓索神经沿面神经向上走行，在中鼓室水平向前进入鼓室，在锤骨柄及砧骨长脚之间穿行，经岩鼓裂出颅，后加入舌神经。其中内脏感觉神经纤维传递舌前 2/3 味觉信号；副交感神经节前纤维经颌下神经节换元后，支配颌下腺、舌下腺及其他小涎腺。

此段面神经的神经束按一定规律排列：前方靠近中耳的神经束发出支配面下部、口周肌肉的分支；后方靠近乳突的神经束发出支配面上部肌肉的分支，如额支。[11,15]

颞骨外段

茎乳孔处的面神经周围有坚韧的筋膜包绕，出颅后神经向前走行，穿入腮腺，发出颞面干和颈面干，后形成面神经腮腺丛，支配面部表情肌。面神经入腮腺前，在茎乳孔附近发出耳后神经、二腹肌后腹支及茎突舌骨肌支。耳后神经支配耳道后壁和耳郭皮肤感觉以及耳外肌和枕肌的运动。前庭神经鞘瘤压迫面神经或中间神经时，会出现耳道后壁皮肤感觉减退（Hitselberger 征）；二腹肌后腹支及茎突舌骨肌支分别支配二腹肌后腹及茎突舌骨肌的运动。

面神经有五个终支，分别为颞支、颧支、颊支、下颌缘支、颈支。但由于各分支之间经常存在较多吻合及沟通，其终末并不恒定，变化较多（可以参见 Tzafetta 和 Terzis 的综述）。[16] 面神经走行于面筋膜（表浅肌肉腱膜系统，SMAS）的深面，从深方进入所支配的面部表情肌。面部软组织有紧密连接的几层组织构成，由浅入深分别为：皮肤、皮下脂肪、浅筋膜、表情肌、面部表浅肌肉腱膜系统、面神经、腮腺导管及颊部脂肪垫。[17] 面部表浅肌肉腱膜系统为颈深筋膜向面部的延续，保护深方颊部的面神经分支，具有重要的临床意义。

■ 显微解剖

本部分依据 Captier 团队优秀的研究成果阐述面神经的显微解剖。[18] 组织学研究发现，自脑干至膝状神经节的面神经纤维间隔不清，外层整体被蛛网膜鞘包绕，缺少真正的神经外膜及束膜。直至膝状神经节稍远侧，才开始出现神经束结构。膝状神经节附近，面神经只有 1~2 个可辨认的神经束，随着向远端走行，神经束由大变小、由少变多，乳突段可多达 16 个（平均 11 个）神经束结构，茎乳孔处约 15 个。出茎乳孔后，面神经的两大分支中，颞面干较颈面干含有更多的神经纤维，但神经束数量较少。自脑干至乳突段，尽管面神经束的结构和数量不同，但面神经纤维的数目相对恒定（约 7800 个）。

自鼓室段远端开始，骨管内的面神经外层被纤维组织鞘包绕，称为面神经外膜。该鞘膜组织在茎乳孔处增厚，支持和保护面神经。神经外膜内侧的各个神经束外层也有结缔组织包绕，称为神经束膜。束膜内的神经纤维也具有各自的结缔组织包绕，称为神经内膜，支撑神经细胞结构及营养神经纤维的血管。

Captier 等认为，面神经内的结缔组织变异很多，自桥小脑池至膝状神经节，缺少结缔组织，无束膜结构。膝状神经节远端，面神经内出现结缔组织，分隔包绕面神经，形成束膜结构。然而面神经截面解剖显示，面神经束膜发育与遗传有关，个体解剖差异很大。并且同一个体不同部位的束膜数量和大小亦不同，甚至相距 2mm 的两个截面都可以发现差异。面神经束膜结构、数量、体积不恒定，且空间关系复杂，这种解剖特点可以部分解释面神经损伤后不易恢复的特点。

如前所述，颞骨内面神经存在解剖 - 功能匹配，垂直段前方靠近中耳侧的面神经主要支配下面部（如口轮匝肌）的运动，而后侧靠近乳突的面神经则主要支配上面部（如眼轮匝肌）的运动。水平段靠外侧（浅层）的面神经主要支配上面部肌肉的运动，而靠内侧（深层）的面神经主要支配下面部的运动。因此，临床中会由于病变压迫位置和方向的不同，导致相应的临床症状。

■ 功能

面神经运动神经纤维支配包括颊肌和颈阔肌在内的面部表情肌、二腹肌后腹、耳外肌、枕肌、茎突舌骨肌及镫骨肌；特殊内脏感觉纤维藉鼓索神经支配舌前 2/3 味觉，其神经元胞体位于膝状神经节，树突的突触连接位于孤束核（**图 1.7**）；耳后分支支配耳郭、耳后部分皮肤及耳道后部皮肤的感觉。

　　面神经的内脏运动纤维属于副交感神经成分。一部分副交感节前纤维藉岩浅大神经过翼腭神经节换元，节后纤维通过三叉神经的分支支配泪腺、腭及鼻腔黏膜腺体的分泌；一部分副交感节前纤维藉鼓索神经，经过颌下神经节换元后，节后纤维加入三叉神经的舌神经，支配舌下腺、颌下腺及周围小涎腺的分泌（**图 1.7**）。面神经的副交感、一般感觉及特殊感觉成分都位于中间神经内。

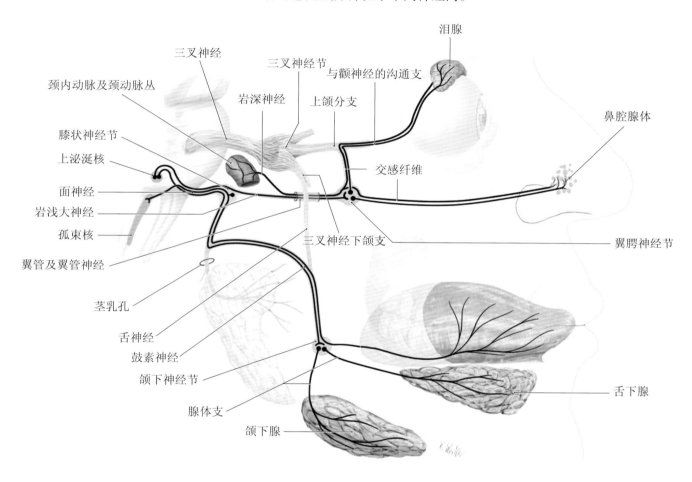

图 1.7　中间神经含有面神经副交感、一般感觉及特殊感觉成分。其中鼓索神经支配舌前 2/3 味觉，并含有支配颌下腺及舌下腺分泌的副交感神经节前纤维（于颌下神经节换元）；岩浅大神经含有支配泪腺、鼻腔黏膜腺体分泌的副交感节前神经纤维（于翼腭神经节换元）。（引自 Thieme Atlas of Anatomy，Head and Neuroanatomy，© Thieme 2007；制图：Karl Wesker）

■ 血供

　　面神经的血供主要来自于椎动脉系统及颈外动脉系统（详见 Anson 等的综述[19]）。脑干及桥小脑角段由小脑前下动脉供血，内听道段由内听动脉（小脑前下动脉的分支）供血。面神经管内段的血供主要来自脑膜中动脉的岩支及耳后动脉的茎乳支，分别经膝状神经节处的面神经管裂孔及茎乳孔进入面神经管。由于椎基底动脉（内听动脉）与颈外动脉（脑膜中动脉的岩支）的交通支并不十分丰富，所以位于交界处的面神经迷路段或许是最容易缺血的部分。

　　位于面神经骨管与神经鞘膜之间神经外部的血管网络有 1 ~ 2 个主要分支，与相应静脉伴行；位于面神经鞘膜内、神经束膜之间的小动脉、小静脉及毛细血管构成内部血供系统。面神经周围无淋巴管；面神经的内外两套血供系统，可以保证在阻断其中一套血供时其功能可不受影响；术中将面神经改道，从骨管内移出也不会严重影响面神经血供。[20]

■ 面部表情肌

　　面部横纹肌起源于第二鳃弓中胚层组织并受面神经支配，位于表浅肌肉腱膜系统（SMAS）内。肌肉起自颅面骨或深筋膜，止于面部皮肤，其运动构成面部复杂表情。该肌肉筋膜系统上起自帽状腱膜，下端与颈阔肌相接，可分为头皮肌（额枕肌和颞顶肌）、耳外肌、眼睑肌、外鼻肌、口周肌。[10] 各部分表情肌的解剖走行及功能详见图和表（**图 1.8，表 1.1**）。

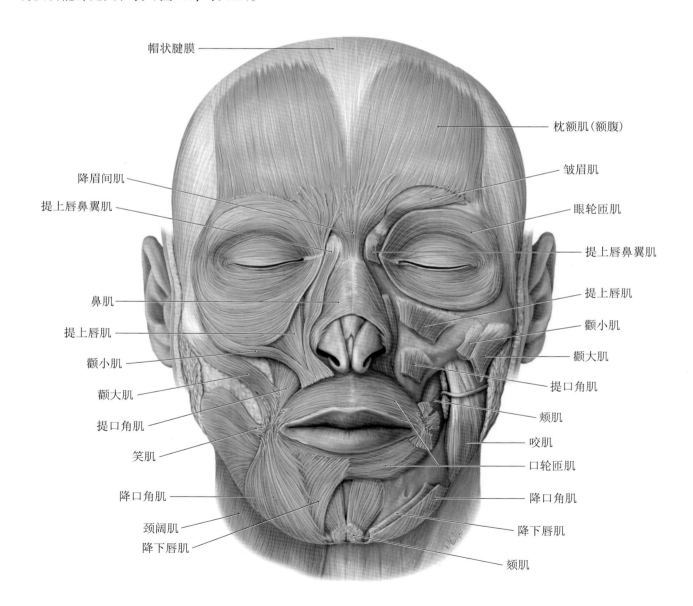

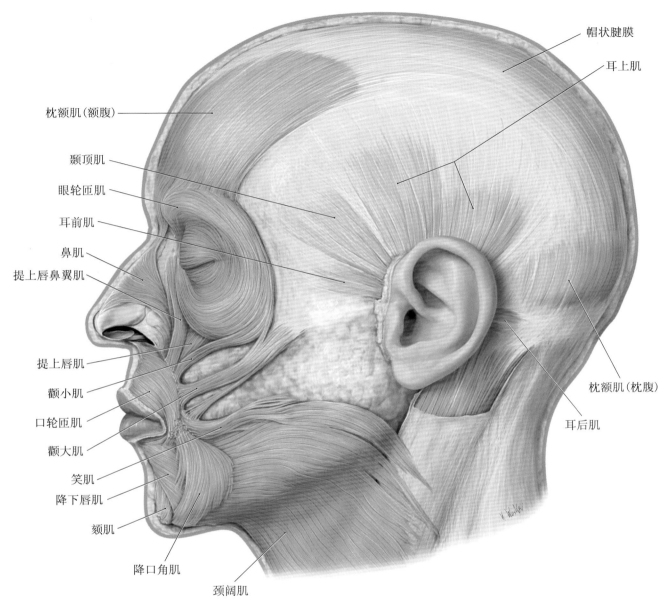

图 1.8 a，b 面部表情肌的（a）正（b）侧面观

表 1.1　面部表情肌及其功能

肌　　肉			功　　能
头皮肌	枕额肌		向后牵拉头皮，上抬眉毛，皱眉（惊讶表情）
	颞顶肌		收紧头皮，牵拉颞部皮肤，上提耳郭（害怕、惊恐表情）
	耳外肌	耳前肌	向前上牵拉耳郭
		耳上肌	向上牵拉耳郭
		耳后肌	向后牵拉耳郭

续表

	肌　肉	功　能
眼睑肌	上睑提肌	提上眼睑，拮抗眼轮匝肌
	眼轮匝肌	眼睑括约肌（眼睑收缩轻闭眼，眶部收缩紧闭眼）
	皱眉肌	向下、内牵拉眉毛（不悦，"苦难肌"，垂直额纹）
	降眉间肌	向下牵拉眼眉内侧（生气，鼻部的横向皱纹）
外鼻肌	鼻肌	鼻肌横部：降鼻中隔软骨和收缩鼻翼；鼻肌翼部：开大鼻孔（"喇叭"形鼻孔）
	降鼻中隔肌	向下牵拉鼻翼，收缩鼻孔
	提上唇肌	提上唇
	提上唇鼻翼肌	提上唇，开大鼻孔
口周肌	提口角肌	上提口角（微笑）
	颧大肌	向后上方牵拉口角（大笑）
	颧小肌	向后、上、外牵拉上唇（悲伤）
	笑肌	收缩口角（假笑）
	降下唇肌	牵拉下唇向下（沮丧）和向外（嘲讽）
	降口角肌	牵拉口角向下（不悦）
	颏肌	上提和伸展下唇、皱颏部皮肤（噘嘴）
	颏横肌	牵拉下唇、收紧颏部皮肤
	口轮匝肌	闭唇，变换口型（讲话、进食、饮水）
	颊肌	收紧/压缩颊部（咀嚼）

■ 总结

　　面神经的解剖和生理功能充分体现了人体神经系统的复杂性。各类功能在其靶器官（肌肉、腺体、皮肤）上完美体现。为了更好地诊断面神经相关疾病、避免术中面神经损伤和促进疾病恢复，充分掌握面神经走行及功能至关重要。面神经损伤后的功能恢复及功能完全丧失后的重建方式研究，也必将受到足够重视。

（刘庆松　译　商莹莹　校）

参考文献

1. Sataloff RT. Embryology of the facial nerve. In: Embryology and Anomalies of the Facial Nerve and their Surgical Implication. New York: Raven Press; 1991:3–91
2. Gasser R, May M. Embryonic development of the facial nerve. In: May M, ed. The Facial Nerve. New York: Thieme Stratton; 1987
3. Gerhardt HJ, Otto HD. The intratemporal course of the facial nerve and its influence on the development of the ossicular chain. Acta Otolaryngol 1981;91(5–6):567–573
4. Jahrsdoerfer RA, Lambert PR. Facial nerve injury in congenital aural atresia surgery. Am J Otol 1998;19(3):283–287
5. Jahrsdoerfer RA. The facial nerve in congenital middle ear malformations. Laryngoscope 1981;91(8):1217–1225
6. Jahrsdoerfer RA. Transposition of the facial nerve in congenital aural atresia. Am j Otol 1995;16(3):290–294
7. Jahrsdoerfer RA. Congenital absence of the oval window. Trans Sect Otolaryngol Am Acad Ophthalmol Otolaryngol 1977;84(5):

ORL904–ORL914

8. Lambert PR. Congenital absence of the oval window. Laryngoscope 1990;100(1):37–40

9. de Alarcon A, Jahrsdoerfer RA, Kesser BW. Congenital absence of the oval window: diagnosis, surgery, and audiometric outcomes. Otol Neurotol 2008;29(1):23–28

10. Gray H. The peripheral nervous system: Cranial nerves. In: Clemente CD, ed. Anatomy of the Human Body. 29th ed. Philadelphia: Lea and Febiger; 1985

11. Miehlke A. The anatomy of the facial nerve. In: Miehlke A, ed. Surgery of the Facial Nerve. second ed. Philadelphia: WB Saunders Company; 1973:7–21

12. Rubinstein D, Sandberg EJ, Cajade-Law AG. Anatomy of the facial and vestibulocochlear nerves in the internal auditory canal. AJNR Am J Neuroradiol 1996;17(6):1099–1105

13. Gantz BJ, Rubinstein JT, Gidley P, Woodworth GG. Surgical management of Bell's palsy. Laryngoscope 1999;109(8):1177–1188

14. Moody MW, Lambert PR. Incidence of dehiscence of the facial nerve in 416 cases of cholesteatoma. Otol Neurotol 2007;28(3):400–404

15. May M. Anatomy of cross section of facial nerve in the tmeporal bone: Clinical application. In: Fisch U, ed. Facial Nerve Surgery. Amstelveen, The Netherlands: Kugley Medical Publications, B.V.; 1977:40–46

16. Tzafetta K, Terzis JK. Essays on the facial nerve: Part I. Microanatomy. Plast Reconstr Surg 2010;125(3):879–889

17. Stuzin JM, Baker TJ, Gordon HL. The relationship of the superficial and deep facial fascias: relevance to rhytidectomy and aging. Plast Reconstr Surg 1992;89(3):441–449, discussion 450–451 PubMed

18. Captier G, Canovas F, Bonnel F, Seignarbieux F. Organization and microscopic anatomy of the adult human facial nerve: anatomical and histological basis for surgery. Plast Reconstr Surg 2005;115(6):1457–1465

19. Anson BJ, Warpeha RL, Donaldson JA, Rensink MJ. The facial nerve, sheath and blood supply in relation to the surgery of decompression. Ann Otol Rhinol Laryngol 1970;79(4):710–727

20. Bagger-Sjoback D, Graham MD, Thomander L. The intratemporal vascular supply of the facial nerve: A light and electron microscopic study. In: Graham MD, House WF, eds. Disorders of the Facial Nerve: Anatomy, Diagnosis, and Management. New York: Raven Press; 1982:17–31

第 2 章　面神经生理学

Felipe Santos

William H. Slattery III

面神经作为运动神经支配面部、头皮、外耳及颈部颈阔肌运动。面神经通过支配二腹肌后腹和茎突舌骨肌运动参与了咀嚼和吞咽动作。面神经也作为感觉神经司外耳道的感觉及舌前 2/3 的味觉，它也为颌下腺、舌下腺和舌内涎腺提供了副交感神经的成分。不自主的模仿功能和不自主运动反射也由面神经介导，包括角膜反射、眨眼反射、镫骨肌反射和眼颊反射。后者是指响亮的声音或突然的强光引起眼轮匝肌和颊肌收缩。

■ 结构单元

本文讨论的重点是面部表情肌的正常运动功能，而这依赖于面神经的完整性。面神经核位于桥脑，具有约 7000 个神经元胞体，其发出轴突自桥脑到达面部表情肌。每一个神经元可支配 25 个肌纤维。

每个神经元的轴突都有施旺细胞形成的髓鞘包裹。神经元之间的信息传输以跳跃式传导：两段髓鞘之间的无髓鞘部分称为郎飞结，神经元去极化是由一个郎飞结传递到邻近的下一个郎飞结（**图 2.1a，b**）。在正常生理状态下，这种跳跃式传导增加了神经放电的速度。

每条神经纤维周围都包绕有结缔组织，称为神经内膜。神经内膜与施旺细胞紧密黏附。为了维护这种与正常的生理功能有关的结构，施旺细胞在神经纤维损伤后起到再生管道的作用。神经束膜由呈同心圆排列的多边形细胞组成，包绕着被覆神经内膜的神经元群。神经束膜提供了拉伸强度和索内压力。位于最外层的疏松结缔组织是神经外膜，容纳和分离神经束。神经外膜包含神经滋养血管和淋巴管，为神经纤维提供营养。

轴突

轴突是基本的结构单元，其功能依赖于：

（1）离子浓度介导的负静息电位。激活细胞膜反转这种电位，产生动作电位。通过离子梯度的反转而传导的动作电位被称为去极化。

（2）每个神经元都是由髓鞘进行分段绝缘。无髓鞘部分在郎飞结之间通过跳跃式传导沿着细胞膜通透性增加的无髓鞘轴突进行传导。神经髓鞘允许去极化从一个郎飞结跳跃到下一个郎飞结，从而提高传导速度。

（3）如果能够提供足够的刺激，可以引发一个动作电位。在动作电位后，是绝对不应期和相对不应期，无论多大的刺激均不能引起动作电位，或者只有强刺激可引起动作电位。

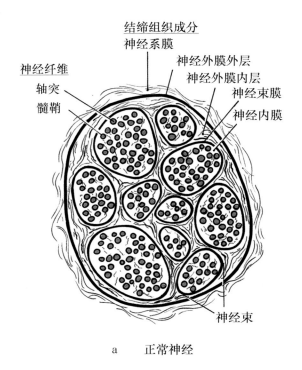
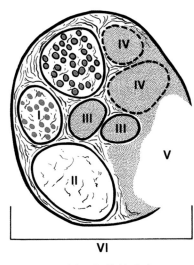

a　正常神经　　　　　　　　　　　　b　神经损伤的分类

图 2.1 a，b　（a）正常外周神经横截面图显示了结缔组织和神经组织成分。（b）周围神经的横截面显示了混合着六度损伤的模型。在十一点钟位置的这一束（神经纤维束）是正常。沿逆时针方向移动，相邻的神经纤维束显示的是一度神经损伤（神经失用）和节段性脱髓鞘（覆盖许多神经纤维的髓鞘缺失）。相邻的第二个神经纤维束显示的是二度神经损伤（轴突断裂），这种损伤涉及轴突和髓鞘。神经内膜组织（将单个神经纤维凝聚成神经干的精细结缔组织网）未损坏。中间的两个神经纤维束显示了三度神经损伤，轴突、髓鞘和神经内膜均受损伤。神经束膜（包围神经纤维束的结缔组织鞘）是完好正常的。在十二点钟和一点钟位置的神经纤维束显示了四度神经损伤，在神经纤维束上有明显的瘢痕，只有神经外膜是完好的。在五度神经损伤中，神经未连续而是被切断。外科医生需要把四度和五度需要进行重建的神经损伤模式，从正常神经纤维束和一度、二度、三度的神经损伤模式中区分出来。后者的神经损伤模式大多数需要进行神经松解术（神经组织破坏）。（引自 Mackinnon SE，Dellon AL. 周围神经手术. 纽约：NY：Thieme；1988：36。使用经许可）

　　动作电位被传递到肌肉。每个神经纤维末梢嵌入肌纤维形成终板。终板和肌纤维膜之间的空间被称为突触间隙。突触间隙的传输是通过乙酰胆碱介导的。乙酰胆碱增加钠离子的通透性，改变静息电位导致的动作电位的产生。[1]

■ 面神经损伤

　　面神经解剖上的损伤影响其正常功能。一般来说，临床医生治疗面神经疾病的范围主要围绕影响面神经结构完整性和面神经的正常功能的病变。桑德兰（Sunderland）描述了基于组织学的面神经损伤模式（图 2.2a-f）。[2] 一度神经损伤是神经失用：神经内的压迫阻止了神经冲动的传导。一度神经损伤表现为损伤部位远端的感觉运动问题。神经内膜、神经外膜和神经束膜都是完整的，并且没有沃勒变性。在神经的近端和远端部分神经传导是完好的，但在损伤区域则没有神经传导。如果损伤只涉及一些纤维，而神经仍是完整的，则能够传输信号，但其正常发挥功能的能力降低。这在不完全性面神经麻痹的情况下非常常见。这种类型的损伤通常不需要手术干预，神经将在几个小时至几周内恢复到正常功能。这是最轻微的周围神经损伤类型。

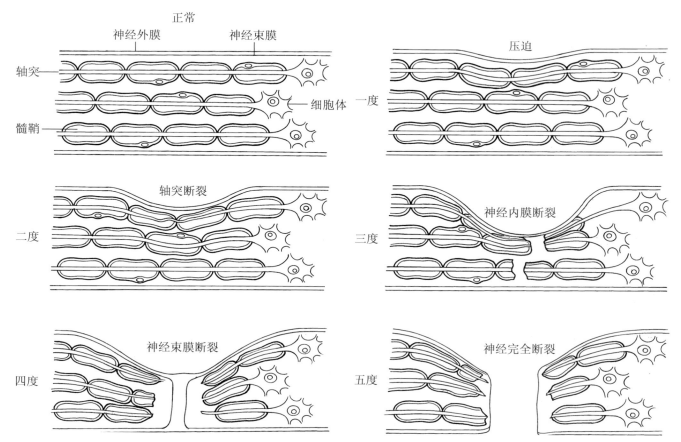

图2.2 a-f（a）正常的神经：轴突布满髓鞘，每个神经束由神经束膜包绕，所有的神经束由神经外膜包绕。（b）一度神经损伤是神经失用症：神经内膜、神经束膜和神经外膜都是完好的，并且没有沃勒变性。（c）二度神经损伤也被称为轴突断裂：更大幅的压力造成了轴突的损伤导致这个结果。（d）三度神经损伤是神经内膜管的断裂。神经再生不完整，轴突再生不当可能造成联动。（e）四度神经损伤是神经束膜断裂。（f）五度神经损伤是神经完全断裂

二度神经损伤是挤压导致轴突损伤，也被称为轴突断裂。损伤部位远端的轴突退化的过程被称为沃勒变性。在二度神经损伤中，周围的施旺细胞保持其完整性。由于神经内膜管和施旺细胞是完整的，能够引导和帮助神经纤维再生，损伤的恢复预期是完全恢复而且无联带运动。肌电图显示纤颤电位和正锐波（损伤后2～3周）。轴突发生再生，通常可恢复至正常，无需手术干预。偶尔出现恢复不完全的情况，可能与瘢痕组织形成有关。

三度神经损伤是神经断伤。神经受压导致神经内膜管断裂。由于神经内膜不能再引导轴突，再生是不完整的。轴突再生可能恰当也可能不恰当。轴突再生并与神经纤维连接，除了连接到最初的终点外，也可能连接于其他部位而导致面部联带运动模式。

一度、二度和三度的神经损伤是由于神经受压引起的。四度神经损伤是神经束膜断裂，五度神经损伤是神经完全断裂。在没有干预的情况下，四度和五度神经损伤模式是无法恢复的。

损伤的影响和修复机制

面神经损伤的修复是通过一系列复杂的分子变化介导的，目前对于许多分子变化的理解只达到了总的细胞的水平。免疫功能、患者的营养状况和神经损伤程度都会影响恢复的最终结果。它所遵循的规律是：神经损伤越严重，其适当的功能恢复就存在越多的变数。

损伤后，细胞的体积增大，同时发生染色质溶解、丧失尼氏染色核糖体和粗面内质网，增加核糖核酸、酶的生产和分配等变化。[3,4] 降钙素相关肽的表达增加，GAP43 和细胞骨架蛋白如肌动蛋白和微管蛋白增加。被切断的轴突近端开始形成生长锥。[1,3] 在神经损伤 3 天后，生长锥处开始发芽。生长速度 ~1 毫米／天；因此面神经能够在 6 个月内从桥小脑角生长到外周。[6] 这项活动通常是在 3.5 ~ 4 个月内完成。

再生过程中有利因素和不利因素是同时存在的：轴突收缩使新生者环绕生长，小胶质细胞增殖，这可能会干扰正常的突触传递。发芽的轴突保持对营养因子的反应。已知一些神经营养因子在再生中发挥作用，读者需要更广泛的综述的话，可以参考图辛斯基（Tuzynski）的文章。[7]

在沃勒变性中，施旺细胞沿退化轴突排列形成宾格内带，再生轴突由此穿过；宾格内带（Bunger bands）充当了神经内膜管。神经内膜的基底膜有助于引导再生。再生的神经纤维在再生过程中没有已知的特异性；然而，施旺细胞最终会使它们形成特异性。[8]

在 3 ~ 4 个月内神经管会由结缔组织替代，以致未发现目标的轴突出现退化，那些距离目标太远的轴突无法形成连接，可能形成神经瘤。因此提倡在神经损伤发生后尽早进行神经修复。神经损伤部位的远端很快就出现神经吸收和施旺细胞的增殖，其在 48 小时内就很明显了。这个过程被称为神经轴分解和脱髓鞘，发生在神经损伤部位的远端。

肌肉失神经支配的结果是肌肉重量减轻和肌纤维直径变小。在失神经支配的一周内，肌肉的早期变化发生在细胞水平。这些细胞的变化包括线粒体数量增加，脱氧核糖核酸、卫星细胞和染色质的变化。这代表了失神经支配肌肉的可塑性状态。随着时间的推移，肌纤维消失，取而代之的是脂肪和结缔组织。肌肉收缩速度降低，可记录到自发性动作电位，称为纤颤电位。运动终板数量增加，抑制物质减少。[9]

在损伤后，面部肌肉可由对侧的轴突进行神经再支配，尤其是接近中线结构的肌肉。在神经再支配之前，可以通过自主运动测试肌肉活力，如果没有反应，可以进行肌电图检查。如果肌电图显示没有反应，可以进行肌肉活检。

肌肉不能再接受神经支配的时间目前还不是很明确。文献中有病案报道神经再支配可以发生在数年后，但是根据前面描述的变性和再生变化的时间进程，推荐"越早越好"的理念。

■ 生理损伤与修复的测量

在临床实践中使用的面神经电生理测试是通过肌肉的反应进行评估的。通过自主收缩或者电信号诱发肌肉反应。电生理测试可以为面神经损伤后的生理退化和恢复提供定量和定性的测量。这些测试可以用于预测损伤的程度、恢复的可能性，协助外科医生临床决策。第 4 章对于最常用的测试进行了详细的探讨。这些测试包括以下内容。

最大刺激试验

最大刺激试验使用电刺激来比较两侧肌肉的反应。增加的电流用于评估面部运动：①额头和眉毛；②眼眶周围区域；③面颊，上唇和鼻翼；④下唇；⑤颈椎和颈阔肌区域。应在损伤导致沃勒变性的 3 天后开始测试。

眼震电图

眼震电图或诱发肌电图是一种电诱发的肌电图。用电流刺激面神经，记录肌肉反应的潜伏期和振幅，并与健侧相比。

肌电图

肌电图测量自主的肌肉反应。运动单位反应的形态可以提供进一步的信息。除了肌肉反应的振幅和潜伏期，还可以记录到失神经支配模式，如正锐波或纤颤电位。神经再支配可能表现为多相电位。

使用桑德兰的分类，描述神经损伤程度与其对应的诱发正常肌电反应的比例之间的近似相关性：[10]

第一度：100% 可测得诱发肌电图反应。

第二度：25% 可测得诱发肌电图反应。

第三度：0～10% 可测得诱发肌电图反应。

■ 神经修复生理学

虽然也会有混合模式损伤发生，临床检查结合电生理测试有助于从整体上预估损伤程度。临床医生可以将这些检查结果与已知的细胞对于损伤的反应相结合，并在药物治疗和外科手术的决策过程中预估预后。

一、二、三度神经损伤不适合进行神经修复或神经移植，其治疗目的是最大限度地减轻对于神经的压迫和神经内压。常规治疗包括类固醇激素和手术减压，后者最常用于三度神经损伤。尼莫地平作为钙通道拮抗剂，已在动物模型中被证实能够加速面神经的恢复。[11] 后续的转化研究将有可能增加用于促进神经恢复药物制剂的数量。

四度和五度神经损伤导致神经部分断裂或完全断裂。治疗旨在促进神经趋化性，也就是除神经营养因子外的其他影响神经再生的因素。直接吻合或自体神经移植的手术修复是治疗的金标准。目前，含有神经营养因子的神经导管已经被使用，接下来研究目标是建立一个类似损伤模式的环境，保留神经内膜，使面部运动效果达到最佳。

■ 联带运动

伴随神经损伤，部分面部肌肉的主动收缩可以引起另一部分面部肌肉的被动收缩，这个过程被称为"联带运动"。联动的生理基础尚未完全了解。异常的轴突再生、细胞核兴奋性增高、假突触传递被认为是联带运动可能的形成机制，此时，神经不再保持从面神经核到外周肌肉的走行分布。因此，个别神经纤维中断可能导致再生轴突支配不正确外周肌群的再生模式。最近的实验证据表明，这个过程可能发生在病变部位以外。在细胞核兴奋性增高的情况下，突触后细胞在恢复过程可能会变得更容易从其他外周肌肉的轴突接受神经递质，或者像假突触传递那样，髓鞘化不完全导致由异常接触介导形成干扰。[12-14]

（崔婷婷　译　商莹莹　校）

参考文献

1. Kellman RM. Facial nerve manual. Chapter 3. Physiology and pathophysiology. Am J Otol 1989;10(1):62–67

2. Sunderland S. Nerve and Nerve Injuries, 2nd ed. London, Churchill Livingstone; 1978

3. Nissl F. Uber die Veranderugen am Facialskern des Kaninchen nach Ausreissung der Nerven. Allg Z Psychiatr 1892;48:197–198

4. Kreutzberg GW. Degeneration and regeneration. In: Miehlk A, ed. Surgery of the Facial Nerve. Philadelphia: W.B. Saunders; 1973: 22–35

5. Choi D, Dunn LT. Facial nerve repair and regeneration: an over-view of basic principles for neurosurgeons. Acta Neurochir (Wien) 2001;143(2):107–114

6. Schaumburg HH, Berger AR, Thomas PK. Disorders of Peripheral Nerves. Philadelphia: FA Davis; 1992

7. Tuszynski MH. Neurotrophic factors. In: Tuszynski MH, Kordower J, eds. CNS Regeneration. San Diego: Academic Press; 1999: 109–158

8. Fu SY, Gordon T. The cellular and molecular basis of peripheral nerve regeneration. Mol Neurobiol 1997;14(1-2):67–116

9. Diamond J, Cooper E, Turner C, Macintyre L. Trophic regulation of nerve sprouting. Science 1976;193(4251):371–377

10. May M. The Facial Nerve, 2nd ed. New York: Thieme; 2000

11. Lindsay RW, Heaton JT, Edwards C, Smitson C, Hadlock TA. Nimodipine and acceleration of functional recovery of the facial nerve after crush injury. Arch Facial Plast Surg 2010;12(1):49–52

12. Moran CJ, Neely JG. Patterns of facial nerve synkinesis. Laryngoscope 1996;106(12 Pt 1):1491–1496

13. Sadjadpour K. Postfacial palsy phenomena: faulty nerve regeneration or ephaptic transmission? Brain Res 1975;95(2-3): 403–406

14. Choi D, Raisman G. After facial nerve damage, regenerating axons become aberrant throughout the length of the nerve and not only at the site of the lesion: an experimental study. Br J Neurosurg 2004;18(1):45–48

第 3 章　面神经疾病的组织病理学

Jose N. Fayad

Fred H. Linthicum Jr.

在讨论面神经的组织病理学之前首先介绍一下面神经的正常组织学。面神经由大约 10000 个神经元组成，其中 7000 个是有髓鞘的，负责支配面部表情。3000 个躯体感觉神经纤维和支配腺体分泌的神经纤维构成了中间神经。神经纤维包括微丝和微管，由多层髓鞘包绕。每条神经纤维被神经内膜包裹，同时神经内膜包裹多条神经纤维再形成神经束。在颞骨中，整条面神经被结实的神经束膜所包绕，周围的软组织和神经外膜进一步为其提供保护（**图 3.1 a，b**）。

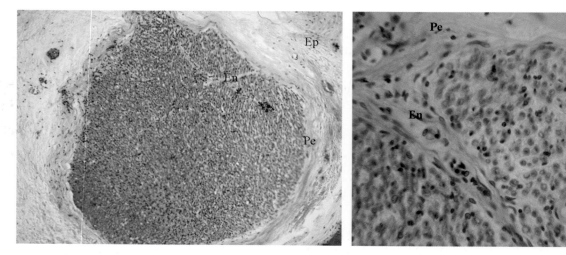

图 3.1 a，b　（a）正常面神经可见神经内膜（En）包绕每根神经纤维，并将其分成组，神经纤维外层有神经束膜（Pe）包绕，周围组织形成神经外膜（Ep）保护神经。H-E 染色 ×100。（b）高倍镜下（400×）的面神经

面神经在内听道段和鼓室段连接处急转向后形成外侧膝部，此处的膝状神经节携带有来自岩浅大神经的自主神经纤维。

鼓索神经含有味觉及腺体分泌神经纤维，由面神经自膝状神经节区域向下延伸至乳突垂直段的位置发出，进入中耳腔。这些神经纤维在面神经膝状神经节近端位置发出之前是无法分辨的。而在这之后，接近他们从鼓室段发出的位置，这些神经纤维能够作为独立的神经束被区分出来。（**图 3.2**）。

30% 的面神经骨管存在鼓室段先天性裂隙（数据引用自 Kaplan）（**图 3.3**）。[1] 骨管裂隙较大时部分面神经膨出，易被误认为中耳肿瘤。

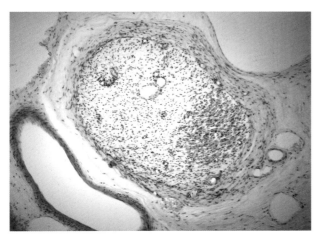

图 3.2　除了一束鼓索神经纤维外，其余为经迷路前庭神经鞘瘤切除术后变性的神经。（H-E 染色 ×100）

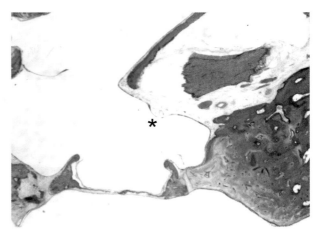

图 3.3　卵圆窗上方的先天性面神经管缺损（星号）（H-E 染色 ×20）

■ 组织病理学

各种外在环境因素均可影响面神经。面神经病变可分为特发性、炎性和肿瘤性三大类，我们将提供病例分别进行描述。

特发性

贝尔面瘫或特发性面瘫是单侧的，有时为复发性面神经麻痹，通常能自愈。少数病例可发展为永久性面瘫，或导致部分损伤或连带运动。虽然被称作"特发性"，其病因也被认为与病毒感染有关。面神经麻痹早期可见炎症细胞，有临床证据证实面瘫可能为单纯疱疹病毒感染所致。[2] 在面神经减压手术中可见面神经的炎性水肿。面神经管最窄的区域位于迷路段，该区域被认为是由于炎性水肿导致神经压迫最主要的位置（图 3.4）。

在面瘫完全缓解的患者中未发现面神经的病理异常。但是对于没有完全缓解的患者，可见各种残留的退行性改变，表现为 H-E 染色困难、水肿和残余圆形细胞聚集（图 3.5）。

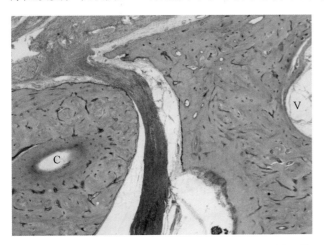

图 3.4　耳蜗（c）和前庭（v）之间的前庭段为面神经管最细的部分。颞骨制备的脱水过程使该神经缩小（H-E 染色 ×20）

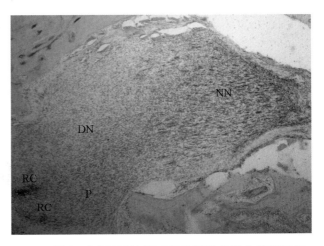

图 3.5　贝尔面瘫行面神经减压几周后的退化的面神经。DN：退化的面神经；NN：正常神经；P：经面神经管缺损处膨出的面神经；RC：圆形细胞（H-E 染色 ×40）

炎性

病毒性

带状疱疹是指潜伏的水痘病毒再发。当病变累及颞骨可导致面瘫和内耳病变（拉姆塞－亨特综合征）。急性期表现为淋巴细胞和浆细胞浸润膝状神经节及面神经。[3] 神经和功能的恢复表现不一。难着色的邻近纤维数量取决于神经残余功能的多少。图 3.6a、b 显示一例 83 岁女性患者不完全退变的面神经，其症状为发病后 7 年的完全性面瘫、耳甲腔疱疹、眩晕并听力下降。面神经功能恢复至 House-Braclanann Ⅱ 级。眩晕好转，但仍残余 35dB 的听力损失。

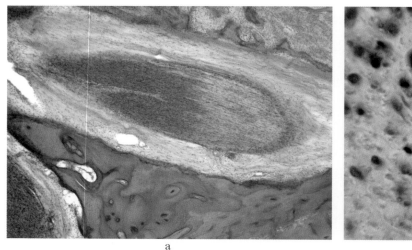
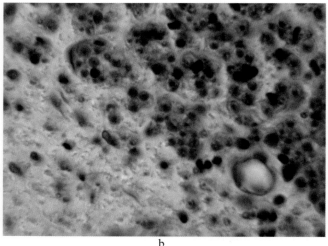

a

b

图 3.6 a、b （a）Ramsey Hunt 综合征发病后 7 年的部分退变的鼓室段面神经（H-E 染色 ×40）。（b）高倍镜下（×100）面神经垂直段阶段性退变的影像

细菌性

坏死性外耳道炎（恶性外耳道炎）可能出现面神经麻痹，常见于患有糖尿病的老年人，并表现为轻度外耳道炎。假单胞菌沿颞骨内的发展可首先表现为面瘫。化脓性病变包括多形性白细胞、巨噬细胞、淋巴细胞和浆细胞大量聚集，破坏面神经管，侵犯并裂解神经（图 3.7）。

活动或静止期的肺结核病也可影响面神经。在神经中形成结核微球破坏神经，结核微球包含干酪性中央区，周围由圆形细胞和多核巨细胞围绕

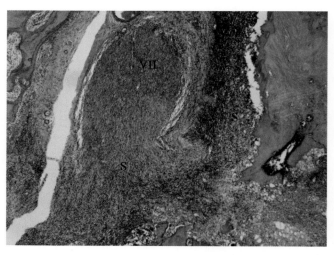

图 3.7 坏死性外耳道炎的化脓性病变侵及面神经乳突段导致的面神经损伤。Ⅶ：面神经；S：化脓（H-E 染色 ×40）

（**图 3.8**）。虽然结核病目前在美国相对少见，但在发展中国家及美国和其他发达国家的获得性免疫缺陷综合征的病人群体中仍较为普遍。

肿瘤性

神经鞘瘤

有的面神经鞘瘤（神经瘤）为单灶性，有的则表现为多灶性。它们可发生于面神经的任何位置，尤其多发于膝状神经节。显微镜下可见其由多个长核的细胞呈螺旋状或无规则排列（**图 3.9a**）。与前庭神经鞘瘤不同的是，面神经鞘瘤瘤体内可见神经纤维，这一点与 2 型神经纤维瘤病相似（**图 3.9b**）。[4] 瘤

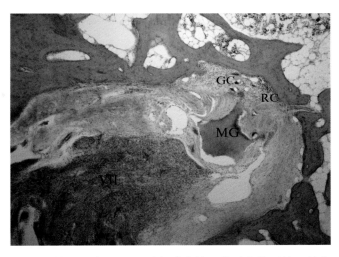

图 3.8　结核微球（MG）破坏膝状神经节后方的面神经鼓室段。GC：巨细胞；RC：圆形细胞（H-E 染色 ×40）

体中神经纤维的位置变化很大，因此即使是很小的肿瘤切除或仅仅活检也可能导致面神经功能损伤。

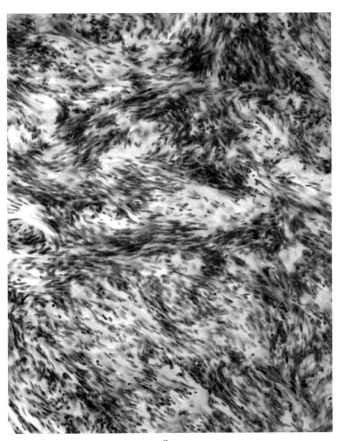

a

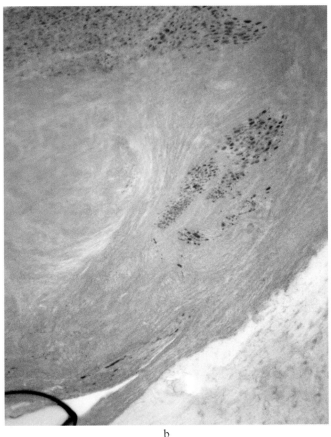

b

图 3.9 a、b　（**a**）面神经鞘瘤（H-E 染色 ×200）。（**b**）肿瘤内的神经纤维束（神经纤维抗体 fast red 染色 ×200）

腺癌

腮腺的腺癌有沿神经鞘发展的倾向，可最终侵及面神经管。**图 3.10** 显示初诊为贝尔面瘫的患者行面神经减压术后的面神经。神经被腺癌侵犯，可见多组巨核的分化差的细胞团。术后追问病史得知患者多年前曾行腮腺肿瘤切除术。

面神经血管瘤

面神经血管瘤常发生于膝状神经节，如不行手术切除可致面瘫。[5] 肿瘤包括被纤维组织包绕的含血腔隙，有时其内可见新骨的骨针（**图 3.11**）。

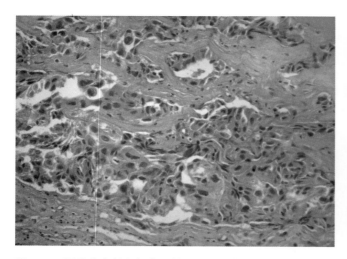

图 3.10　腮腺腺癌侵犯损伤面神经（H-E 染色 ×200）

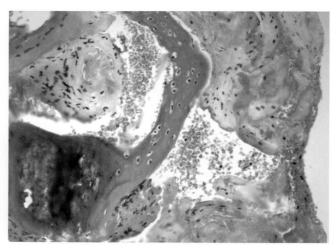

图 3.11　膝状神经节的血管瘤，可见新骨生成（H-E 染色 ×200）

其他肿瘤

累及颞骨的肿瘤可影响面神经，如颈静脉球瘤、鼓室体瘤、鳞癌、平滑肌肉瘤、畸胎瘤和黑色素瘤（**图 3.12a-e**）。

球体瘤（非嗜铬细胞瘤、副神经节瘤、化学受体瘤）来自颈静脉球表面或中耳鼓岬上的 Jacobson 神经的类上皮细胞。肿瘤由被疏松基质包围的小团细胞组成。通过对神经的压迫或侵犯损害神经破坏其功能（**图 3.12a**）。

鳞癌可来源于外耳道或乳突根治、改良乳突根治后的术腔上皮。它们直接侵袭损害周围结构（**图 3.12b**）。

平滑肌肉瘤是来自平滑肌的肿瘤，可以原发于任何有平滑肌的部位，包括血管壁。**图 3.12c** 显示症状为面瘫和传导性耳聋的女性患者病理改变。中耳和乳突广泛肿瘤，破坏面神经管并侵犯神经。

恶性畸胎瘤包含一个或多个胚层组织，出现在通常不存在这种类型细胞的位置，可以是囊性或实性的，如**图 3.12d** 所示。

黑色素瘤可以转移至颞骨的任何位置，比如面神经，见**图 3.12e**。细胞呈多形性，可以有或没有色素。

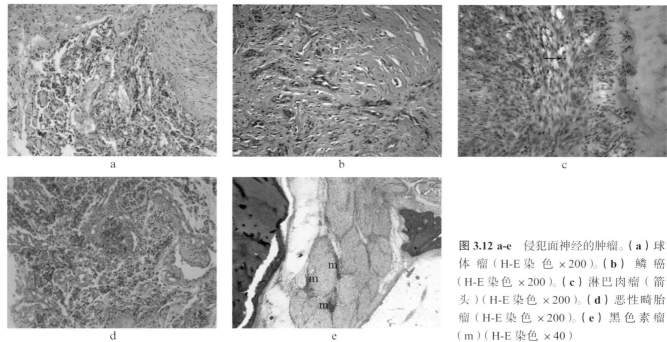

a　　　　　　　　b　　　　　　　　c

d　　　　　　　　e

图 3.12 a-e　侵犯面神经的肿瘤。（**a**）球体瘤（H-E 染色 ×200）。（**b**）鳞癌（H-E 染色 ×200）。（**c**）淋巴肉瘤（箭头）（H-E 染色 ×200）。（**d**）恶性畸胎瘤（H-E 染色 ×200）。（**e**）黑色素瘤（m）（H-E 染色 ×40）

外伤性

面神经的外伤性损伤可由骨折或手术造成，可以发生于内听道至腮腺的任何一段。组织病理学表现为正常神经结构的缺失。**图 3.12** 显示一例经迷路前庭神经鞘瘤切除术后患者退化的面神经。因为切断神经的部位为膝状神经节内侧，来自于鼓索神经的传入神经纤维仍可见，表现为退化神经中的一束神经纤维。**图 3.13** 是高倍镜下（400×）前庭神经鞘瘤术后 5 年的截段性退变的神经。

（　樊　悦　译　商莹莹　校　）

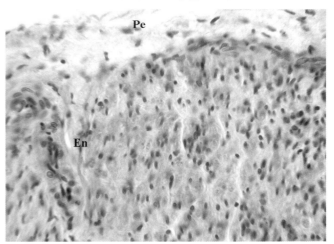

图 3.13　高倍镜下显示术后 5 年退变的面神经截面。神经纤维形态完全丧失（见图 3.1b）。En：神经内膜；Pe：神经束膜（H-E 染色 ×400）

参考文献

1. Kaplan J. Congenital dehiscence of the fallopian canal in middle ear surgery. Arch Otolaryngol 1960;72:197–200
2. Adour KK, Byl FM, Hilsinger RL Jr, Kahn ZM, Sheldon MI. The true nature of Bell's palsy: analysis of 1,000 consecutive patients. Laryngoscope 1978;88(5):787–801
3. Devriese PP. Facial paralysis in cephalic herpes zoster. Ann Otol Rhinol Laryngol 1968;77(6):1101–1119
4. Linthicum FH Jr. Unusual audiometric and histologic findings in bilateral acoustic neurinomas. Ann Otol Rhinol Laryngol 1972;81(3):433–437
5. Semaan MT, Slattery WH, Brackmann DE. Geniculate ganglion hemangiomas: clinical results and long-term follow-up. Otol Neurotol 2010;31(4):665–670

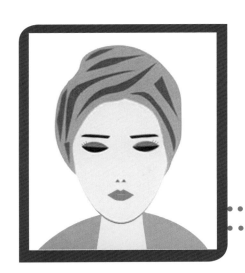

第二篇

面神经检查

第 4 章　面神经麻痹检查

Babak Azizzadeh

Jonathan S. Kulbersh

Brendan P. O'Connell

面神经分出运动神经、感觉神经和副交感神经，支配头颈部。面神经麻痹引起的功能和外观改变，可在生理和心理上造成巨大影响。几乎所有面瘫患者都有情绪低落。负责诊治的医生应将最初的焦点放在完备的病史采集和系统的检查方面。本章节将简述面神经病变的临床评估方法。急性和慢性面神经麻痹患者，病程、评估方法及治疗策略上均不相同。我们将慢性面神经麻痹患者分为以下四类：面瘫不伴联动，面瘫伴轻度联动，面瘫伴中重度联动，完全面瘫。

■ 病史

面瘫患者的病史信息有助于缩小鉴别诊断范围（**表 4.1**）。评估急性面瘫时，面瘫的发病特点和分级对鉴别病因、评估预后、选择实验室和诊断检查至关重要。对于无明显病因（如听神经瘤手术、腮腺切除术、外伤等）的新发面瘫患者，对其进行评估时，应重点识别导致神经麻痹的原因，防止眼部并发症。所有因面神经麻痹就诊的患者都应记录如下内容：

（1）面瘫病程；

（2）发病特点：急性还是渐进性；

（3）诱因：妊娠、应激等；

（4）既往面神经麻痹病史；

（5）面神经麻痹家族史；

（6）系统性疾病（自身免疫性疾病、糖尿病）；

（7）皮肤改变，或耳周、面部、颈部、胸部或背部的皮疹；

（8）前驱症状，如鼻塞、咽痛、发热或关节痛；

（9）口周单纯疱疹病毒感染史；

（10）旅行史；

（11）耳部症状，包括耳溢液、听力下降、眩晕、耳痛或耳胀；

（12）近期蜱虫叮咬或露营史；

（13）完整的肿瘤病史，包括面部皮肤肿瘤；

（14）近期外伤史；

（15）既往手术史，包括耳部和中枢神经系统手术；

（16）神经系统症状，包括颅神经病变、功能减弱或刺痛。

表 4.1   面神经麻痹常见病因

先天性	肿瘤	外伤	感染	神经	特发性	系统病	代谢
Mobius 综合征	颞骨肿瘤	产伤	莱姆病	吉兰 - 巴雷综合征	贝尔面瘫	结节病	糖尿病
先天性单侧下唇麻痹	脑膜瘤	颞骨骨折	单纯疱疹病毒	肌强直性营养不良	复发性面瘫		骨硬化病
半面短小症	面神经瘤	面部裂伤	带状疱疹病毒	卒中			
Melkersson-Rosental 综合征	听神经瘤	穿刺伤	巨细胞病毒	多发硬化			
Goldenhar 综合征	腮腺肿瘤 胆脂瘤 转移瘤	医源性损伤	乙肝 丙肝 EB 病毒感染 腮腺炎 风疹 结核 急 / 慢性中耳炎 乳突炎 HIV 梅毒 岩锥炎				

对于长期面神经麻痹的患者，获得初始面瘫信息同样重要。此外，需要注意慢性面神经麻痹相关的功能和美学问题。由于面神经麻痹人群中普遍存在对美学的顾虑，所以用患者自己的语言记录相关信息就比较重要。慢性面神经麻痹的可能后遗症：

（1）鼻腔堵塞；

（2）口齿不灵；

（3）面神经异常再生导致不自主或不协调的面部运动（联动）；

（4）颊黏膜刺激；

（5）视力改变、眼球刺激、眼睑闭合不全、干眼综合征、溢泪、角膜溃疡或失明；

（6）因肌肉松弛萎缩、肌张力下降、联动或自主运动丧失导致的面部不对称；

（7）皱纹消失；

（8）眉部下垂和不对称；

（9）鼻唇沟变浅或变深；

（10）口角下垂或抬起；

（11）颏部凹陷（橘皮征）。

无论急性还是慢性面神经病变患者，均需除外潜在的肿瘤可能。当存在以下临床特征时应考虑肿瘤的存在：

（1）缓慢进展的面瘫；

（2）伴有其他颅神经病变；

（3）皮肤损害或皮肤恶性肿瘤的病史或体征；

（4）腮腺肿物；

（5）面部颤动；

（6）发病后 4 个月仍未见面神经功能恢复；

（7）同时伴有感音神经性耳聋、耳闷或耳鸣；

（8）伴有前庭系统症状；

（9）同侧复发性面瘫；

（10）肿瘤病史。

任何有上述特征的患者均需要行影像学检查（MRI、CT）以除外潜在的恶性肿瘤。

■ 体格检查

头颈部检查

对面神经麻痹的患者应进行全面的头颈部体格检查。应特别关注耳、乳突、腮腺、面部皮肤和颅神经。

检查外耳有无红斑或疱疹，这可能提示由带状疱疹病毒引起的拉姆塞 – 亨特综合征。还应检查皮肤和头皮有无瘢痕，这提示可能既往有皮肤肿瘤或外伤。

应全面检查颞骨和相关耳部结构。触诊乳突部是否存在触痛以观察有无颞骨骨折或乳突炎。外伤后乳突表面的淤血（Battle 征）提示颅底骨折。多种中耳疾病均可引起面神经麻痹，诸如：急性或慢性中耳炎、分泌性中耳炎、血鼓室、鼓膜穿孔、肿瘤、胆脂瘤。若怀疑中耳病变，则应完善显微镜检查或转诊神经耳科医师。发现任何中耳异常，或者患者主诉听力下降，都应进行听力检查。

触诊腮腺有无可侵蚀面神经的肿块或病变。若部分面神经分支功能保留，则腮腺肿瘤的可能性较大；但是，面神经医源性损伤时也出现这种现象。触诊颈部有无肿物，如转移结节或咽旁肿瘤。

一套完整的神经系统检查非常重要，包括前庭和颅神经。除面神经以外的其他神经病变提示颞骨、颅底、鼻咽或中枢神经系统的肿瘤。面神经麻痹伴前庭病变提示预后不良。若临床怀疑鼻咽部肿物，应行鼻咽镜检查。

面神经检查

大多数的周围性面神经麻痹患者，都表现为单侧全部面部表情肌的运动障碍。仅有约 2% 的患者双侧面肌受累。[1]中枢性面瘫相对罕见，特点为额肌不受累。

面神经检查时，要求患者完成一系列面部动作，包括：抬额、闭眼、皱鼻、吹口哨、噘嘴、微笑、大笑和露全牙笑（**图 4.1**）。额部评价的肌肉包括额肌、降眉间肌、皱眉肌和降眉肌。额肌使眉上抬，由面神经额支支配。而降眉间肌、皱眉肌和降眉肌受额支和颧支双重支配。应评估双侧眉弓的对称性和眉弓与眶上缘的关系。

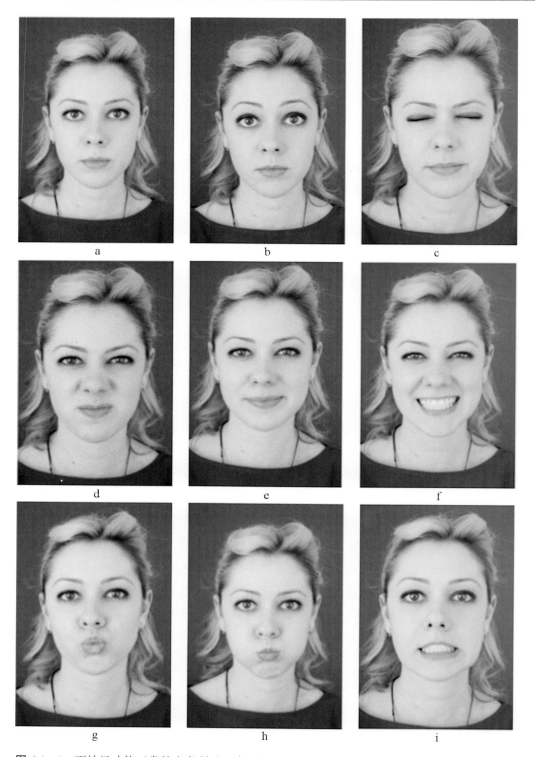

图 4.1 a-i 面神经功能正常的患者所示正常面部运动。（**a**）静止状态，面部对称，双侧口角和下唇无差异。（**b**）抬眉，双侧眉部高度一致，可见额肌引起的额纹动态变化。（**c**）闭眼完全。（**d**）皱鼻，评估颊支和颧支。（**e，f**）要求患者微笑和大笑。（**g，h**）嘱患者做"鱼嘴"和鼓腮动作以检查其口腔功能。（**i**）嘱患者下拉下唇，检查下颌缘支

眼周检查的重点是眼的形态和功能。应确认所有患者有无贝尔征，即在试图闭眼时眼球向上旋转。贝尔

征不明显的面神经麻痹患者，若不采取适当的保护眼球措施，发生角膜溃疡和失明的风险极高（**图 4.2**）。外眦较内眦高 2mm。眼轮匝肌和上睑提肌负责眼睑的开放、关闭、塑形、支持和挤出泪水。眼轮匝肌接受额支和颞支的双重支配。而上睑提肌由于受动眼神经支配，面神经麻痹时不受累。正常的睑裂高度和眼宽分别为约 12mm 和 29mm。面神经完全麻痹的患者眼睑闭合差，导致眼睑闭合不全（兔眼）。另一方面，联动的患者常有眼睑缩小，导致两侧眼不对称。

下睑睫毛线位于下睑的下缘（**图 4.3**）。若该线下移，则提示患者下睑移位。边缘反射距离 -2（MRD$_2$）是指当患者的眼睛位于中立位时，光反射点与下睑之间的距离。若 MRD$_2$ 明显大于 5.5mm，则提示下睑移位。应通过捕捉和眼睑回缩试验明确下睑的张力和支持力（**图 4.4**）。若眼睑回缩至其解剖位置的时间超过 1s，泪点移位大于 3mm，或下睑移位大于 7mm，则可诊断眼睑松弛。

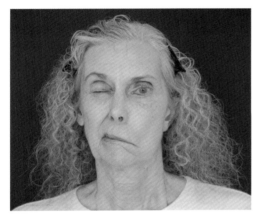

图 4.2　正常闭眼时，贝尔征刺激眼球向上旋转，保护角膜。如该例贝尔征缺乏的患者，尝试闭眼时眼球并不上转，以致角膜暴露，存在受损风险

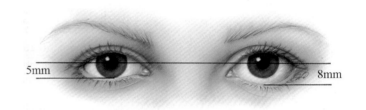

图 4.3　边缘反射距离 -2（MRD$_2$）用于评估下睑的回缩功能。MRD$_2$ 大于 5.5cm 表面存在下睑移位。（引自 Azizzadeh B，Mulphy MR. Johnson CM Jr.，eds. Master Techniques In Facial Rejuvenation. Philadelphia，PA：Saunders：2007：8；使用经授权）

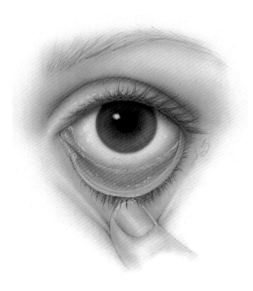

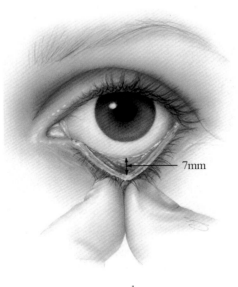

a

b

图 4.4 a,b　捕捉和眼睑回缩试验明确下睑的松弛度。将眼睑从眼球拉开。（a）若泪点从内眦韧带移位大于 3mm，眼睑回缩至其解剖位置的时间超过 1s，则表明眼睑松弛。（b）若眼睑与眼球分离大于 7mm，提示眼睑松弛。（引自 Azizzadeh B，Murphy MR，Johnson CM Jr.，eds. Master Techniques In Facial Rejuvenation. Philadelphia，PA：Saunders；2007：9；使用经授权）

面神经颊支和颧支在面中部呈明显的树枝状分布。面中部的所有肌肉均受双重支配。颊支神经是颊肌的主要支配神经，并参与支配口轮匝肌和降口角肌。面神经颧支主要支配口轮匝肌、颧大肌、颧小肌、升口角肌、提上唇肌、提上唇鼻翼肌（所有提唇肌肉）。颏肌、降口角肌、降下唇肌和颈阔肌受下颌缘支支配。面神经颈支支配颈阔肌（**表4.2；图4.5**）。由于面神经下颌缘支是终末分支，损伤后恢复可能性较小。

表4.2　面部肌肉的神经支配

面神经分支	所支配的肌肉	肌肉起源	穿入肌肉
颞支	额肌	帽状腱膜	眉毛上方皮肤
	降眉间肌	鼻骨筋膜和鼻软骨上方	眉毛间前额皮肤
	皱眉肌	内眦旁眼窝缘	额肌深面
	眼轮匝肌	睑内侧韧带、泪嵴、或眼眶内侧壁	眼周
颧支	降眉间肌	见上	
	皱眉肌	见上	口角旁口轮匝肌
	眼轮匝肌	见上	
	颧大肌	颧骨	
颊支	颧大肌	见上	
	颧小肌	颧骨	口角旁口轮匝肌
	提上唇肌	眶下孔上的上颌骨	上唇
	提上唇鼻翼肌	上颌骨的额突	鼻翼和上唇
	笑肌	颧骨弓下咬肌筋膜	口角
	提口角肌	眶下孔下的上颌骨	口角
	鼻肌	1. 横部：接近犬齿的上颌 2. 翼部：上颌和鼻软骨 下颌骨与颈阔肌相接处 下颌骨	1. 横部：鼻梁部鼻软骨 2. 翼部：鼻孔皮肤 口角
	降口角肌	上颌骨和下颌骨	下唇的皮肤和肌肉
	降下唇肌	翼下颌韧带、上颌骨及下颌骨侧面	口唇周围的皮肤
	口轮匝肌		口轮匝肌
	颊肌		
下颌缘支	降口角肌	见上	
	降下唇肌	见上	近中线处下巴皮肤
	颏肌	下颌骨	
颈支	颈阔肌	下颌骨体的下缘	胸部上方皮肤

笑容分为三种类型：颧骨式、犬牙式和全牙式（**图4.6**）。颧骨式笑容受颧大肌支配，人群中出现率67%。在该类笑容中犬牙和下牙不可窥及。犬牙式笑容需要颧肌和提上唇鼻翼肌收缩，在人群中出现率为31%。剩余2%的人为全牙式笑容，即因口角的升肌和降肌同时收缩，上下牙都可看见。[2]了解笑容的特点，有助于医师更好地理解在重建自然笑容时需要哪些必要的步骤。

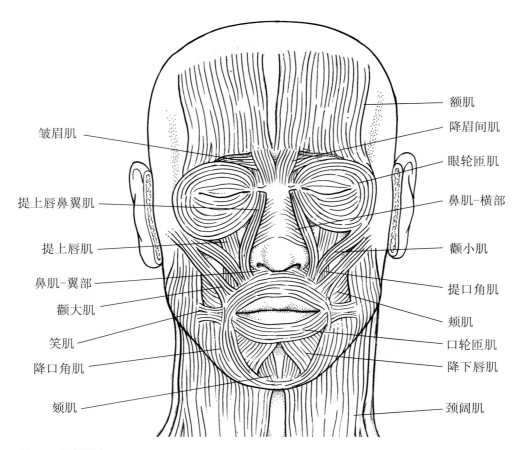

额肌

皱眉肌

降眉间肌

眼轮匝肌

提上唇鼻翼肌

鼻肌-横部

提上唇肌

颧小肌

鼻肌-翼部

提口角肌

颧大肌

颊肌

笑肌

口轮匝肌

降口角肌

降下唇肌

颏肌

颈阔肌

图 4.5　面部肌肉

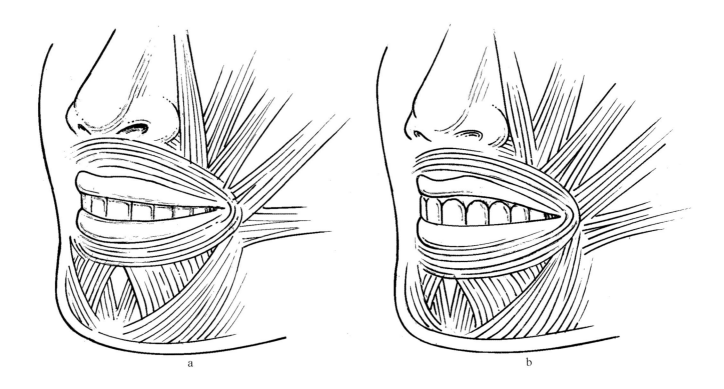

a

b

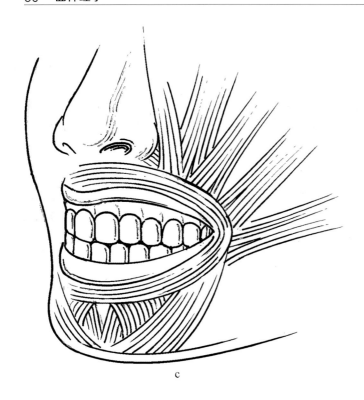

图 4.6 a-c　笑容的分类。(a) 颧骨式笑容受颧大肌支配，是最常见的笑容机制，犬牙和下牙不可见。(b) 犬牙式笑容需要颧肌和提上唇鼻翼肌收缩，约 1/3 的人为此类笑容。(c) 全牙式笑容，需口角的升肌和降肌同时收缩，上下牙均可见

面部表情肌的评估

初学者在观察面部时可能仅仅注意是否存在面瘫。而更有经验的检查者则会分别检查每个肌肉群。每个肌肉群需检查两遍：第一遍是确定肌肉群的功能如何；第二遍是检查其他肌肉群有无异常运动。额外的异常运动可能提示联动或者超动的可能。

首先是对肌肉功能进行整体评估，然后从上到下逐个检查。检查面瘫患者时，检查者应首先观察患者说话时的面部动作。然后，从患者的面部上方开始，注意患者是如何运动额部的。通过要求患者抬眉，来评估其额肌的运动。双侧眉上抬应同时、对称。然后，要求患者闭眼来评估其眼轮匝肌。闭眼时应尽可能用力。用力闭眼后，要求患者轻轻闭眼，以使检查者能够注意到张力更小时的闭眼情况。闭眼试验有两个检查目的：评估眼轮匝肌的功能；明确角膜受保护的情况。当眼睛闭合功能差时，检查者应观察患者的贝尔征。贝尔征是指当眼睑无法闭合时，眼球向外上旋转以保护角膜。检查者应记录角膜的暴露程度。

接下来，通过要求患者笑来评估颧大肌。首先是张嘴大笑，然后是闭嘴微笑。这可检查患者有无明显的运动，也可观察有无联动一类的异常肌肉运动。要求患者皱鼻或抽动鼻子，检查鼻肌的运动，同时还可评估面瘫对鼻阈区域的影响。该功能受影响的患者，可能主诉有鼻塞。对口部的检查可评估患者进食和咬合有无问题。要求患者鼓腮，紧闭上下唇（上下唇闭合是一项检验联动的好方法）。慢性面瘫患者当出现联动时，会主诉面部异常运动。闭合上下唇是最好检验口眼联动的方法。联动存在时，眼裂会伴随着口唇收紧而出现闭合或缩小。为评估颈阔肌功能，要求患者将下颌前移，并拉紧颈部肌肉。该评估在长期面瘫的患者中比较重要，因长期面瘫患者可出现颈阔肌的异常收缩束。在完整评估面神经功能后，可得出面神经的分级；详见

第五章面神经分级（**图 4.7，4.8，4.9 和 4.10**）。[3,4]

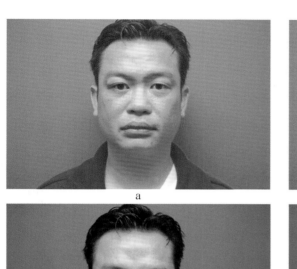
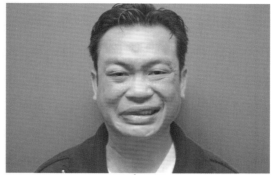
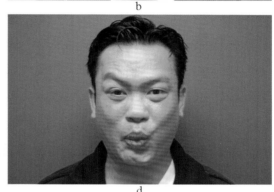

图 **4.7 a-d**　轻度面瘫患者（House-Brackmann Ⅱ级）。（**a**）静态，面部大体对称，双侧面部容积相同。（**b-d**）面部运动，面部不对称，面瘫侧可见轻微运动

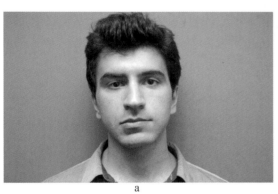
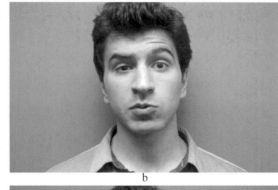
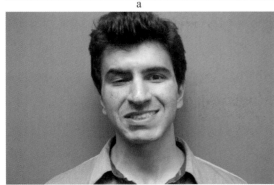
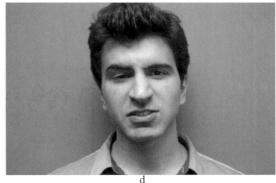

图 **4.8 a-d**　中度面瘫患者（House-Brackmann Ⅲ级）。（**a**）静态，可见轻度不对称，患侧嘴角下降，眉弓上抬。（**b**）抬眉，可见面瘫侧轻度运动。（**c**）笑时，可见中度联动，颏部凹陷、睑裂中度缩小。（**d**）露下牙时引起面瘫侧轻度运动

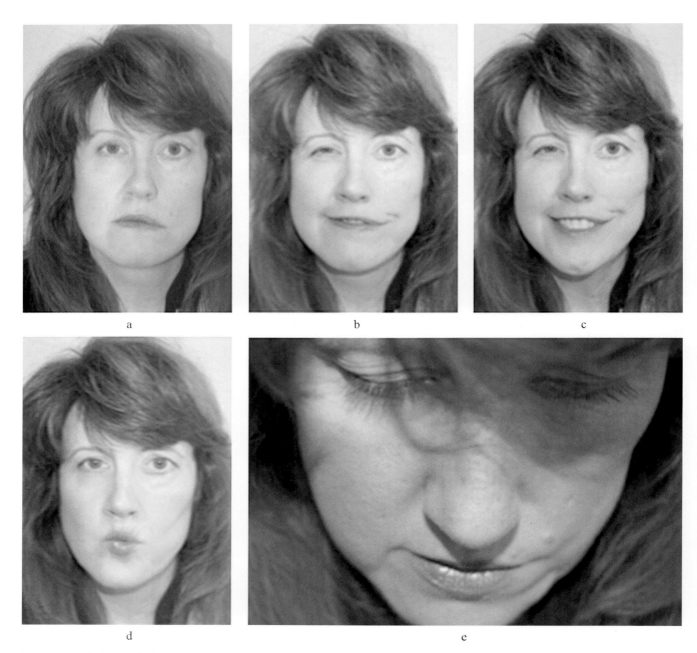

a

b

c

d

e

图 4.9 a-e　中度面瘫患者（House-Brackmann Ⅳ级）。（**a**）右侧部分面瘫，不伴联动。静态不对称包括下睑移位和口角下垂。（**b**）微笑时可见笑肌牵拉。（**c**）用力笑，眼部不对称性异常明显，右侧面瘫侧似"被牵拉"。（**d**）患者下颌缘支运动好，几乎无联动。（**e**）面瘫侧面部容积下降

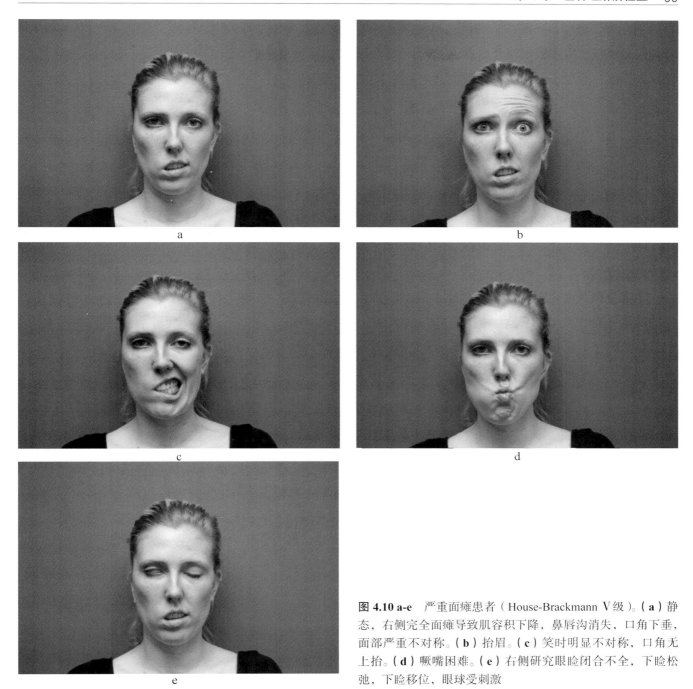

图 4.10 a-e　严重面瘫患者（House-Brackmann Ⅴ 级）。（**a**）静态，右侧完全面瘫导致肌容积下降，鼻唇沟消失，口角下垂，面部严重不对称。（**b**）抬眉。（**c**）笑时明显不对称，口角无上抬。（**d**）噘嘴困难。（**e**）右侧研究眼睑闭合不全，下睑松弛，下睑移位，眼球受刺激

　　当患者与主诊医师相隔较远时，有时可让患者对其面神经功能进行录像记录。视频录制的步骤详见本章节附录。

分离性面神经麻痹

　　患者可表现为面神经一个或多个分支分离性麻痹。这种现象最常见于外伤或医源性损伤。面神经额支麻痹者表现为眉弓下垂，缺乏额纹、鱼尾纹的动态变化。分离性额支麻痹的患者很少出现眼睑闭合不全。颧支

功能损伤时，患者闭眼困难，鼻唇沟消失，嘴唇上抬有限。面神经颊支损伤表现较细微。患者拉下唇的能力下降，由于颊肌失支配，患者还可能会咬伤颊黏膜。面神经下颌缘支损害时，患者笑时下拉嘴唇的能力受影响。

先天性单侧下唇麻痹是由于降口角肌发育不全，并非真正的面神经损伤。[5,6] 其临床表现类似于面神经下颌缘支损伤（**图 4.11**）。

面神经颈支的分离性麻痹所引起的后果较轻微，患者很少主诉有功能障碍。

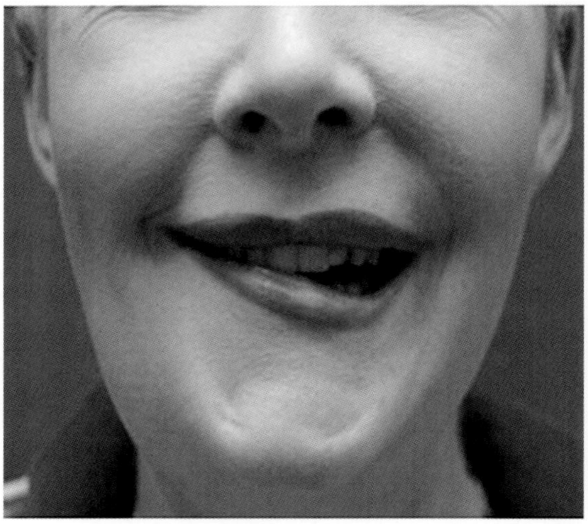

图 4.11　先天性单侧下唇麻痹

双侧麻痹

一部分患者可能有双侧麻痹，而每一侧均可归入上述讨论的功能分类中。这些患者大多数有 Mobius 征或双侧贝尔面瘫。双侧完全面瘫的患者会有明显的功能障碍，包括口腔闭合不全和言语障碍。而继发于面部表情障碍的心理问题同样也很严重。患者常常感到被孤立，经常为能有效沟通而挣扎。

■ 鉴别诊断

面神经麻痹并非常见，估计其发病率为每年 30/100000 人。面神经麻痹的鉴别诊断谱较广，常见的病因见**表 4.1**。贝尔面瘫（原发性面神经麻痹）是最常见的诊断，大约占单侧面瘫患者的 70%。[7] 贝尔面瘫是一个排除性诊断，在做出诊断之前，其他所有的可能原因均应除外。

外伤是第二常见的面神经麻痹原因，之后是拉姆塞•亨特综合征和肿瘤。[8] 既往有恶性肿瘤病史者，尤其是皮肤癌者，在能除外前应警惕转移的可能。

先天性病因包括各种综合征和致畸药，常合并有各种各样的先天性异常。Orobello 认为先天性面神经麻痹是胚胎发生异常，而非胎源性异常，所以应称为发育性面神经麻痹。[9]

Mobius 综合征是一种罕见的原因不明的先天性疾病。其主要特征是单侧或者双侧的面神经和展神经麻痹。然而，也有累及其他颅神经的报道。该疾病常伴随各种肢体、颌面部和胸廓的异常。[10]

可在大约 30% 的单侧复发性面瘫患者中发现面神经或腮腺的肿瘤。因此，复发性面瘫需进行诊断学检测和影像学检查。[11] 成人发生双侧面神经麻痹，最常见的病因有脑干肿瘤、颅内感染、Guillain-Barre 综合征和莱姆病。[1]

■ 特殊检测

听力检查

对面神经麻痹的患者应进行纯音测听和言语测听，这样可以记录患者的听力情况，并识别患者是否同时存在第八对颅神经受累。此外，还可在手术或非手术治疗前获得基础听力情况。

定位试验

曾试图应用定位试验来明确病变的具体部位。理论上，在面神经病变部位近端的反射应是正常的。但由于面神经及其分支解剖的变异，损伤处不局限于一个部位，以及不同面神经节段的恢复率不同，在定位面神经损伤部位时定位试验并不可靠。[8] 泪液试验、唾液流率试验和味觉试验都不是可靠的贝尔面瘫结局预测指标。[12,13] 因为很难获得准确的结果，缺乏预后应用价值，以及影像学技术的提高，现在在临床实际应用中，定位试验结果仅仅是对其他诊断信息进行补充。

Shirmer 试验

Shirmer 试验评估岩浅大神经的功能。岩浅大神经自面神经膝状神经节段发出，支配泪腺的分泌。Shirmer 试验需将消毒的纸带放入睑结膜穹隆中，刺激泪液的分泌。5 分钟后，测量双眼的泪液分泌量。病侧泪液分泌量减少 25% 或长度 <25mm 为异常，提示膝状神经节近端病变。

镫骨肌反射

镫骨肌反射检测镫骨肌支的完整性。镫骨肌支从面神经乳突段发出，支配镫骨肌。双侧镫骨肌反射可由同侧或对侧声刺激诱发。该反射可通过测量声导抗的变化检测。当声反射的振幅降低大于 50% 时可认为异常，提示镫骨肌支近端的病变。有研究对于镫骨肌反射在急性面瘫中的预后预测价值进行了评估。在一个小的系列研究中，所有面瘫后 2 周内镫骨肌反射正常的患者都在 12 周内完全恢复了。[14] 与之相反，在面瘫后 2 周内镫骨反射异常是常见现象，这限制了镫骨肌反射在预测不良结局中的应用。[8]

味觉试验

鼓索神经在面神经经茎乳孔出颅点附近发出，之后穿过中耳和岩鼓裂，加入舌神经。鼓索神经包括司舌前三分之二的味觉神经，以及支配颌下腺和舌下腺的分泌纤维。味觉试验是刺激舌的不同部位，定性比较患者反应。急性期贝尔面瘫患者，味觉试验几乎都异常。此外，味觉试验并不能识别预后差的面瘫患者，故其几乎没有预测预后的价值。[15]

唾液流率检测

唾液流率检测测量颌下腺和舌下腺的分泌速率。该检测技术需要插入 Wharton 管，比较双侧收集的唾液。流率减少提示鼓索神经分叉近端的病变。唾液流率测试可造成患者不适，同时比较费时。此外，由于该检测几乎没有预测预后的价值，因此应用很少。[8]

■ 面部的电检查

神经兴奋试验

对面神经麻痹患者进行神经兴奋试验（NET）最早见于 1962 年。[16,17] 1963 年，Hilger 引入了一种简单易用且廉价的神经刺激器，该技术才被推广。[18] NET 需要将刺激电极放在面神经主干或其分支。最小兴奋测试时，在正常面神经上逐渐稳步增加刺激电量，直到观察到面肌抽动。神经刺激的阈值即引起可见抽动的最小电流。之后，在患侧重复上述步骤，计算双侧阈值的差异。

NET 在鉴别轴索变性与生理性阻滞或神经失用时尤其有用。[16] 神经失用时，神经传导阻塞位点远端的电刺激可产生扩散的动作电位，引起肌肉抽动。故神经失用时，健侧和面瘫侧的阈值电位在任何时间都无差异。相反，在损伤更重的患者中，包括从轴索部分变性到神经完全横断，NET 可提供有用的信息。在轴索远端变性开始前，神经兴奋性都会保持正常。而且，即便是神经完全横断，轴索开始变性也需要 3 ~ 4 天。这限制了 NET 在病理损伤后数天内的应用。[19,20]

正常面神经与麻痹面神经之间的显著阈值差异，在不同作者的报道中不同。[21-23] Laumens 等提出以双侧阈值差 >3.5mA 为一个可靠的面神经变性指标和预后差的预测指标。[17] Devi 等应用系列神经兴奋试验随访面瘫患者 6 个月。除非双侧差异在发病后 1 周内显著提高，否则 NET 结果大于 5mA 的患者预后差。[24]

NET 中刺激阈的差异可协助预测神经损伤的程度和恢复的可能性。但是，该测试依靠主观的评估，且不同机构的阈值差标准值可能不同，这使得很难得出一个普适的指南。现在，由于更新且客观的电生理检查的发展，NET 在临床中应用受限，但在一些特定场合中还是有意义的。

最大刺激试验

最大刺激试验（MST）是对 NET 的改良，采用的是相似的神经刺激器、电极及电极安放方法。NET 测量的是能引起面部抽动的最小电流，而 MST 所应用的是能引起最大面部运动幅度的电流（最大刺激）。最大刺激通过提供足够电量，使所有神经轴索去极化。亦可应用比最大刺激更大的电流或者超强刺激。面瘫侧面部肌肉运动同健侧进行主观比较，并描述如下：同健侧相比，相同、轻度减弱、明显减弱或无运动。[25] 一项研究评估了 MST 对原发性完全面瘫患者预后评估的应用情况，在健侧和患侧运动相同的患者中，92% 可完全恢复。[6] 另一项研究结果支持上述发现，并发现完全恢复发生在发病后 3 ~ 6 周。[18] 与之相反，面瘫侧运动明显减弱或无运动的患者，面部功能的不全恢复率为 86%。[26]

MST 是一种有用的面瘫测量工具，但其局限性同 NET 类似。MST 依赖于主观观察，是一种定性测量方法。此外，它还受制于患者的疼痛体验。同 NET 一样，在出现瓦勒变性前，MST 结果是正常的。但是，MST 出现异常的时间早于 NET，提示 MST 可能是一种更优的方法。[25]

神经电图

神经电图（EnoG），又叫诱发性肌电图，测量超强刺激诱发的面神经动作电位。EnoG 最早由 Esslen 和 Fisch 创立。它需要将一个双极刺激电极放在茎乳孔附近，在鼻唇沟处放置另一个记录电极。[27,28] 在近期的研究中，第二电极的放置位置受到挑战，但最正确的位置似乎还是鼻肌表面。[29] 给予超强刺激后，记录诱发性复合肌肉运动电位（CMAP）的振幅和潜伏期。将病变面神经和正常面神经的最大振幅进行比较，其结果用百分数表示。该百分数结果理论上反映的是面肌的失支配程度，而且与运动神经纤维的退变程度相关。这点可用于客观评估神经的退变情况。[30] 因此，当面瘫侧的振幅是健侧的 30% 时，意味着患侧 70% 的运动神经已有退变。

由于部分面瘫的患者可能完全自愈，故在这类患者中应用 EnoG 的意义有限。但是，EnoG 在面神经完全麻痹的患者中，其预测预后的价值已被进行了充分的研究，而且被很多专家所推荐。[15,26,28,31-33] 起病后 3 ~ 4

右侧面神经EnoG-鼻肌

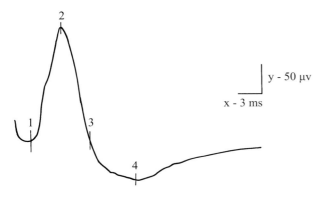

y - 50 μv

x - 3 ms

左侧面神经EnoG-鼻肌

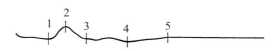

图 4.12　神经电图显示左侧面神经的复合肌肉动作电位较对侧下降 >90%

天神经才开始出现瓦勒变性，在此之前 EnoG 结果可能是正常的，因而在此之前 EnoG 也没有任何实用价值。[32,34] 大多数的学者提倡每天或每隔一天进行 EnoG，直到患侧的振幅停止下降。一旦达到这一稳定状态，便可确定神经的最大变性程度。在此之后，由于临床上的恢复总是早于 EnoG 的变化，EnoG 的临床价值有限。

多数的研究表明，当患侧 CMAP 振幅下降小于 30% 时，预测患者可完全恢复。当 CMAP 降幅在 70%～90% 时，完全恢复可能需要 2～8 个月，而且可能出现轻到中度的后遗症。[31] 很多作者认为 CMAP 振幅下降（神经变性）大于 90% 时恢复差（**图 4.12**），面部功能将中度或重度受限，而最大恢复也将延迟至 6～12 个月。[26,31,32] 与之相反，一项前瞻性多中心研究显示：发病后 14 天内，EnoG 监测的神经变性不及 90%，患者在 7 个月内可恢复至 House-Brackmann 分级 I 级或 II 级。[33]

曾有对于 EnoG 在判别可能从手术中获益患者的研究。[28,33]Fisch 所建立的手术减压标准是：起病后 3 周内面神经变性大于 90%。应用此标准，减压组患者较非手术组患者可获得更满意的面神经功能。[28]Gantz 等曾研究了对于 CMAP 振幅下降大于 90% 且肌电图无自发运动单位电位患者手术的价值。其结果发现，发病后 2 周内行减压手术，7 个月时恢复至 House-Brackmann 分级 I 级或 II 级的概率为 91%；而服用激素患者仅为 42%。而发病超过 2 周，手术减压未显示出有益处。[33]

May 等对贝尔面瘫患者手术减压的价值进行了研究。患者的选择标准是 Shirmer 试验、唾液流率试验、MST 和 EnoG 降低 >75%。与前期 Fisch 和 Gantz 的结果不同，该研究结果并未显示出手术减压的益处。[35] 但是需要指出的，不同研究中所采用的手术减压方法并不相同。Fisch 和 Gantz 等减压范围包括面神经的内听道口、迷路段、膝状神经节和鼓室段，而 May 并未对内听道口进行减压。

一方面，贝尔面瘫的手术价值存在争议，另一方面 EnoG 在预测转归不良时的准确性也受到质疑。一项系列研究中，纳入了 23 例符合 Fisch 所提出的手术标准的患者，结果有 80% 的患者出现了中度到完全的恢复。[36]EnoG 易受重复测量变异的影响，同一受试者进行重复测量，其振幅比并不一致。[37] 然而，也有报道称重复测量的差异仅为 6.2%。[38] 一次检测中，多次测量取平均值，并在记录振幅前刺激神经 10～20 次，可以提高检测的准确性。[39]

术后急性面神经麻痹，EnoG 是目前可用的最好的电诊断方法。[13,22,26,40-43] 对于急性起病的完全性麻痹，它可提供有关神经病变程度和病变速率的重要信息。大多数学者认为可以从 EnoG 数据中提取出重要的预后信息，但对于 EnoG 在选择减压手术患者方面的应用却未达成共识。

肌电图

面神经肌电图需要把双极针电极置于面肌中，记录自发和自主肌肉收缩所引起的动作电位。与其他电生理检测不同，肌电图不需要刺激面神经，是唯一一个可以记录面神经失支配情况的检测。

面神经损伤时，神经支配的自发运动单位减少。肌电图测量面肌运动单位的自发放电。在面神经麻痹急性期，自发运动单位在发病后持续存在 72 小时，尽管不能评估损伤的程度，但可提示部分运动神经元完整。在此阶段如果缺乏自发动作单位，提示预后差。[26] 不能重新获得神经支配的运动单位，其静息膜电位将变得不稳定，会自动去极化，产生正锐波和纤颤电位（**图 4.13**）。这可发生在神经损伤后 10~21 天。[44-46] 两项研究对面瘫后 10~14 天出现纤颤电位的患者进行了评估，发现 EMG 对不全恢复的阳性预测值分别为 80.8% 和 86%。[44,46]

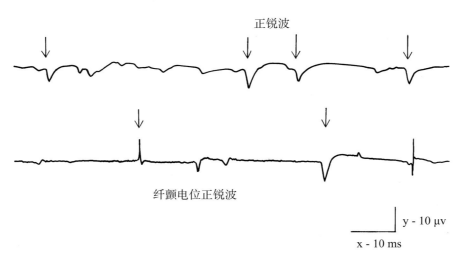

正锐波

纤颤电位正锐波

y - 10 μv

x - 10 ms

图 4.13   正锐波和纤颤电位提示失神经支配

对于完全性面瘫和 EnoG 变性大于 90% 的患者，肌电图是一种预测结局的重要工具。有时，EnoG 变性大于 90% 可能是由于失用的神经纤维非同步放电的结果。这种非同步放电阻碍了肌源性动作电位的叠加，导致 CMAP 减低或缺失，提示严重的神经变性。[33] 此时，联合应用 EnoG 和肌电图可识别 EnoG 的假阳性，有较高的应用价值。曾有研究报道，即便 EnoG 明显降低（>90%），如果肌电图显示自发运动电位存在，患者的预后也很好。[15,32] Fisch 将此现象称作 "早期去阻碍（early de-blocking）"。他认为出现或者再现自发运动单位，是由于导致神经失用的生理性传导阻碍得到了解除。[32] 这一类的患者不需要进行手术减压。

对于急性面神经麻痹后 2~3 周临床症状尚未缓解的患者，肌电图尤其有用。这一阶段，由于面神经可能已经失去了兴奋性，许多神经生理检测不再有意义。肌电图中出现小的、快速多相电位表明有神经再生，提示将会进一步恢复（**图 4.14**）。[21,27] 自发运动单位放电的出现常常早于面神经的临床恢复。连续肌电图监测，是唯一可以跟踪面神经恢复及再支配的程度和速度的方法。

对面瘫患者进行肌电图检测，是对其他神经生理检测的补充。它是唯一一个可以记录和跟踪面神经恢复情况的检

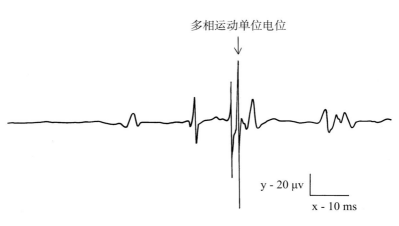

多相运动单位电位

y - 20 μv

x - 10 ms

图 4.14   多相运动单位电位提示再支配

测方法。当 EnoG 变性大于 90% 时，肌电图在识别预后较好患者时的价值巨大。

瞬目反射

瞬目反射的传入支和传出支分别是三叉神经和面神经。对于健康人，通过机械或者电刺激眶上神经，可以引出该反射。在眼轮匝肌上的复合电位包括：同侧单突触的早期反射（R1）和双侧多突触的晚期反射（R2，R2'）。[47] 瞬目反射异常表现为健侧和患侧 R1、R2、R2' 的振幅和潜伏期有差异。[48,49] 与直接的面神经检测不同，瞬目反射还可以反映三叉神经、桥脑、颅内段面神经的神经生理状态。之前提及的直接刺激面神经的神经电生理检查则无法评估这些神经通路。[21,50]

面神经麻痹的患者可出现患侧振幅降低，潜伏期延长，或者同侧 R1、R2 缺失。[48,50] 将麻痹的面神经与对照组比较，对侧 R2' 的振幅或潜伏期中位值无明显差异。[50] 一项纳入了 32 例贝尔面瘫患者的研究中，R1 潜伏期延长是最常见的变化，发生率为 34.4%。[51] 仅有少数几个研究检验了瞬目反射对周围性面神经损害的预后价值。Kimura 等认为面瘫 1 周后 R1 恢复是个预后好的指标。[52]

曾有报道在听神经瘤的患者中，瞬目反射可为异常。瞬目反射早期曾被用作诊断桥小脑肿瘤的辅助方法；但目前基本被更为敏感和特异的影像学方法替代。[53]

在反映三叉神经 - 面神经连接情况，以及颅内段面神经的功能方面，瞬目反射可以提供重要的信息。

■ 残余神经缺陷的电生理特点

联带运动是面神经损伤后常见的后遗症，表现为一组面肌随意运动时，另一组面肌不自主收缩。联带运动的发生机制目前有多种解释，包括：周围神经传导加强，面神经纤维的异常再生，面神经核的过度兴奋。[54] 尽管面神经纤维异常再生学说被普遍接受，但目前尚未达成共识。

联带运动播散

联带运动播散可应用瞬目反射进行定量评估。正常情况下，刺激眶上神经只引起眼轮匝肌的反射。但临床有联动的患者，可同时在同侧的眼轮匝肌和口轮匝肌记录到异常波形。在一项纳入了 29 例患者的异质性研究中，Kimura 等观察到在两个肌肉群中都记录到了 R1、R2 的潜伏期延长、波幅减小。而对两组肌肉群反射的比较，并未发现有显著的差异。[52]

侧向播散

侧向播散，又称超强播散，可通过电生理检查进行评估。其特点是刺激一条面神经分支，可以引起一组不由其支配的面肌产生延迟反应。[55,56] 其可能的机制是在损伤的神经位点形成了假突触，导致神经冲动由一条神经纤维传导至另外一条。

尽管联带运动播散和侧向播散可应用电生理的方法进行记录，但该反应几乎都是在临床出现联带运动后才出现。因此，并不能用电生理检查来预测联动。[57] 当然，客观的测量方法可以用于区分自发运动和联带运动，尤其是在亚临床型的联带运动患者。

■ 血液化验

至今没有任何一项单独的化验检查可以确诊面瘫。很多研究着眼于单纯疱疹病毒及带状疱疹病毒抗体的发生率。[7,58-64] 研究发现，贝尔面瘫和对照组相比，水泡性口炎病毒的 IgM 和单纯疱疹病毒的 IgM、IgG 水平均有显著升高。[58,60,64] 其他的一些血清学检查的主要目的是为了提示或者除外一些可能的病因。这些检查主要取决于临床病史和背景。血沉和白细胞计数可以帮助鉴别感染性与非感染性，但其特异性有限。如果询问病史，有虫咬史，或者曾旅游到莱姆病疫区，需要查莱姆病病原体滴度。如果病人有免疫力低下表现或者有静脉吸毒病史，需要行人类免疫缺陷病毒检查。如果怀疑结节病，可以进行血管紧张素检查。

■ 结论

面神经病变对于头颈的结构及功能均会产生较为广泛的影响。全面详细地询问病史及查体是面神经疾病评估及治疗的基础。近来电生理技术的进步使得我们可以更为准确地预测预后及指导治疗。在病史、体格检查、化验以及影像学基础上，结合电生理检查的结果，将会进一步提高我们的医疗技术，并最终改善临床结局。

■ 附录：面部视频评估方案：录像指导

摄像机设置

（1）光源位置设置适宜，距离摄像机 1.2～1.5 米远。

（2）摄像机距离患者坐的凳子约 1.2 米远。

（3）摄像机、光源以及患者的眼睛应当在一条水平线。

（4）摄像过程中，患者应当一直注视摄像机背后的光源。

（5）每名病人应当用一个新的磁带录像。

病人指导

（1）应该对病人的上半身进行短暂摄像，以记录病人安静时的状态。

（2）全脸：应对病人的全脸进行摄像约 1 分钟。在此期间，要求病人：

（A）用力笑 5 秒，放松 5 秒；

（B）噘唇 5 秒，放松 5 秒；

（C）咀嚼 5 秒，放松 5 秒。

（3）上半边脸：摄像机主要对准上半边脸，这样鼻孔位于屏幕的下方，而额部位于屏幕的上方。在此期间，要求病人：

（A）用力笑 5 秒，放松 5 秒，重复 5 次；

（B）噘唇 5 秒，放松 5 秒，重复 5 次；

（C）咀嚼 5 秒，放松 5 秒，重复 5 次。

（4）回到全脸录像：下面的动作要求持续 5 秒钟。每一个动作都要求重复 5 秒钟。每个动作之间可有 5 秒的间歇。其中包括以下动作：

（A）抬眉毛；

（B）轻轻闭眼；

（C）轻轻闭眼，从下眼睑开始；

（D）紧紧闭眼；

（E）张开鼻孔；

（F）闭嘴微笑；

（G）张嘴大笑；

（H）皱鼻时抬上唇。

杂项

当患者坐在凳子上的时候，如果能够有一个人控制照相机，将会非常有帮助。控制照相机的人可以大声朗读所要求的动作，并指导患者/受试者进行这些动作。

（赵　杨　译　商莹莹　校）

参考文献

1. Keane JR. Bilateral seventh nerve palsy: analysis of 43 cases and review of the literature. Neurology 1994;44(7):1198–1202

2. Cheney ML. Facial surgery: plastic and reconstructive, 1st ed. Baltimore: Williams & Wilkins: 20

3. House JW, Brackmann DE. Facial nerve grading system. Otolaryngol Head Neck Surg 1985;93(2):146–147

4. Ross BG, Fradet G, Nedzelski JM. Development of a sensitive clinical facial grading system. Otolaryngol Head Neck Surg 1996;114(3):380–386

5. Udagawa A, Arikawa K, Shimizu S, et al. A simple reconstruction for congenital unilateral lower lip palsy. Plast Reconstr Surg 2007;120(1):238–244

6. Kobayashi T. Congenital unilateral lower lip palsy. Acta Otolaryngol 1979;88(3–4):303–309

7. Adour KK, Byl FM, Hilsinger RL Jr, Kahn ZM, Sheldon MI. The true nature of Bell's palsy: analysis of 1,000 consecutive patients. Laryngoscope 1978;88(5):787–801

8. May M, Schaitkin BM. The facial nerve, May's 2nd ed. New York: Thieme: 27

9. Orobello P. Congenital and acquired facial nerve paralysis in children. Otolaryngol Clin North Am 1991;24(3):647–652

10. Bianchi B, Copelli C, Ferrari S, Ferri A, Sesenna E. Facial animation in children with Moebius and Moebius-like syndromes. J Pediatr Surg 2009;44(11):2236–2242

11. May M, Hardin WB. Facial palsy: interpretation of neurologic findings. Laryngoscope 1978;88(8 Pt 1):1352–1362

12. Kerbavaz RJ, Hilsinger RL Jr, Adour KK. The facial paralysis prognostic index. Otolaryngol Head Neck Surg 1983;91(3):284–289

13. Hughes GB. Practical management of Bell's palsy. Otolaryngol Head Neck Surg 1990;102(6):658–663

14. Ide M, Morimitsu T, Ushisako Y, Makino K, Fukiyama M, Hayashi A. The significance of stapedial reflex test in facial nerve paralysis. Acta Otolaryngol Suppl 1988;446(Suppl):57–63

15. Sillman JS, Niparko JK, Lee SS, Kileny PR. Prognostic value of evoked and standard electromyography in acute facial paralysis. Otolaryngol Head Neck Surg 1992;107(3):377–381

16. Campbell ED, Hickey RP, Nixon KH, Richardson AT. Value of nerve-excitability measurements in prognosis of facial palsy. BMJ 1962;2(5296):7–10

17. Laumans EP, Jongkees LB. On the Prognosis of Peripheral Facial Paralysis of Endotemporal Origin. Ann Otol Rhinol Laryngol 1963;72:621–636

18. Lewis BI, Adour KK, Kahn JM, Lewis AJ. Hilger facial nerve stimulator: a 25-year update. Laryngoscope 1991;101(1 Pt 1):71–74

19. Gilliatt RW, Taylor JC. Electrical changes following section of the facial nerve. Proc R Soc Med 1959;52:1080–1083

20. Groves J, Gibson WP. Bell's (idiopathic facial) palsy: The nerve excitability test in selection of cases for early treatment. J Laryngol Otol 1974;88(9):851–854

21. Gilchrist JM. Seventh cranial neuropathy. Semin Neurol 2009;29(1):5–13

22. Dumitru D, Walsh NE, Porter LD. Electrophysiologic evaluation of the facial nerve in Bell's palsy. A review. Am J Phys Med Rehabil 1988;67(4):137–144

23. Kasse CA, Cruz OL, Leonhardt FD, Testa JR, Ferri RG, Viertler EY. The value of prognostic clinical data in Bell's palsy. Braz J Otorhinolaryngol 2005;71(4):454–458

24. Devi S, Challenor Y, Duarte N, Lovelace RE. Prognostic value of minimal excitability of facial nerve in Bell's palsy. J Neurol Neurosurg Psychiatry 1978;41(7):649–652

25. May M, Harvey JE, Marovitz WF, Stroud M. The prognostic accuracy of the maximal stimulation test compared with that of the nerve excitability test in Bell's palsy. Laryngoscope 1971;81(6): 931–938

26. May M, Blumenthal F, Klein SR. Acute Bell's palsy: prognostic value of evoked electromyography, maximal stimulation, and other electrical tests. Am J Otol 1983;5(1):1–7

27. Esslen E. The acute facial palsies: investigations on the localization and pathogenesis of meato-labyrinthine facial palsies. Schriftenr Neurol 1977;18:1–164

28. Fisch U. Surgery for Bell's palsy. Arch Otolaryngol 1981;107(1):1–11

29. Glocker FX, Magistris MR, Rösler KM, Hess CW. Magnetic transcranial and electrical stylomastoidal stimulation of the facial motor pathways in Bell's palsy: time course and relevance of electrophysiological parameters. Electroencephalogr Clin Neurophysiol 1994;93(2):113–120

30. Gutnick HN, Kelleher MJ, Prass RL. A model of waveform reliability in facial nerve electroneurography. Otolaryngol Head Neck Surg 1990;103(3):344–350

31. Olsen PZ. Prediction of recovery in Bell's palsy. Acta Neurol Scand Suppl 1975;61:1–121

32. Fisch U. Prognostic value of electrical tests in acute facial paralysis. Am J Otol 1984;5(6):494–498

33. Gantz BJ, Rubinstein JT, Gidley P, Woodworth GG. Surgical management of Bell's palsy. Laryngoscope 1999;109(8):1177–1188

34. Thomander L, Stålberg E. Electroneurography in the prognostication of Bell's palsy. Acta Otolaryngol 1981;92(3–4):221–237

35. May M, Klein SR. Differential diagnosis of facial nerve palsy. Otolaryngol Clin North Am 1991;24(3):613–645

36. Sinha PK, Keith RW, Pensak ML. Predictability of recovery from Bell's palsy using evoked electromyography. Am J Otol 1994; 15(6):769–771

37. Sittel C, Guntinas-Lichius O, Streppel M, Stennert E. Variability of repeated facial nerve electroneurography in healthy subjects. Laryngoscope 1998;108(8 Pt 1):1177–1180

38. Hughes GB, Nodar RH, Williams GW. Analysis of test-retest variability in facial electroneurography. Otolaryngol Head Neck Surg 1983;91(3):290–293

39. Hughes GB, Josey AF, Glasscock ME, Jackson CG, Ray WA, Sismanis A. Clinical electroneurography: statistical analysis of controlled measures in twenty-two normal subjects. Laryngoscope 1981;91(11):1834–1846

40. Coker NJ. Facial electroneurography: analysis of techniques and correlation with degenerating motoneurons. Laryngoscope 1992;102(7):747–759

41. Coker NJ, Fordice JO, Moore S. Correlation of the nerve excitability test and electroneurography in acute facial paralysis. Am J Otol 1992;13(2):127–133

42. Engström M, Jonsson L, Grindlund M, Stålberg E. Electroneurographic facial muscle pattern in Bell's palsy. Otolaryngol Head Neck Surg 2000;122(2):290–297

43. Kennelly KD. Electrophysiological evaluation of cranial neuropathies. Neurologist 2006;12(4):188–203

44. Sittel C, Stennert E. Prognostic value of electromyography in acute peripheral facial nerve palsy. Otol Neurotol 2001;22(1):100–104

45. Grosheva M, Guntinas-Lichius O. Significance of electromyography to predict and evaluate facial function outcome after acute peripheral facial palsy. Eur Arch Otorhinolaryngol 2007; 264(12):1491–1495

46. Grosheva M, Wittekindt C, Guntinas-Lichius O. Prognostic value of electroneurography and electromyography in facial palsy. Laryngoscope 2008;118(3):394–397

47. Bischoff C, Meyer BU, Fauth C, Liscic R, Machetanz J, Conrad B. Blink reflex investigation using magnetic stimulation. Eur Arch Otorhinolaryngol 1994;S267–S268

48. Valls-Solé J. Electrodiagnostic studies of the facial nerve in peripheral facial palsy and hemifacial spasm. Muscle Nerve 2007; 36(1):14–20

49. Ongerboer de Visser BW, Kuypers HG. Late blink reflex changes in lateral medullary lesions. An electrophysiological and neuroanatomical study of Wallenberg's Syndrome. Brain 1978;101(2): 285–294

50. Mikula I, Miskov S, Negovetić R, Demarin V. Blink reflex in the prediction of outcome of idiopathic peripheral partial facioparesis: follow-up study. Croat Med J 2002;43(3):319–323

51. Hill MD, Midroni G, Goldstein WC, Deeks SL, Low DE, Morris AM. The spectrum of electrophysiological abnormalities in Bell's palsy. Can J Neurol Sci 2001;28(2):130–133

52. Kimura J, Giron LT, Young SM. Electrophysiological study of Bell palsy: electrically elicited blink reflex in assessment of prognosis. Arch Otolaryngol 1976;102(3):140–143

53. Darrouzet V, Hilton M, Pinder D, Wang JL, Guerin J, Bebear JP. Prognostic value of the blink reflex in acoustic neuroma surgery. Otolaryngol Head Neck Surg 2002;127(3):153–157

54. Meier JD, Wenig BL, Manders EC, Nenonene EK. Continuous intraoperative facial nerve monitoring in predicting postoperative injury during parotidectomy. Laryngoscope 2006;116(9): 1569–1572

55. Nielsen VK. Pathophysiology of hemifacial spasm: II. Lateral spread of the supraorbital nerve reflex. Neurology 1984;34(4): 427–431

56. Nielsen VK. Pathophysiology of hemifacial spasm: I. Ephaptic transmission and ectopic excitation. Neurology 1984;34(4): 418–426

57. Celik M, Forta H, Vural C. The development of synkinesis after facial nerve paralysis. Eur Neurol 2000;43(3):147–151

58. Adour KK, Bell DN, Hilsinger RL Jr. Herpes simplex virus in idiopathic facial paralysis (Bell palsy). JAMA 1975;233(6):527–530

59. Makeieff M, Venail F, Cartier C, Garrel R, Crampette L, Guerrier B. Continuous facial nerve monitoring during pleomorphic adenoma recurrence surgery. Laryngoscope 2005;115(7):1310–1314

60. Morgan M, Moffat M, Ritchie L, Collacott I, Brown T. Is Bell's palsy a reactivation of varicella zoster virus? J Infect 1995;30(1):29–36

61. Morrow MJ. Bell's Palsy and Herpes Zoster Oticus. Curr Treat Options Neurol 2000;2(5):407–416

62. Musani MA, Farooqui AN, Usman A, et al. Association of herpes simplex virus infection and Bell's palsy. J Pak Med Assoc 2009; 59(12):823–825

63. Sweeney CJ, Gilden DH. Ramsay Hunt syndrome. J Neurol Neurosurg Psychiatry 2001;71(2):149–154

64. Vahlne A, Edström S, Arstila P, et al. Bell's palsy and herpes simplex virus. Arch Otolaryngol 1981;107(2):79–81

第 5 章 面神经功能的评估

John W. House

Mark Brandt Lorenz

House-Brackmann（HB）面神经分级标准分别在 1984 年和 1985 年被波多尔国际面神经研究小组及美国耳鼻咽喉头颈外科学会采纳为官方评价标准。迄今为止，HB 分级仍是耳鼻喉科文章中最普遍使用的评价方法。[1]虽然 HB 分级可以简便、快速地对面神经进行综合评述，但是它无法定位面神经麻痹的所在节段，也无法辨别是否存在联动、鳄鱼泪、半面痉挛等这些与面神经麻痹程度有关的继发缺陷。即便如此，它仍是临床上快速可靠地评价面神经功能的重要方法，并且对各种临床预后有预测作用。HB 分级方法无需任何特殊仪器，可随时随地进行评价，是面神经功能方面进行文章写作的通用语言。

在面神经手术方面，制定一个临床追踪和报道面神经功能的通用标准有着重要的意义。在 19 世纪 80 年代，文献中就已报道了基于主观评估或客观测量评价面神经粗大运动或局部运动功能的多种评定体系。[2-7]同样，许多探讨面神经功能方面的文章都会在讨论实验结果前先对其使用的评价方法进行一番长篇大论。因此，这种统一评价标准的空缺导致了文章中实验结果评价的差异显著，并使得数据分析变得困难重重。个别研究者为了寻求更精确的评价方法，建议将面神经功能按 0 ~ 100% 的形式进行评分，然而这种方法的评分者信度差且操作复杂，大大降低了其临床应用的可操作性；而另一部分研究者则为了更好地实现对面神经功能损失的预测，加大了对面部特殊区域的重视程度，但这样的方法也同样面临着实施困难、耗时以及不能被临床医生广泛认可的缺点。总之，如果一个评定系统越着力于提高描述的准确性，那么，它的描述就会变得越主观。纵观早期的面神经分级体系，除了柳原分级（Yanagihara systems）仍在日本被广泛应用外，其余的早已鲜为人知。[8]柳原分级发布于 1976 年，对面神经的 10 个独立功能分别进行评分。每项最高 4 分，满分40 分。它虽然易于实施，但却不能对连带运动或面神经继发缺陷进行评估（**表 5.1**）。

表 5.1 柳原面神经分级法

平静时	0	1	2	3	4
额纹	0	1	2	3	4
眨眼	0	1	2	3	4
轻轻闭目	0	1	2	3	4
用力闭目	0	1	2	3	4
患侧闭目	0	1	2	3	4
鼻纹	0	1	2		4

续表

吹口哨	0	1	2	3	4
露齿笑	0	1	2	3	4
下拉嘴角	0	1	2	3	4

注：0~4分分别表示正常、轻度麻痹、中度麻痹、重度麻痹和完全麻痹

　　在推进 HB 分级的同时，笔者发现，建立评价粗大运动功能体系是以减小精细运动细节可变性的得分为代价的。随后，HB 分级便将这些临床症状融合进来，重新设计（**表 5.2**）。HB Ⅰ级为面神经功能完全正常；Ⅵ级为完全瘫痪；Ⅱ级为轻度面神经麻痹且动态不对称；而Ⅴ级是面神经重度麻痹，仅存在轻微运动。当患者处于 HB Ⅱ~Ⅳ级时，很少会伴有需要治疗的联动或半面痉挛。有无额部肌肉的运动是区分中度（HB Ⅲ级）和中至重度（HB Ⅳ级）面神经麻痹的重要依据。虽然，相比之下，额部肌肉的运动不管从功能上还是从美观上都显得不是那么重要，但却是衡量面神经功能是否退化和预后良好与否的重要依据。[9] 正因如此，闭目是诊断面神经中－重度麻痹的重要指标。这样看来，面神经局部功能的状态可以作为中度与中－重度面瘫的分界线。

表 5.2　House-Brackmann 面神经分级

分级	静态时	运动时	局部症状	继发缺陷
Ⅰ 正常	双侧对称	面神经各部分功能正常	面神经各部分功能正常	
Ⅱ 轻度功能障碍	双侧对称	近距离检查时可发现轻微异常	抬眉基本正常；轻微用力可完全闭目，但有轻度不对称；用力可移动嘴角，但有轻度不对称	无联动、挛缩或半面痉挛
Ⅲ 中度功能障碍	双侧对称	两侧明显不对称，但不有损外观且无功能障碍	用力可完全闭目，但两侧明显不对称	无论患者面部运动情况如何，当存在明显的但不有损外观的联动、挛缩和/或半面痉挛时，均为Ⅲ级
Ⅳ 中重度功能障碍	双侧对称	患侧明显麻痹和/或外观明显不对称	不能抬眉；用力闭目不能；用力时双侧口角不对称	无论患者面部运动情况如何，若联动、挛缩和/或半面痉挛的程度足以影响功能时，为Ⅳ级
Ⅴ 重度功能障碍	患侧嘴角下垂不对称且鼻唇沟变浅或消失	患侧仅能观察到轻微运动	不能抬眉；用力时眼睑仅有轻微活动，眼睑闭合不全；嘴角只存在轻微运动	一般无联动、挛缩或半面痉挛
Ⅵ 完全麻痹	两侧失平衡，不对称	无运动		无联动、挛缩或半面痉挛

　　在最初版本的分级中，如果患者半面痉挛和联动已经严重到影响面部运动时，无论面部运动的情况如何，都归为中重度面神经麻痹。然而，这个有关联动的条款在被大家广泛接受前就已被美国耳鼻咽喉头颈外科学会废用，并由改良的 HB 分级取代。尽管 HB 分级方法最初是为了评估面神经远期功能而被提出的，但

是在后续研究中，人们普遍使用这些修正后的条款来评价手术后面神经的即时功能。[10]

修正的 HB 分级存在一定程度的主观标准，这在中重度面神经麻痹患者中尤为明显。[11] 例如，当一位患者不能抬眉，但在用力闭目时却可以完全闭上眼睛时，观察者的不同，评定结果不同——既可以为 HB Ⅲ级，也可以为 HB Ⅳ级。有些作者提出，为了提高中重度面神经麻痹评分的准确度，建议增加评价抬眉和双眉结合处位移的客观检测指标，但这些改良建议被严重忽视了，而且最常使用的 HB 分级体系也没有采用这些检测指标。

在 HB 分级基础之上，Cullen 等总结了一份面神经功能的自我评价问卷，并通过对听神经瘤治疗后患者的评估证实了该问卷的有效性（**表 5.3**），[12] 通过本问卷发现听神经瘤治疗后 1 年内有很高的医患评判间信度。此外，大家还发现 HB 分级对听神经瘤患者术后面神经的恢复情况有着重要的预示作用。肿瘤的大小，术中对面神经的刺激以及术后立即出现的面瘫情况均可用 HB 分级来预测面神经恢复的情况。

表 5.3　面神经分级问卷调查

（1）您手术一侧是否能够抬眉毛？	可以 / 不能
（2）您手术一侧的嘴角是否能够运动，如微笑时？	可以 / 不能
（3）请估计您术侧的面部运动程度可以达到健侧的百分之几？	（无运动）20% 40% 60% 80% 100%
（4）当您微笑时，患侧的眼睑是否闭合？	是 / 不是
（5）您目前如何治疗眼睑不能闭合的问题？	眼药膏 眼药水 眼罩 其他
（6）您曾经做过眼睛手术吗？如果有，请写出手术名称 _____。	
（7）您曾经做过其他与面神经相关的手术吗？	神经移植 肌肉移植 整形手术 其他：_____
（8）您感觉术后多长时间术侧面神经运动开始恢复？	1 月 2~3 月 4~9 月 9 个月以上 没有恢复

■ 附加的衡量标准

改良的 House-Brackmann 面神经分级标准自被推广以来就被公认为同时代最有效和可靠的面神经评价标

准。[16] 但是，在过去的 25 年里，为了对中度、中重度面瘫患者及其继发缺陷进行评估，还有很多评分体系曾被当作改良或替代体系提出。

　　为了减小评分主观影响，1986 年提出了 Burres-Fisch 评价方法。它要求观察者将患者面部表情与七种标准的面部表情进行对比。这个方法虽然与改良的 HB 分级得到的结果非常相近，但存在耗时太长（评价一个病人至少需要 20 分钟）和不能对并发症进行评价的缺点。

　　不久之后，为了减小 HB 分级的主观性，诺丁汉评价体系被作为其替代体系提出。[17] 收集静态和最大面部运动时眉毛上方、眼球下方以及外眦和口角连线的数据，然后取其平均值并进行两侧对比。联动和半面痉挛是修正的参考标准，另外还包括干眼、味觉障碍和鳄鱼泪等（图 5.1）。尽管这种方法可以在 5 分钟内完成评估，但依然比 HB 分级用的时间多，并且不能用于对双侧面神经麻痹的患者进行评价。

　　Sunnybrook 分级方法是 1996 年作为 HB 分级的另一备选而提出的（表 5.4）。首先，观察者主观地对面部静态时的对称情况进行 0~2 分的打分，然后通过 5 个不同的表情对面神经运动分别进行 0~5 分的评分。联动在这 5 个基本面部表情中占有 4 分。这些得分结合加权得分，最终得到一个数值。这个评价体系易于管理，并且对面神经功能的细微变化非常敏感。但是，这个评价体系的管理需要大量的时间，并且存在影响其精确性的主观成分。使用 Sunnybrook 评价体系评估面神经功能大约需要 5 分钟的时间。

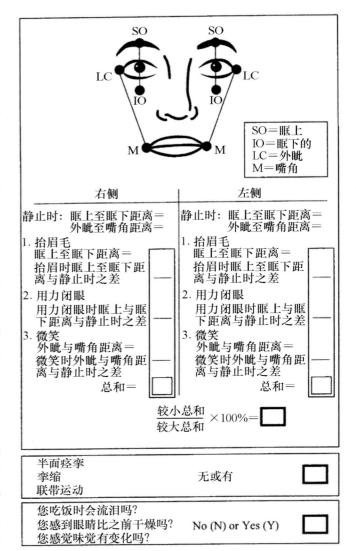

图 5.1

表 5.4　Sunnybrook 面神经评价系统

静态时与健侧比较			随意运动时与健侧比较					联带运动			
			无运动	轻微运动	有运动但有表情错乱	两侧运动基本对称	两侧运动完全对称	无	轻微联动	中度联动	重度联动
眼睛（眼裂）	正常	0									
	变窄	1									
	变宽	1	抬额头	1	2	3	4	5	1	2	3	4
	是否曾行眼睑手术	1									

续表

静态时与健侧比较			随意运动时与健侧比较						联带运动			
面颊(鼻唇沟) 正常	0											
消失	2	轻轻闭目	1	2	3	4	5	1	2	3	4	
变浅	1											
变深	1	张口微笑	1	2	3	4	5	1	2	3	4	
嘴 正常	0											
口角上提	1	龇牙	1	2	3	4	5	1	2	3	4	
口角下垂	1											
		噘嘴	1	2	3	4	5	1	2	3	4	
静态总得分		随意运动总得分						联带运动总得分				

注：Sunnybrook 面神经评价体系的最后得分 = 随意运动得分 ×4- 静态对称得分 ×5- 联带运动得分 ×1。分值越高，表示面神经功能越好

　　面神经分级体系 2.0 是近期提出的用于替代改良 HB 分级的评价体系。[18] 这个新版本可以用来描述原发面神经麻痹、联动以及其他继发缺陷（**表 5.5**）。在面部的一系列运动中，检查者对眉毛、眼睛、鼻唇沟以及嘴角连接处的运动以 1~6 分进行评分。若存在联带运动则按情况再给 0~3 分。总分最低 4 分，最高 24 分，从低到高划分为 Ⅰ~Ⅳ级。这一评价体系在中重度面瘫患者评价时的测量者间信度较改良的 HB 分级略高，为 57.5%~64%。[16] 更多的研究表明面神经分级体系 2.0 是除了 HB 分级以外的另一快速有效评价面神经功能且易于管理的分级体系。

表 5.5　按部位进行评价的面神经分级体系 2.0

得分	眉毛	眼睛	鼻唇沟	嘴
1	正常	正常	正常	正常
2	轻度麻痹；75% 以上功能正常	轻度麻痹；75% 以上功能正常；轻轻闭目时眼睑可完全闭合	轻度麻痹；75% 以上功能正常	轻度麻痹；75% 以上功能正常
3	明显麻痹；50% 以上功能正常；静态不对称	明显麻痹；50% 以上功能正常；静态不对称；用力时眼睑可完全闭合	明显麻痹；50% 以上功能正常；静态不对称	明显麻痹；50% 以上功能正常；静态不对称
4	静态不对称；50% 以上功能障碍	静态不对称；50% 以上功能障碍；用力时眼睑不能完全闭合	静态不对称；50% 以上功能障碍	静态不对称；50% 以上功能障碍
5	轻微运动	轻微运动	轻微运动	轻微运动
6	无运动	无运动	无运动	无运动
分级	总得分			
Ⅰ	4			
Ⅱ	5~9			
Ⅲ	10~14			
Ⅳ	15~19			
Ⅴ	20~23			
Ⅵ	24			

续表

得分	眉毛	眼睛	鼻唇沟	嘴
得分	面部运动情况			
0	无			
1	轻度联动；轻微痉挛			
2	明显联动；轻－中度痉挛			
3	重度影响外观的联动；重度痉挛			

引自 Vrabec JT，Backous DD，Djalilian HR，et al；Facial Nerve Disorder Committee.Facial Nerve Grading System2.0.Otolaryngol Head Neck Surg2009，Apr：140（4）：445-50.使用经许可

基于计算机技术支持的评价体系是对面瘫进行评估的快速可靠的评分方法。目前已有利用图像相减、冷光及莫尔条纹图等技术进行面神经功能评价的程序。[19-21] 虽然前景广阔，但是基于计算机技术的评价体系将始终受到专业设备及专有软件的限制，并且需要培训额外的人员使用设备。

■ 总结

研究认为 Sunnybrook 分级、HB 分级、Yanagihara 评分体系等为临床医生进行面神经功能的评估提供了相似的依据。[22] 然而，新标准的推行意味着在过去几十年里利用改良 HB 分级对面神经功能进行评价的研究均需要被重新诠释。因此，到目前为止，HB 分级凭借着其简单、迅速以及对面神经功能的预测价值仍然是世界上应用最广泛的面神经评价方法。

（唐 琦 译 杨 华 校）

参考文献

1. House JW, Brackmann DE. Facial nerve grading system. Otolaryngol Head Neck Surg 1985;93(2):146–147
2. Botman JW, Jongkees LB. The result of intratemporal treatment of facial palsy. Pract Otorhinolaryngol (Basel) 1955;17(2):80–100
3. May M. Facial paralysis, peripheral type: a proposed method of reporting. (Emphasis on diagnosis and prognosis, as well as electrical and chorda tympani nerve testing). Laryngoscope 1970;80(3):331–390
4. Peiterson E. Natural history of Bell's palsy. In: Graham MD, House WF, eds. Disorders of the Facial Nerve: Anatomy, Diagnosis and Management. New York: Raven Press; 1982:307–312
5. Adour KK, Swanson PJ Jr. Facial paralysis in 403 consecutive patients: emphasis on treatment response in patients with Bell's palsy. Trans Am Acad Ophthalmol Otolaryngol 1971;75(6):1284–1301
6. Yanagihara N. Grading of facial palsy. In: Fisch U, ed. Facial nerve surgery. Proceedings: Third International Symposium on Facial Nerve Surgery, Zurich, 1976. Kugler Medical Publications, Amstelveen, Netherlands; and Aesculapius Publishing Co., Birmingham, AL; 1977:533–535
7. Stennerl E. Facial nerve paralysis scoring system. In: Fisch U, ed. Facial nerve surgery. Proceedings: Third International Symposium on Facial Nerve Surgery, Zurich, 1976. Kugler Medical Publications, Amstelveen, Netherlands; and Aesculapius Publishing Co., Birmingham, AL; 1977:543–547
8. Yanagihara N. Grading system for evaluation of facial palsy. In: Portmann M, ed. Proceedings of the Fifth International Symposium on the Facial Nerve. New York, NY: Masson, Inc; 1985: 41–42.
9. House JW, Brackmann DE. Facial nerve grading system. Otolaryngol Head Neck Surg 1985;93(2):146–147
10. Friedman RA, House JW. Use of the House-Brackmann facial nerve grading scale with acute and subacute facial palsy. In: Yanagihara N, ed. New Horizons in Facial Nerve Research and Facial Expression. The Hague, The Netherlands: Kugler Publications; 1998:529–532
11. King TT, Sparrow OC, Arias JM, O'Connor AF. Repair of facial nerve after removal of cerebellopontine angle tumors: a comparative study. J Neurosurg 1993;78(5):720–725
12. Cullen RD, House JW, Brackmann DE, Luxford WM, Fisher LM. Evaluation of facial function with a questionnaire: reliability and validity. Otol Neurotol 2007;28(5):719–722
13. Fenton JE, Chin RY, Fagan PA, Sterkers O, Sterkers JM. Predic-

tive factors of long-term facial nerve function after vestibular schwannoma surgery. Otol Neurotol 2002;23(3):388–392

14. Isaacson B, Telian SA, El-Kashlan HK. Facial nerve outcomes in middle cranial fossa vs translabyrinthine approaches. Otolaryngol Head Neck Surg 2005;133(6):906–910

15. Wiet RJ, Mamikoglu B, Odom L, Hoistad DL. Long-term results of the first 500 cases of acoustic neuroma surgery. Otolaryngol Head Neck Surg 2001;124(6):645–651

16. Croxson G, May M, Mester SJ. Grading facial nerve function: House-Brackmann versus Burres-Fisch methods. Am J Otol 1990; 11(4):240–246

17. Kang TS, Vrabec JT, Giddings N, Terris DJ. Facial nerve grading systems (1985–2002): beyond the House-Brackmann scale. Otol Neurotol 2002;23(5):767–771

18. Vrabec JT, Backous DD, Djalilian HR, et al; Facial Nerve Disorders Committee. Facial Nerve Grading System 2.0. Otolaryngol Head Neck Surg 2009;140(4):445–450

19. Neely JG, Cheung JY, Wood M, Byers J, Rogerson A. Computerized quantitative dynamic analysis of facial motion in the paralyzed and synkinetic face. Am J Otol 1992;13(2):97–107

20. Yuen K, Inokuchi I, Maeta M, Kawakami SI, Masuda Y. Evaluation of facial palsy by moiré topography index. Otolaryngol Head Neck Surg 1997;117(5):567–572

21. Sargent EW, Fadhli OA, Cohen RS. Measurement of facial movement with computer software. Arch Otolaryngol Head Neck Surg 1998;124(3):313–318

22. Berg T, Jonsson L, Engström M. Agreement between the Sunnybrook, House-Brackmann, and Yanagihara facial nerve grading systems in Bell's palsy. Otol Neurotol 2004;25(6):1020–1026

第 6 章　面神经影像

Ajay Gupta

C.Douglas philips

随着高分辨率多排螺旋 CT（16 和 64 排）的发展和 MRI 场强的增加（3T 或更多），CT 和 MRI 一直在不断改进，并在鉴别正常和病变面神经的影像学中发挥重要的辅助作用。在此章节中，我们简要总结评价面神经的影像学技术，并把注意力主要集中到几种特殊的面神经疾病上。

■ 影像学技术

面神经的 CT 影像学

尽管成像方案不同，但是大部分病例中，不需要增强 CT 来评价面神经。通常来说，0.625 mm 层厚或者更薄的轴位图像，结合冠状位 CT 重建是大部分面神经 CT 扫描的基本方案。尽管 CT 不能直接显示面神经本身，但是却在特定的临床应用中发挥重要作用。由于 CT 可以高分辨地显示骨质结构（包括面神经管的所有节段），因此，当面神经损伤是由颞骨骨折、面神经骨管破坏或面神经血管瘤钙化等原因引起时，[1] CT 是最佳的检查手段。除此之外，在评估鼓室段面神经及其与骨性结构如镫骨底板或外半规管的关系、面神经远端的乳突段骨管和颈静脉孔的关系时，CT 发挥着重要作用。除了不能直接显示面神经外，CT 的另一个缺点是电离辐射，这也是为儿童行 CT 检查时需要考虑的重要因素。不管怎样，只要应用恰当，CT 能够显示 MRI 无法显示的骨质细节，而且可以作为为面神经病变影像学检查的重要组成部分。

面神经的 MRI 影像学

通常来说，大部分标准面神经 MRI 影像方案应该包括高分辨率多层面 T1、T2 加权图像，钆增强以及 T1 脂肪抑制序列。与 CT 不同的是，MRI 能够直接显示面神经，尤其是脑池、内听道、乳突和颅外段。此外，如果临床检查提示病变来源于面神经桥脑核（甚至为皮质的面神经核上瘫）时，MRI 能够提供更细致的解剖细节和更高的脑组织分辨率。在评估与清亮脑脊液信号邻近的神经和血管结构时，T2 加权三维图像非常有帮助（例如，能在内听道的神经中分辨出面神经和前庭蜗神经）。此外，MRI 在显示面神经在脑池、内听道、颞骨内各段的异常强化时非常有效，而这种异常信号在感染、炎症、肿瘤性病变中均可见。就这一点而言，应注意的是，在正常的面神经膝状神经节、鼓室段和乳突段也可以存在对称性神经周围静脉强化。[2] 最后，在评估可引起面神经症状（如半面痉挛）的血管性病变时，磁共振血管成像（MRA）可以在评估异常/扭曲的中心血管结构和邻近的面神经间位置的关系时发挥重要作用。[1]

　　图 6.1 为作者总结的如何选择面神经影像检查方法的简图。如果体格检查和临床征象提示面神经病变位于皮质运动中枢与内听道（internal auditory canal，IAC）脑池段之间时，不增强 MRI 结合增强 MRI 是首选检查。对于内听道远端至颈乳孔处的面神经，CT 和 MRI 发挥重要的互补作用，首选检查取决于多种因素，在后面会详细展开讨论。最后，在评估颈乳孔远端的面神经病变（例如，腮腺内引起面神经功能障碍的可疑病变）时，MRI 具有良好的软组织分辨力，是首选的检查。

影像学检查与面神经简图

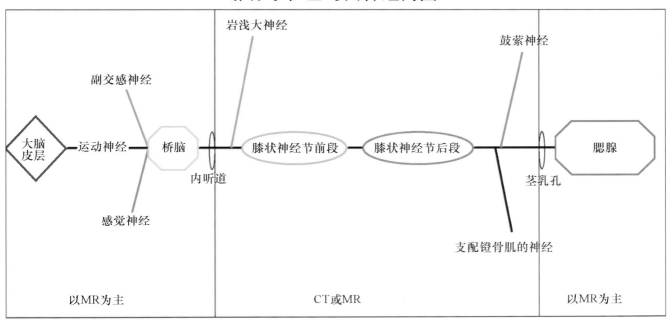

图 6.1　面神经影像学检查既可以选择 CT，也可以选择 MRI，或两者同时使用。简图中指出，选择何种检查方式取决于解剖位置。GSPN：岩浅大神经；IAC：内听道；SMF：茎乳孔

■ 面神经疾病的影像学

贝尔面瘫

　　有典型的、急性发病的周围型面神经麻痹症状的患者通常需要影像学检查。此时增强 MRI 是主要的影像检查方式。典型的影像学表现是面神经出现异常性均一强化，但神经粗细正常或仅轻度增大（**图 6.2 a，b**）。[3] 内听道底的局部线性强化可延续至颞骨内面神经，是一种经典的影像学改变。[4,5] 面神经远端，如乳突段的强化也偶有发生，但是更为少见。神经的持续性强化在临床症状的改善后仍继续存在，有些病例甚至可长达一年。贝尔面瘫的面神经强化的机制不明，但是可能与炎症导致神经周围结构充血或与继发于血液 - 神经屏障的直接破坏相关。但是，不是所有的贝尔面瘫都表现为面神经的病理性强化，影像学检查的时间不同，强化率在 57% ~ 100% 不等。[1]

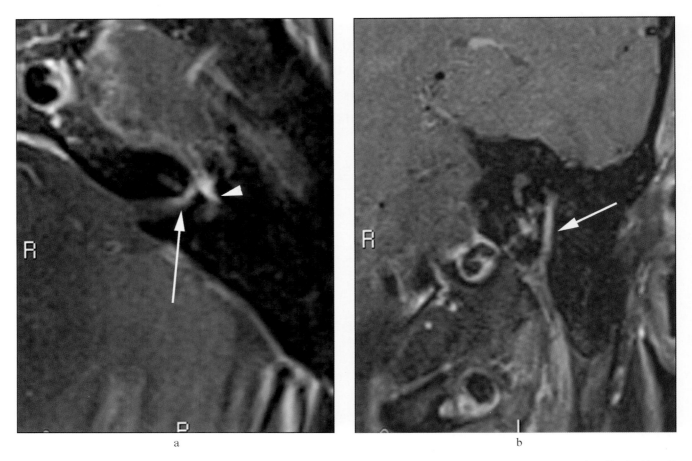

图 6.2 a，b　贝尔面瘫（a）轴位的 T1 加权增强后的图像显示：异常强化的信号自内听道底（白色箭头）一直延伸到面神经鼓室段近端（白色三角），包括了膝状神经节。（b）冠状位 T1 加权增强图像示：面神经乳突段（箭头处）异常强化，直到穿出茎乳孔

　　由于贝尔面瘫是良性的自限性疾病，因此影像学检查对有典型临床症状的贝尔面瘫患者的临床治疗帮助有限。但是，对于表现不典型的患者（慢性隐匿起病，渐进性症状加重，4 个月内没能恢复正常等），MRI 可以通过对面神经全长进行显示来为面神经功能障碍的可能原因提供有价值信息。[6] 在这种病例中，若面神经出现局部增大或者结节性、非线性强化时，结合疾病背景还应考虑肿瘤性疾病的可能。慢性隐匿性起病面神经麻痹或肌力减弱需要面神经全程的影像学检查，包括整个腮腺、颞骨以及中枢（脑干）。

拉姆塞·亨特综合征

　　拉姆塞·亨特综合征是由膝状神经节中的水痘带状疱疹病毒再激活引起的。急性起病症状包括临床上明显的耳郭和外耳道的出血性疱疹，需要进行影像学检查。增强 MRI 是首选检查，结果多样，包括鼓室段、膝状神经节和乳突段面神经的强化，常常与贝尔面瘫无法鉴别。但是，应注意的是多达 50% 的患者可能没有面神经任何节段的异常强化。[1] 尽管体格检查可以明确耳郭和外耳道的病变，但是 MRI 可以通过显示异常软组织增强来明确皮下疱疹性病变（图 6.3 a，b）。

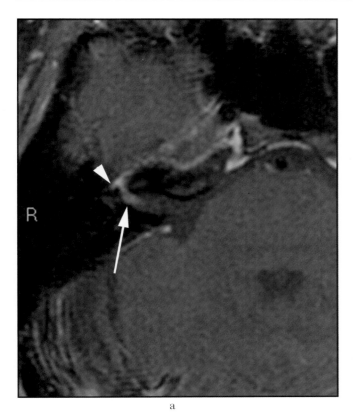
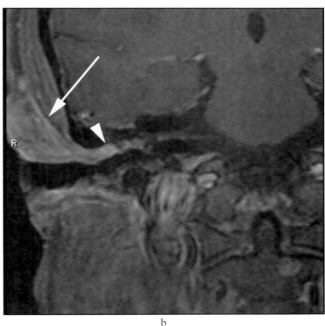

图 6.3 a，b　拉姆塞 - 亨特综合征（a）。这是一位右侧面神经麻痹并伴有拉姆塞 - 亨特综合征临床表现的患者。轴位 T1 加权增强图像示：异常强化的信号自内听道底（白色箭头）开始一直延伸进入膝状神经节并到达近端鼓室段面神经（白色三角）。（b）冠状位 T1 加权增强图像示：外耳道皮下组织异常强化（箭头处）直至鼓膜处（白色三角）。该患者查体可见外耳道内有出血性疱疹

半面痉挛

临床上，90% 以上的半面痉挛是由冗余的或扭曲的血管袢压迫近端脑池段面神经引起的。[1] 小脑前下动脉、小脑后下动脉和椎动脉是最常见的责任血管。[7]MRI（一般需要结合 MRA）可以显示面神经脑池段及其责任血管的精确解剖细节（**图 6.4 a，b**）。通常在面神经出脑干的部位，导致压迫的血管有占位效应，一般是前外侧的责任血管压迫内侧的运动神经纤维。

尽管血管袢通常可以被发现，但是在高分辨率 MRI 上有时可以没有相应的表现，因为压迫面神经的血管大小可能低于 MRI 的空间分辨率。因此，MRI 阴性不是临床上为合适病人行面神经减压手术的禁忌。[8] 相反的，约 1/3 无症状患者的桥小脑角（CPA）池区可出现突出或扩大的血管，其中许多表现为继发于长期高血压的椎基底动脉延长扩张症。综上所述，影像学检查在此综合征的诊断中应作为临床病史和体格检查的辅助手段。[8]

面神经原发肿瘤

神经鞘瘤

CT 和 MRI 均在可疑的面神经鞘瘤的术前影像评估中发挥重要作用。面神经鞘瘤可发生在面神经行程的

任何部位，病变的位置不同，影像学表现不同，常与更常见的听神经瘤表现相似，在 MRI 上显示为 CPA 和（或）IAC 区域的明显强化的、类纺锤形的肿物（**图 6.5a，b**）。

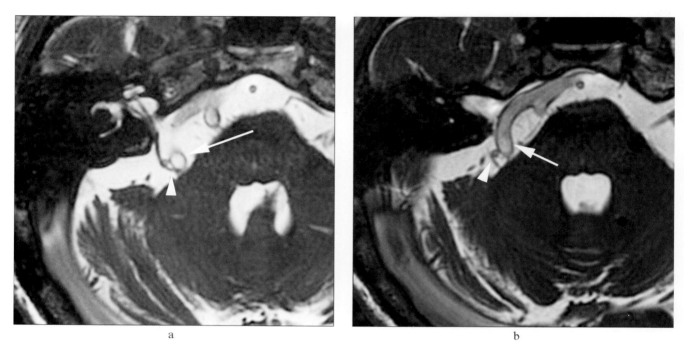

图 6.4 a，b　半面痉挛的血管袢征轴位 T2 加权像（**a，b**）显示：椎基底动脉延长扩张（箭头处），引起右侧面神经脑池段和前庭蜗神经的复合神经（白色三角）向后外侧移位受压，产生占位效应。该患者同时患有右侧感音神经性听力下降

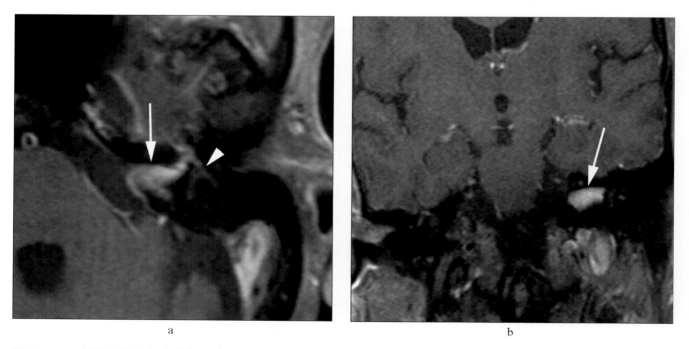

图 6.5 a，b　面神经鞘瘤（**a**）轴位 T1 加权增强图像示：左侧桥小脑脚处异常强化的肿块，异常强化信号一直延伸至左侧内听道底（箭头所示）。注意该强化信号通过膝状神经节一直延伸至面神经迷路段（白色三角），因此排除前庭神经鞘瘤的可能。（**b**）冠状位 T1 加权增强图像显示：面神经鞘瘤的增强信号充满整个左侧内听道（箭头处）

　　当 CT 显示 CPA/IAC 区域的肿物扩张到迷路段并伴有迷路段面神经骨管扩大时，应首先考虑面神经鞘瘤的诊断。累及膝状神经节的病变不仅表现为神经节处骨管的扩大，有时也与中颅窝附近髓外脑膜瘤的表现相似。[6] 是否有面神经迷路段骨管或膝状神经节窝的受累是将面神经鞘瘤与更常见的听神经瘤进行术前鉴别的两个重要特征，这对判断预后具有重要意义。为颞骨内面神经鞘瘤行 CT 检查不仅有助于评估可能的骨管内扩张，而且能检查病变与相邻的耳囊、听小骨、半规管间的关系。

　　尽管腮腺内正常面神经不易通过任何一种检查手段显示，但 MRI 对于显示腮腺内面神经鞘瘤及其与近端面神经的延续关系非常有用。在这些患者中，若沿着腮腺内面神经预计行程出现的纺锤形或管状强化的病变，提示病变可能为面神经鞘瘤。

血管瘤

　　尽管血管瘤相对不常见，但是 CT 和 MRI 能帮助进行影像学特异性诊断。面神经血管瘤通常位于是颞骨内，最常见的区域是膝状神经节。CT 可以评估颞骨内面神经血管瘤的特征性病变，包括多层分隔的可以扩张的骨性改变（有时被称为"蜂窝"状外观）和血管瘤自身的细小钙化（**图 6.6a**）。[1,9] 尽管蜂窝状外观骨质仅在约半数血管瘤中可见，但 MRI 可以进一步明确病变的性质。面神经血管瘤的 MRI 特征性表现为 T2 高信号，T1 增强时为均匀一致的强化（**图 6.6b**）。[10]

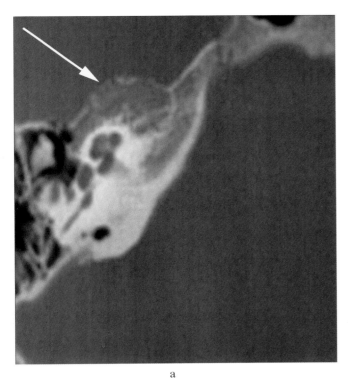
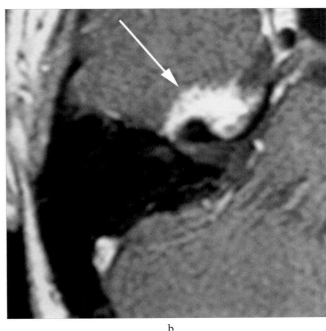

a　　　　　　　　　　　　　　　　　　b

图 6.6 a，b　面神经血管瘤（**a**）轴位 CT 图像显示：膨大的病变为典型的蜂窝状改变，累及膝状神经节的区域（白色箭头）。该患者后来病理确诊为面神经血管瘤。（**b**）轴位 T1 加权增强图像显示在相同部位的明显强化（箭头所示）

面神经转移性病灶

肿瘤沿神经侵犯

虽然沿面神经播散的肿瘤可能在临床上没有症状，但它的存在可以提示肿瘤的恶性程度并影响治疗方案的选择。因此影像学在诊断中发挥重要作用。在已知的可沿神经播散的头颈部恶性肿瘤，如腺样囊性癌或鳞癌的患者中，沿腮腺内面神经运动分支的逆行播散是面神经转移病灶发生的主要途径。[11]

另外，肿瘤可以通过在翼腭窝内邻近的被肿瘤侵犯的神经扩散至岩浅大神经而累及面神经，或者通过耳颞神经或其他颅神经与面神经之间的潜在联系最终侵犯面神经。在任何一个病例中，T1 增强前和增强后MRI 影像是诊断的常用方法（**图 6.7a，b**）。[12]

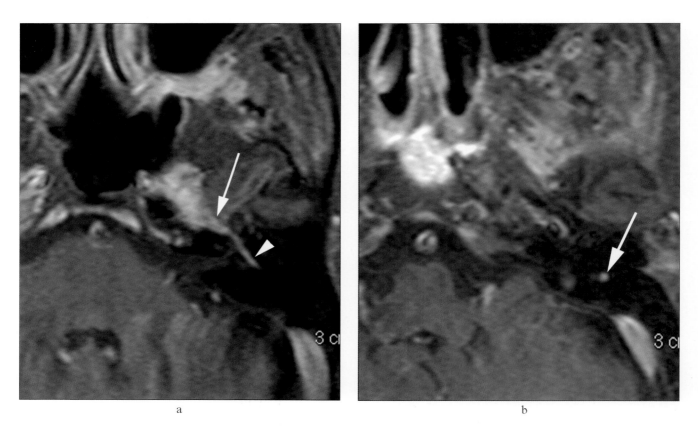

a   b

图 6.7 a，b　肿瘤沿三叉神经分支到面神经的侵犯。（**a**）这是一位左侧咀嚼肌间隙的鳞癌患者。轴位 T1 加权增强图像示：Meckel 腔隙（箭头处）的异常强化信号。该异常信号沿着三叉神经向后经岩浅大神经一直侵犯至面神经鼓室段（白色三角处）。（**b**）轴位 T1 加权增强图像示：面神经乳突段（箭头处）的异常强化信号提示了肿瘤沿面神经向下侵犯

在增强前 T1 图像中，翼腭窝处脂肪高信号的消失或其他面神经骨管的消失应引起怀疑。在增强后图像中，典型的表现为增强的侵及腮腺的肿物沿着颈乳孔进入到乳突段面神经。这些患者中，有时可以看到肌肉失神经支配的发生，表现为不对称的肌肉萎缩和可能因肌肉内水肿、脂肪变等引起的高信号（**图 6.8a，b**）。[6]

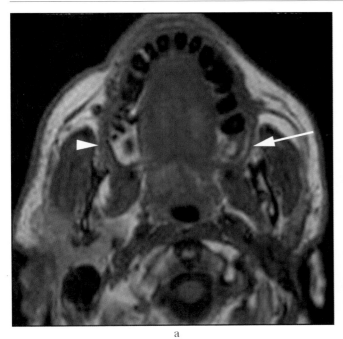
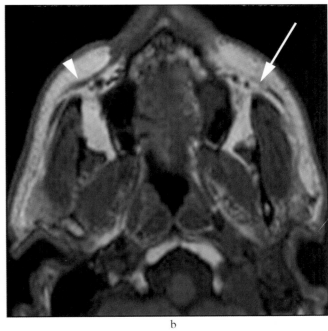

a   b

图 6.8 a，b　失神经萎缩。（**a**）轴位 T1 加权像显示：左侧颊肌萎缩及部分脂肪变性（箭头处），右侧为正常对照侧（白色三角）。该患者曾行腮腺肿物切除术。（**b**）上颌窦底层面的 T1 加权图像示：左侧上唇提肌萎缩（箭头处），与健侧（白色三角）不对称

软脑膜转移

　　在有软脑膜转移倾向的肿瘤患者中，例如，肺癌、乳腺癌、黑色素瘤、淋巴瘤或白血病患者，增强 MRI 在辨认累及脑池或骨管内面神经的病变时有重要作用。在增强后图像中，CPA/IAC 区域的神经可以单侧或双侧异常强化（**图 6.9**）。尽管有时可见结节状、肿块样强化，但是大部分是平滑的线性强化。[13] 异常信号可以位于单侧或双侧。尽管影像学诊断不是特异性的，但是可以在正确的患者群体中起到提示作用。其他影像学线索包括脑内其他部位的脑实质转移或脑膜强化的疾病。

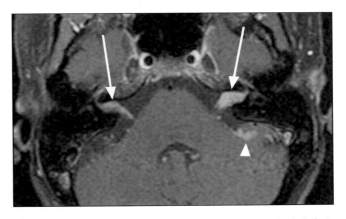

图 6.9　软脑膜转移瘤转移至双侧面神经。这是一位乳腺癌患者。轴位 T1 加权增强图像示：双侧内听道部位边缘光滑的异常强化信号，通过面神经和前庭蜗神经的混合神经（箭头处）与软脑膜相连。注意左侧桥小脑脚处强化的结节状软脑膜转移灶

先天性面神经畸形

　　先天性面神经畸形既可以无症状也可以引起严重的面神经功能障碍或麻痹，这些病变可以在影像学检查时被发现。[6] 最常见的结构畸形是鼓室段面神经骨管裂隙，多达 50% 的人群有这一畸形，最常发生于卵圆窗水平。[1] 这种畸形几乎总是无症状的，只有在很罕见的情况下，镫骨接触到异常膨出的面神经而引起传导性听力下降。由于正常的骨管很薄，所以只有面神经在 CT 明显突出的病例上，尤其当冠状位图像显示在卵圆窗水平突出的软组织密度影，其下方在外半规管的下表面形成圆形的凸度时，才能可靠地诊断。[14]

　　其他的先天性面神经畸形包括在散发畸形中出现的面神经发育不良或未发育（**图 6.10a，b**）或者作为先天性综合征畸形中的一部分表现，例如，Mobius（**图 6.11a,b**），CHARGE（眼球缺损、心脏缺陷、后鼻孔闭锁、

生长发育迟滞、生殖和／或泌尿系统畸形、耳畸形和耳聋），Goldenhar，DiGeorge 或者 Poland 综合征。[6] 在这些病例中，MRI 可以帮助建立诊断，避免其他额外的检查。此外，在面神经行程变异的患者中，MRI 可以提供重要信息，避免无意的医源性面神经损伤的发生。

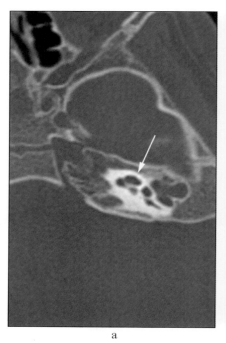
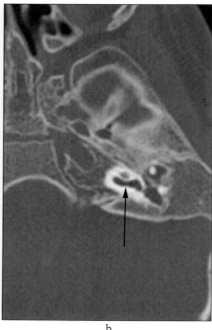

图 6.10 a，b　面神经完全未发育。（a）图为一患有右侧半面麻痹的婴儿的耳 CT 图像。图中耳蜗骨性结构相对正常（箭头处），但未见内听道结构。（b）Caudal CT 检查发现内耳骨性结构（包括耳蜗底转）相对正常，但未见内听道及面神经骨管等结构

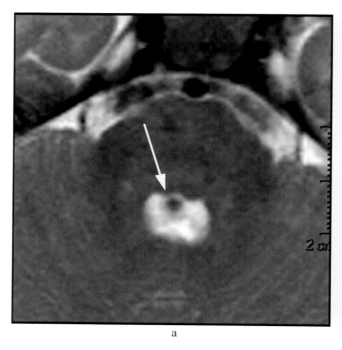
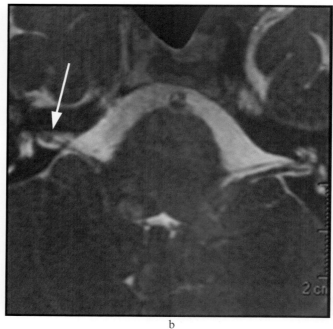

图 6.11 a，b　Mobius 综合征。（a）图为一位患有右侧面神经和展神经麻痹的新生儿的轴位 MRI T2 加权图像。应注意右侧面神经丘的轻微发育不全（箭头处），这是一罕见的伴有第六、七颅神经麻痹的综合征的特点。（b）轴位 T2 加权图像示：右侧内听道轻度发育不全及面神经脑池段缺如

■ 结论

　　结合仔细的分辨和良好的技术，MRI 和 CT 评估面神经可以提供重要的临床信息，帮助多种临床疾病的诊治。CT 在显示颞骨和颅骨骨质具有优势，而高分辨率 MRI 在直接显示面神经方面具有优势，在评估可疑的面神经疾病时两者可互相补充，从而获得最全面的信息。

（唐　琦　译　杨　华　校）

参考文献

1. Phillips CD, Hashisaki G, Veillon F. Anatomy and Development of the Facial Nerve. In: Swartz, JD and Loevner LA, eds. Imaging of the Temporal Bone. 4th ed. New York: Thieme Medical Publishers; 2009:444–479
2. Saremi F, Helmy M, Farzin S, Zee CS, Go JL. MRI of cranial nerve enhancement. AJR Am J Roentgenol 2005;185(6):1487–1497
3. Tien R, Dillon WP, Jackler RK. Contrast-enhanced MR imaging of the facial nerve in 11 patients with Bell's palsy. AJNR Am J Neuroradiol 1990;11(4):735–741
4. Engström M, Thuomas KA, Naeser P, Stålberg E, Jonsson L. Facial nerve enhancement in Bell's palsy demonstrated by different gadolinium-enhanced magnetic resonance imaging techniques. Arch Otolaryngol Head Neck Surg 1993;119(2):221–225
5. Sartoretti-Schefer S, Wichmann W, Valavanis A. Idiopathic, herpetic, and HIV-associated facial nerve palsies: abnormal MR enhancement patterns. AJNR Am J Neuroradiol 1994;15(3):479–485
6. Raghavan P, Mukherjee S, Phillips CD. Imaging of the facial nerve. Neuroimaging Clin N Am 2009;19(3):407–425
7. Sobel D, Norman D, Yorke CH, Newton TH. Radiography of trigeminal neuralgia and hemifacial spasm. AJR Am J Roentgenol 1980;135(1):93–95
8. Digre K, Corbett JJ. Hemifacial spasm: differential diagnosis, mechanism, and treatment. Adv Neurol 1988;49:151–176
9. Curtin HD, Jensen JE, Barnes L Jr, May M. "Ossifying" hemangiomas of the temporal bone: evaluation with CT. Radiology 1987;164(3):831–835
10. Shelton C, Brackmann DE, Lo WW, Carberry JN. Intratemporal facial nerve hemangiomas. Otolaryngol Head Neck Surg 1991;104(1):116–121
11. Parker GD, Harnsberger HR. Clinical-radiologic issues in perineural tumor spread of malignant diseases of the extracranial head and neck. Radiographics 1991;11(3):383–399
12. Rumboldt Z, Gordon L, Gordon L, Bonsall R, Ackermann S. Imaging in head and neck cancer. Curr Treat Options Oncol 2006;7(1):23–34
13. Lakshmi M, Glastonbury CM. Imaging of the cerebellopontine angle. Neuroimaging Clin N Am 2009;19(3):393–406
14. Swartz JD. The facial nerve canal: CT analysis of the protruding tympanic segment. Radiology 1984;153(2):443–447

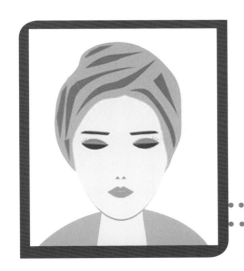

第三篇

面神经疾病

第 7 章　急性面瘫的鉴别诊断

Maurizio Barbara

面瘫（facial paralysis，FP）主要表现为面部表情肌运动障碍，多于数小时内发生（**表 7.1**），部分病因引起的面瘫可持续数周至数月。常常发生于夜间，患者于晨起照镜子时发现面部活动不对称而就诊。急性面瘫通常为单侧，双侧患病者少见。单侧者以贝尔面瘫（Bell palsy）最常见，占 50%～66%，双侧面瘫可见于部分系统性疾病的首发症状或临床进展过程中，有时提示威胁生命的疾病，需及时识别及正确处置。

当接诊急性面瘫患者时，完整的病史采集十分重要，尤其是以下对医师有提示作用的因素：年龄，地域，种族，发病季节，是否存在可能引起面瘫的疾病或危险因素，以及面瘫的伴随症状或体征。

表 7.1　急性面瘫的鉴别诊断

先天性病因	肉毒杆菌中毒	**中毒性病因**
产钳或胎头吸引助产	毛霉菌病	沙利度胺
肌强直性营养不良	莱姆病	破伤风
Möbius 综合征	钩端螺旋体病	白喉
外伤性病因	**基因和代谢病因**	一氧化碳
大脑皮层损伤	糖尿病	铅中毒
颅骨骨折	甲状腺功能亢进	抗癌药物
脑干损伤	妊娠	**医源性病因**
直接的中耳损伤	高血压病	下颌神经阻滞麻醉
耳气压伤	酒精性神经病变	抗破伤风血清
神经病学病因	延髓桥脑麻痹	狂犬病疫苗接种
面神经运动区损伤	眼咽型肌营养不良	耳科、神经科、颅底、腮腺手术
Millar-Gubler 综合征	**血管性病因**	栓塞术
感染性病因	乙状窦病变	**特发性病因**
坏死性外耳道炎	良性颅内压增高	家族性贝尔面瘫
急、慢性中耳炎	颞骨内听道动脉瘤	Melkersson-Rosenthal 综合征
先天性或后天性胆脂瘤	鼻出血颈外动脉栓塞术	遗传性肥大性神经病（Charcot-Marle-Tooth 综合征，Ejerine-Sottas 综合征）
乳突炎	**肿瘤性病因**	结节性多动脉炎

续表

腮腺炎	施旺细胞瘤	血栓性血小板减少性紫癜
水痘	副神经节瘤	急性炎症性脱髓鞘性多发性神经病（吉兰 - 巴雷综合征）
耳带状疱疹	白血病	多发性硬化
脑炎	脑膜瘤	重症肌无力
Ⅰ型脊髓灰质炎	血管母细胞瘤	结节病
流行性腮腺炎	桥脑神经胶质瘤	韦格纳肉芽肿
EB 病毒	肉瘤	嗜酸细胞肉芽肿
麻风	汗腺腺瘤	淀粉样变
人类免疫缺陷病毒	面神经鞘瘤	骨质增生（Paget 病，骨骼石化症）
流行性感冒	畸胎瘤	川崎病
柯萨奇病毒	纤维组织发育不良	
疟疾	神经纤维瘤病Ⅱ型	
梅毒	癌症相关性脑炎	
硬结病	胆固醇肉芽肿	
结核病	转移性癌（乳腺、肾、肺、胃、喉、前列腺、甲状腺等）	

在年龄因素方面，急性面瘫最早可见于新生儿分娩过程中或分娩后，较为少见，发生率为活产婴儿的 0.2%，[1] 可引起新生儿护理及眼部保护等相关问题，如不能妥善处理，会引起患儿言语发育、面部表情、情绪表达及进食等的障碍。常见病因为胎位异常、围生期创伤、分娩期压迫，以及家族性或遗传性面神经运动核团发育异常，后者多引起双侧面瘫，如 Möbius 综合征。[2] 接诊面瘫患儿时，还需全面检查是否存在其他相关的先天性畸形，如半面肢体发育不良等。

■ 儿童期急性面瘫

最常见的儿童期获得性急性面瘫病因为川崎病、莱姆病及 Melkersson-Rosenthal 综合征。

川崎病（Kawasaki disease）

本病最早由日本儿科医师川崎于 1967 年报道，主要病理改变为全身性血管炎性病变，严重者可引起冠状血管动脉瘤，伴有高热、皮疹、颈部淋巴结肿大，其他症状包括关节肿胀疼痛、腹痛、腹泻、易激惹、头痛等。本病文献报道多见于亚洲国家、5 岁以下儿童。面神经功能障碍可为本病神经系统表现之一，推测与供血动脉炎性变化致面神经缺血缺氧有关，多数为单侧面瘫，双侧面瘫者也有报道。[3]

川崎病发病率较低，目前病因及发病机制尚不明确，认为可能与感染因素或基因相关。诊断主要依靠患者年龄（多数为儿童）及心脏受损症状，实验室辅助检查可提供部分参考。治疗药物为阿司匹林及高剂量丙种球蛋白静脉滴注，通过及时诊断治疗，可降低本病病死率。

神经系统疏螺旋体感染，莱姆病（Lyme disease）

本病最早由康涅狄格州莱姆市报道，该市的学生中发生了由昆虫（硬蜱属）叮咬引起的多发性神经系统功能障碍，故而将此类由伯氏疏螺旋体引起的疾病命名为莱姆病。[4] 面神经麻痹为本病典型临床表现之一，其他症状包括游走性皮肤环形红斑、疲乏、精神萎靡、发热等。该病原体在自然界多存在于白尾鹿及啮齿类动物中（图 7.1），可通过昆虫叮咬使人感染。

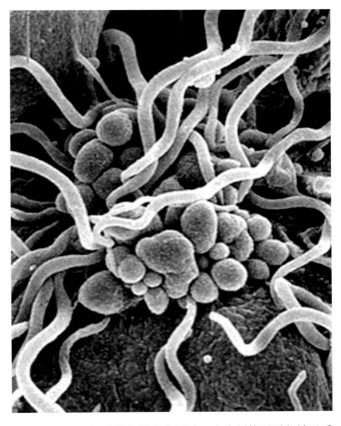

神经系统疏螺旋体感染（Neuroborreliosis，NBD）临床可分为三期。①第 I 期：表现为蜱叮咬处游走性皮肤红斑，常被称为"舷窗型"皮疹，最初为叮咬处与皮面平齐或稍高出皮面的红斑或丘疹，随着皮疹渐扩大，中央常呈退行性变。②第 II 期：叮咬后数日至数周后，感染扩散，可见神经系统症状。③第 III 期：叮咬后数月至数年后，在未得到有效治疗患者，疾病进入慢性持续期。10%NBD 患者在病程第 II 期或第 III 期可有单侧或双侧面瘫，尽管某些患者的神经电生理检查提示面神经功能恢复不完全，面瘫症状多能完全恢复。[5]

图 7.1　伯氏疏螺旋体扫描电镜图片，本病原体可引起神经系统疏螺旋体感染，即莱姆病

在北半球、夏季接诊的急性面瘫患者需考虑 NBD 可能，通常为双侧面瘫，对于怀疑本病的患者，可通过一步法利用 VIsE（IRG）酶联免疫吸附试验测定患者血清中抗伯氏包柔螺旋体多肽的抗体 IgG，或抗伯氏包柔螺旋体抗原的抗体 IgG 和 IgM 滴度。[6] 在本病的所有临床时期，该项检查均为阳性，较既往推荐的两步法更节省时间，同时可适用于疾病早期患者。[7] 治疗需使用 10～14 日抗生素（头孢曲松，2g qd；强力霉素，100mg bid；或阿奇霉素，500mg qd）。本病早期及时正确的治疗可获得症状完全缓解。

Melkersson–Rosenthal 综合征

本病为病因不明（可能与基因易感性相关）的，表现为反复的唇面部水肿（通常为上唇）、复发性周围性面瘫、舌裂三联征的临床综合征。Melkersson 在 1928 年描述了一种反复发作的面瘫伴血管神经性水肿，Rosenthal 于 1931 年在其基础上增加了裂纹舌，因此本病由 Luscher 在 1949 年命名为 Melkersson-Rosenthal 综合征。裂纹舌为最常见体征（Miescher 肉芽肿性唇炎），伴有面瘫者占 50%，三联征均有者占 25%。常起病于 20 岁之后，临床症状可接续、交替出现，各个症状同时出现者罕见。双侧、间断性面瘫反复发作，通

常与面部肿胀侧一致。Melkersson-Rosenthal 综合征有时可掩盖克罗恩病（Crohn disease）或结节病表现，症状发作间隔长短不一，可间隔数日至数年不等。唇面部肿胀随着症状复发逐渐加重，后期可转为持续性。治疗主要为对症治疗，可使用非甾体抗炎药或糖皮质激素、抗生素及免疫抑制剂等治疗唇面部肿胀，可行面神经全程减压术预防或减少面瘫复发。[8]

■ 成人期急性面瘫

成人单侧面瘫者，在除外其他可能病因，包括需及时治疗的少见系统性疾病后，多为贝尔面瘫。

淀粉样变性

淀粉样变性是一类以多种组织细胞外纤维状蛋白异常沉积为病理特征的少见全身性疾病，有多种临床类型，其中以原发性及继发性系统性淀粉样变为主。原发性系统性淀粉样变可累及心脏、舌及胃肠道，继发性系统性淀粉样变多继发于结核病、骨髓炎、类风湿关节炎等慢性疾病，常累及脾、肾上腺、肝、肾等器官。局限性淀粉样变淀粉样沉积物多局限于某些解剖区域，如仅累及舌部。多发性骨髓瘤可引起系统性淀粉样变性，受累组织病理学表现类似于原发性系统性淀粉样变性。同时年龄相关性淀粉样物质在关节、心脏、血管的沉积也需纳入考虑，此类疾病早期无明显临床症状，如 2 型糖尿病、阿尔茨海默病患者，当淀粉样物质沉积影响大部分功能组织时才表现出症状。除了零散的报道中可见面神经淀粉样变性外，遗传性系统性淀粉样变性（家族性淀粉样变多发性神经病变）为引起面瘫的常见类型，Ⅳ型家族性淀粉样变多发性神经病变为常染色体显性遗传，最早由眼科医师 Jouko Meretoja 在芬兰报道，[9] 后来在德国[10]、英国[11]等欧洲国家及欧洲外国家[12]中相继报道了相似病例，典型临床表现为格子状角膜营养不良，常于 30 岁后发现，合并有慢性进展性颅神经病变，包括双侧面瘫。

结节病

结节病是一类以肺门及周围淋巴结肿大、多关节痛、免疫力降低、血清钙水平升高、肝功能异常等为典型临床表现的慢性非干酪性肉芽肿性疾病。Heerfordt 病为本病的一种类型，主要表现为葡萄膜炎、发热、非化脓性腮腺炎、颅神经麻痹，其中面神经为颅神经中最常受累者，多发生于腮腺炎后数日至数月，通常认为是由于肉芽肿性病变直接侵犯面神经引起，[13] 血清中血管紧张素转换酶水平升高可支持本病诊断，治疗常用药物为糖皮质激素。

韦格纳肉芽肿

韦格纳肉芽肿，即肉芽肿性多血管炎，最早由 Friedrich Wegener 于 1936 年描述，是一类以肉芽肿形成及广泛的坏死性血管炎为典型病理表现的全身性、自身免疫性疾病，好发于 50～60 岁中老年人，男性多见，典型的临床表现包括上/下呼吸道及肾脏病变，晚期病死率主要与肾脏功能受损程度相关。病程中可见面瘫及其他耳科学症状，但不具有特异性。有文献报道 5% 本病患者可出现面瘫，[14] 通常为单侧，双侧者少见，[15,16] 尚有报道显示面瘫可以作为韦格纳肉芽肿的首发症状。[17] 通过抗中性粒细胞胞质抗体测定（阳性率 97%）早期诊断本病，及时的药物治疗（糖皮质激素加环磷酰胺），能获得较高的缓解率。

■ 双侧面瘫

双侧面瘫是指双侧面部表情肌肉运动障碍（**表 7.2**），在面瘫患者中十分少见，占 0.3%~2.0%，[18] 年发病率约 1/5000000。[19]

表 7.2　双侧面瘫的鉴别诊断

双侧同时发病	双侧相继发病
贝尔面瘫	贝尔面瘫
莱姆病	水痘－带状疱疹病毒
吉兰－巴雷综合征	Melkersson-Rosenthal 综合征
白血病	结节病
结节病	感染（水痘）
脑膜炎	非霍奇金淋巴瘤
梅毒	
麻风病	
淀粉样变性	
Möbius 综合征	
韦格纳肉芽肿	
感染（EB 病毒、HIV、水痘、细螺旋体病）	
颞骨骨折	
下颌骨骨折	
难治性贫血伴原始细胞过多	
桥脑梗死	
妊娠	
川崎病	
家族性及先天性面神经核发育不全	

依据临床症状出现的时间，双侧面瘫可同时发生（双侧面瘫于 4 周内发生）或相继发生（双侧面瘫发病时间间隔长），双侧面神经功能障碍程度可不同，且先发病的一侧不一定较后发病侧重，治疗方案通常需考虑致病因素或疾病，多与面瘫时间无关。

同时发生的双侧面瘫更加常见，相继发生的双侧面瘫仅见于一些由结节病[13] 及水痘[20] 等疾病引起者的文献报道中。

与贝尔面瘫一类无明确病因的特发性单侧面瘫不同，双侧面瘫通常继发于系统性疾病，可能提示危及生命的状况，比如先天性疾病（Möbius 综合征、肌强直性肌营养不良）、颅骨或下颌骨外伤、感染性疾病（莱姆病、吉兰 - 巴雷综合征、带状疱疹、梅毒、麻风病、传染性单核细胞增多症、流感、腮腺炎、水痘、疟疾、脊髓灰质炎、人类免疫缺陷病毒、细螺旋体病、结节病、双侧中耳炎、脑脊髓炎）、代谢异常性疾病（急性卟啉病、糖尿病）、肿瘤性疾病（白血病、骨髓及髓外增殖综合征、淋巴瘤、Ⅱ型神经纤维瘤病）、血管痉挛、供血不足、自身免疫性疾病（类风湿性关节炎）、妊娠、韦格纳肉芽肿、电击伤、抗肿瘤药物相关（长春新碱、紫杉醇）等，因此双侧面瘫的诊断通常认为是耳科急症。

双侧面瘫患者常常因为不能微笑或表达感情而显得迟钝、麻木，因不能完整发双唇音而构音不清，双唇音及齿槽音失真、替代及省略，引起言语交流障碍，还会引起进食及饮水障碍。

贝尔面瘫

由贝尔面瘫引起的双侧面瘫者占 20%，诊断本病需先除外其他可能病因，预后与本病引起的单侧面瘫者相同，两侧相继发病者较同时发病者常见。

吉兰 - 巴雷综合征（Guillain-Barré syndrome）

吉兰 - 巴雷综合征是一类急性感染性多神经根神经病，可逐渐引起多神经瘫痪，有文献报道空肠弯曲菌属感染与本病相关，[21] 目前认为本病为异质性综合征，以神经纤维脱髓鞘（多见于美国）及轴突变性为主要病理表现，多引起上升性主动运动肌肉迟缓性瘫痪，即自下肢至上肢、躯干、面部，故而面神经受累常发生于病程晚期，也有个别文献中报道，面部肌肉功能障碍出现于其他肌群之前，[22] 约 50% 吉兰 - 巴雷综合征患者出现双侧面瘫。[23] 诊断可依据脑脊液中蛋白含量升高、细胞数量正常的蛋白 - 细胞分离现象。治疗可行血浆置换或免疫球蛋白输注，个案报道中可见血浆置换治疗过程中出现的双侧同时面瘫。[24]

人类免疫缺陷病毒 (Human Immunodeficiency Virusg，HIV)

依据地域分布不同，不同文献报道的因人类免疫缺陷综合征引起的同时出现的双侧面瘫发病率不同，欧洲 [25] 及美国 [26] 文献报道发病率为 4.1% ~ 7.2%，非洲流行区 HIV 感染者中发病率可高达 77% ~ 100%。[27] 在本病早期、潜伏期，患者体内产生抗体后，[28, 29] 至本病晚期，[30] 均可发生面瘫。本病病程早期，HIV 初次感染后或血清转换期，面瘫为最常见的单根颅神经受累体征（1% ~ 4%）。在病程晚期（获得性免疫缺陷综合征及晚期 HIV 感染，病毒感染数年后），面瘫可为多发神经受累症状之一。尽管双侧面瘫者较单侧者少见，接诊时仍需考虑到本病可能性。

■ 小结

面瘫的诊断，不管是单侧或双侧，均需临床医师考虑到所有可能的病因，在所有已知病因均除外后，才可考虑诊断贝尔面瘫。如前所述，首要的是仔细的病史采集（**表 7.3**），适当的实验室检查对临床诊断的最终确认也可起到重要作用。

表 7.3　不常见病因引起面瘫的诊断及治疗

可能诊断	实验室检查	其他临床提示 / 体征	治疗
莱姆病	VIsE（IR6）酶联免疫吸附试验；酶联免疫吸附试验及蛋白印迹试验（两步法）	昆虫叮咬 游走性皮肤红斑 北半球、夏季	头孢曲松，2g qd 多西环素，100mg bid 阿奇霉素，500mg qd
川崎病	无	年龄（婴儿、儿童） 冠状血管动脉瘤 高热、皮疹、颈部淋巴结肿大、关节疼痛肿胀、腹痛、腹泻、易激惹、头痛	阿司匹林 100mg/kg qd 大剂量丙种球蛋白静脉滴注，2g/kg
Melkersson-Rosenthal 综合征	无	裂纹舌 血管神经性水肿 复发性面瘫	非甾体抗炎药 糖皮质激素 抗生素 免疫抑制剂 （面神经全程减压术）
淀粉样变性	组织细胞学检查 肌动蛋白突变（家族性淀粉样变性多发性神经病）	家族史（Meretoja 病或家族性淀粉样变性多发性神经病）	肝脏移植
结节病	血管紧张素转换酶	腮腺炎症	糖皮质激素
韦格纳肉芽肿	抗中性粒细胞胞质抗体	上 / 下呼吸道症状 肾脏受累	糖皮质激素 环磷酰胺
吉兰 - 巴雷综合征	脑脊液蛋白 - 细胞分离，肌电图示远端潜伏期延长，复合肌肉动作电位波幅下降，神经传导速度减慢，F 波异常	上升性骨骼肌瘫痪 双侧面瘫	血浆置换 免疫球蛋白
人类免疫缺陷病毒 早期（血清转换期） 晚期	人类免疫缺陷病毒检测	双侧面瘫 流感样症状 疾病典型体征	阿昔洛韦，泛昔洛韦

（庄　园　译　祝小莉　校）

参考文献

1. Falco NA, Eriksson E. Facial nerve palsy in the newborn: incidence and outcome. Plast Reconstr Surg 1990;85(1):1–4 PubMed
2. Jemec B, Grobbelaar AO, Harrison DH. The abnormal nucleus as a cause of congenital facial palsy. Arch Dis Child 2000;83(3):256–258
3. Lim TC, Yeo WS, Loke KY, Quek SC. Bilateral facial nerve palsy in Kawasaki disease. Ann Acad Med Singapore 2009;38(8):737–738
4. Steere AC, Malawista SE, Snydman DR, et al. Lyme arthritis: an epidemic of oligoarticular arthritis in children and adults in three connecticut communities. Arthritis Rheum 1977;20(1):7–17
5. Bagger-Sjöbäck D, Remahl S, Ericsson M. Long-term outcome of facial palsy in neuroborreliosis. Otol Neurotol 2005;26(4):790–795
6. Peltomaa M, McHugh G, Steere AC. The VlsE (IR6) peptide ELISA in the serodiagnosis of lyme facial paralysis. Otol Neurotol 2004;25(5):838–841
7. Centers for Disease Control and Prevention. Recommendations for test performance and interpretation from the second National Conference on Serologic Diagnosis of Lyme disease. Morbid Mortal Weekly Rep 1995;44:590–591.
8. Dutt SN, Mirza S, Irving RM, Donaldson I. Total decompression of facial nerve for Melkersson-Rosenthal syndrome. J Laryngol Otol 2000;114(11):870–873
9. Meretoja J. Familial systemic paramyloidosis with lattice dystrophy of the cornea, progressive cranial neuropathy, skin changes and various internal symptoms. A previously unrecognized heritable syndrome. Ann Clin Res 1969;1(4):314–324

10. Lüttmann RJ, Teismann I, Husstedt IW, Ringelstein EB, Kuhlenbäumer G. Hereditary amyloidosis of the Finnish type in a German family: clinical and electrophysiological presentation. Muscle Nerve 2010;41(5):679–684

11. Hornigold R, Patel AV, Ward VMM, O'Connor AF. Familial systemic amyloidosis associated with bilateral sensorineural hearing loss and bilateral facial palsies. J Laryngol Otol 2006;120(9): 778–780

12. Starck T, Kenyon KR, Hanninen LA, et al. Clinical and histopathologic studies of two families with lattice corneal dystrophy and familial systemic amyloidosis (Meretoja syndrome). Ophthalmology 1991;98(8):1197–1206

13. Sharma SK, Mohan A. Uncommon manifestations of sarcoidosis. J Assoc Physicians India 2004;52:210–214

14. McCaffrey TV, McDonald TJ, Facer GW, DeRemee RA. Otologic manifestations of Wegener's granulomatosis. Otolaryngol Head Neck Surg (1979) 1980;88(5):586–593

15. Nikolaou AC, Vlachtsis KC, Daniilidis MA, Petridis DG, Daniilidis IC. Wegener's granulomatosis presenting with bilateral facial nerve palsy. Eur Arch Otorhinolaryngol 2001;258(4):198–202

16. Magliulo G, Parrotto D, Alla FR, Gagliardi S. Acute bilateral facial palsy and Wegener's disease. Otolaryngol Head Neck Surg 2008; 139(3):476–477

17. Calonius IH, Christensen CK. Hearing impairment and facial palsy as initial signs of Wegener's granulomatosis. J Laryngol Otol 1980;94(6):649–657

18. Stahl N, Ferit T. Recurrent bilateral peripheral facial palsy. J Laryngol Otol 1989;103(1):117–119

19. Adour KK, Byl FM, Hilsinger RL Jr, Kahn ZM, Sheldon MI. The true nature of Bell's palsy: analysis of 1,000 consecutive patients. Laryngoscope 1978;88(5):787–801

20. van der Flier M, van Koppenhagen C, Disch FJ, Mauser HW, Bistervels JH, van Diemen-Steenvoorde JA. Bilateral sequential facial palsy during chickenpox. Eur J Pediatr 1999;158(10): 807–808

21. Rees JH, Soudain SE, Gregson NA, Hughes RA. Campylobacter jejuni infection and Guillain-Barré syndrome. N Engl J Med 1995;333(21):1374–1379

22. Narayanan RP, James N, Ramachandran K, Jaramillo MJ. Guillain-Barré Syndrome presenting with bilateral facial nerve paralysis: a case report. Cases J 2008;1(1):379

23. May M. The Facial Nerve. New York: Thieme; 1986:181.

24. Stevenson ML, Weimer LH, Bogorad IV. Development of recurrent facial palsy during plasmapheresis in Guillain-Barré syndrome: a case report. J Med Case Reports 2010;4:253

25. Schielke E, Pfister HW, Einhäupl KM. Peripheral facial nerve palsy associated with HIV infection. Lancet 1989;1(8637):553–554

26. Lalwani AK, Sooy CD. Otologic and otoneurologic manifestations in acquired immunodeficiency syndrome. Otolaryngol Clin North Am 1992;25:1183

27. Di Costanzo B, Belec L, Testa J, Georges AJ, Martin PM. [Seroprevalence of HIV infection in a population of neurological patients in the Central African Republic]. Bull Soc Pathol Exot 1990;83(4):425–436

28. Kim MS, Yoon HJ, Kim HJ, et al. Bilateral peripheral facial palsy in a patient with Human Immunodeficiency Virus (HIV) infection. Yonsei Med J 2006;47(5):745–747

29. Yeo JCL, Trotter MI, Wilson F. Bilateral facial nerve palsy associated with HIV seroconversion illness. Postgrad Med J 2008;84(992):328–329

30. Abboud O, Saliba I. Isolated bilateral facial paralysis revealing AIDS: a unique presentation. Laryngoscope 2008;118(4): 580–584

第8章 先天性面部运动障碍

Randolph Sherman

Ronald M. Zuker

每个人都是通过十分激动人心的方式降生到这个世界，不论是经阴道分娩时通过坚持不懈的身体力量的推进，或是通过手术的干预。突然地，我们闯入了这个完全不同的、残酷的环境中。当我们终于成功地通过了分娩这一严酷的考验，我们首先的反应往往是挥舞着手脚反抗并大声哭叫，希望等待我们的是一个有经验的护士，她不仅可以满足我们最初的对舒适和保暖的需求，还能够关注我们的反应，检查我们手指、脚趾，记录我们的肤色、心率、呼吸，用温暖的令人安心的凝视和充满爱意的微笑抚平我们的不安。如果一切井然有序，我们或早或晚会露出微笑，或收缩全部面部表情肌肉做出反应，以证明面部肌肉运动正常。少见的一些新生儿无法完成这一简单的动作，护士们便可以及时发现这些先天性面瘫患儿。

幸运的是，先天性面瘫较少见，活产婴儿中发生率 1/1000～2/1000，不论临床症状严重程度均纳入其中，其中只有很少一部分患儿表现为严重的、完全的面神经麻痹。文献报道中绝大部分先天性面瘫患儿与分娩困难或明确的产伤相关，推测可能与产钳的使用相关，其引起的面瘫大多为暂时性。[1] 目前，现代产科已经基本舍弃了这一助产方式，可以预见由这一原因引起的先天性面瘫的发生率将会实质性的降低。先天性面瘫，包括继发性因素引起者，可为单侧发病或双侧发病，可为完全性或不完全性面瘫，持续时间可为暂时性或永久性。

■ 诊断

接诊面瘫患儿需首先全面检查各对颅神经功能，仔细观察和标注所有受颅神经支配的面部肌肉运动功能的有无，不仅需关注面部表情相关肌肉，还需注意与眼部运动、括约功能、咀嚼、吞咽等相关的肌肉的功能是否完善，不仅需保存静态照片资料，录像资料对功能缺陷的研究更加重要，并可以将数据录入能够确定功能缺陷数量及准确监测其变化的标准化数据库中，从而帮助医师制定长期治疗决策。在面瘫的初步评估基础上，需根据获取的信息进一步完善诊断。需重点关注的信息包括，是否有产程延长或难产病史，如胎儿头盆不称、胎头下降停滞、滞产等；有单纯的面瘫或面瘫合并其他畸形的家族史的患儿，需警惕综合征性疾病；对于分娩期使用产钳助产的患儿，需记录并特别注意头面部是否有擦伤、肿胀、颞颌关节变形、耳道积血等体征。

需尽早进行对于面瘫的侧别及程度的评估，起病时即对面神经上部、中部及下部分支功能的分别评价可以更精确地评估其功能缺损，[2] 而完整和精确的初步评估，对于随诊时评估面部功能恢复程度起到至关重要的作用。目前可用的几个功能评估方法中，最广泛使用的是将面瘫严重程度分类分级的 House-Brackmann 面神经评级系统（见第 5 章表 5.2），[3] 它的优点是：①操作简单，需评价患者静态面容及动态表情动作；②能够可靠地反映面部运动功能的恢复。I 级为正常，面瘫程度越重，分级越高，VI 级表示面部表情肌肉完全无运动。Sunnybrook 评分系统（见第 5 章**表 5.5**）也较为常用。Ahrens 等制作了一款可供下载使用的软件，医师可录入面部运动测量数据，软件可参考各类面神经功能分级系统计算该患者分级。[4]

对于先天性面瘫患者而言，与后天获得性疾病引起面瘫者不同，实验室检查结果不能单独作为鉴别诊断的依据。如果家族中有其他成员有类似的病史或者有与患者有相关联的表现，可利用基因筛查协助综合征类疾病的诊断，在极少的病例中可发现染色体异常，因此对于有家族史的患者，及时和正确的遗传咨询是必要的。

影像学检查，包括颅骨 X 线平片、CT 扫描、磁共振成像等，除在分娩相关外伤患儿外，在先天性面瘫患者的诊断和治疗中作用有限。在极少数病例中，影像学颞骨检查可提示骨折、肿瘤、狭窄或其他畸形，但对于面神经功能缺陷的治疗决策不能提供帮助。因此，对于先天性面瘫患儿，尤其是新生儿，影像学检查应慎用。

电生理检查可以提示出生数日至数周患儿的面神经功能状态，本类检查可以用来鉴别外伤后面瘫及发育因素引起的面瘫，因此，对于高度怀疑的病例需尽早完善神经刺激检查。肌电图是最常用于周围神经功能异常的诊断工具，可以记录电刺激或自主运动引起的运动单位电位，本检查适用于神经损伤后数周后，故不适合用于损伤早期诊断；神经电图可以鉴别面神经急性损伤及发育性疾病，前者结果正常，后者没有或基本没有反应。

■ 病因

出生即发生的面神经麻痹，病因多为外伤或发育性疾病。[5] 分娩相关的外伤引起的第Ⅶ对颅神经瘫痪绝大多数为单侧。如前所述，本类疾病在历史上多与产钳助产相关，产程中出现胎儿下降停滞或与胎儿位置相关的损伤也是引起外伤性面瘫的可能因素，查体时可见皮肤体征，如面瘫患儿有相关病史，需考虑外伤性病因。

发育性疾病可引起单独的面瘫症状，或表现为综合征，虽然本类疾病引起者仅占先天性面瘫患者的一少部分，但是其临床表现多样，可能为单侧或双侧面瘫，程度可轻可重，可累及单一面神经分支至全部面神经分支。在可引起面部无力、面瘫的综合征性疾病中，Möbius 综合征最引人注目，发病率为 1/50000 活产婴儿，患儿常表现为双侧完全性面瘫，不能进行任何面部运动，本病起病时即严重影响患儿生活，且随着时间流逝可逐渐加重，展神经（第Ⅵ对颅神经）受累可引起眼球运动受限、双目不协调，其他颅神经如Ⅴ、Ⅸ、Ⅹ及Ⅻ颅神经受累较少见，可引起相应神经功能受损症状。Möbius 综合征患者，除了缺乏面部表情外，可有不同程度的流涎、双唇音构音障碍、吸吮及吞咽障碍、干眼症、斜视以及牙齿问题，可伴有腭裂、畸形足、并指 / 并趾、听觉异常及更少见的 Poland 综合征等相关畸形，本病无性别差异，患者的后代患病率较正常人稍高，目前尚无明确的基因位点及特异性实验室标志物可诊断本病，患儿智力发育正常。[6]

其他可引起先天性面部肌肉运动无力的病因包括：半侧颜面短小畸形、软腭 - 心 - 面综合征、DiGeorge综合征、骨骼石化症（Albers-Schonberg 病）、CHARGE 综合征（眼部缺损、先天性心脏病、后鼻孔闭锁、生长发育迟滞、生殖器发育不全、耳部畸形）、面肩肱型肌营养不良、先天性单侧下唇麻痹 / 不对称性啼哭面容及母孕期使用了致畸药物包括沙利度胺和米索前列醇等。[7-11]

■ 治疗

保守治疗

一旦确立先天性面瘫诊断，新生儿期治疗以对症支持治疗为主。眼科方面对症治疗眼睛干燥、角膜刺激及角膜暴露损伤，需经常复查泪液分泌情况；随着患儿年龄增加，需行言语训练并严格监控口腔卫生；单侧下部面神经麻痹的患儿可周期性给予肉毒杆菌毒素注射治疗以舒缓正常侧面部降肌肌群的运动。

手术治疗

急诊手术

病因为分娩期外伤、医源性因素等引起的单侧面瘫患儿，9/10 病例可自行恢复，少部分可考虑手术治疗。尽管早期手术减压在病例研究中并未显示出明显的优势，但对于 CT 检查示明确的颞骨骨折伴产后及出生后 2 个月面神经电生理检查结果异常的患儿，诊断明确后可考虑急性期行手术治疗，单纯经颞骨骨折处减压手术是目前为止最为直接的手术径路，这一径路的主要问题在于我们在术前无法辨别面神经内部结构的损伤程度。磨开颞骨病变部位面神经管，行清创术暴露肉眼可见的面神经损伤节段，之后行神经吻合术或使用自体神经移植，如腓肠神经、耳大神经或前臂皮神经支行面神经移植术，神经吻合术及神经移植术均需无张力吻合，可以最大限度地促进神经轴突再生。

在极少的病例中，由于面神经近端损伤无法实现患侧面神经再生者，可考虑对侧面神经移植术，这一手术可一期或分两期进行，目标供体及受体神经分支吻合，重建手术复杂性增加，在等待手术期间，可先行患侧舌下神经及面神经受损段远端吻合。[12]

■ 选择性重建手术：面中部

对于面瘫时间长，面神经功能无法恢复的永久性先天性面瘫患者，尚有一些重建手术可供选择。手术时间可选择在患者 3 岁时或更早，主要取决于患者血管的预计口径及手术医师的手术技巧，手术时机选择、手术区域（上部、下部、单侧、双侧等）以及选择动态还是静态移植物能够更好地满足患者需求等是本类手术需要考虑的因素，重建手术的主要目标是尽量恢复静态和运动时面部的对称性，改善口部运动能力以减少流涎、改善 Möbius 综合征患者双唇音构音，缓解联带运动，辅助眼睑闭合等。前额复位手术主要用于年纪较大的获得性面瘫患者，有静态矫正效果，但基本不用于先天性面瘫患儿。同样的，阔肌筋膜或异质材料静态悬吊类手术也大多用于年纪较大的获得性面瘫患者。

对于此类先天性面瘫患儿，利用功能性肌肉移植重建面部运动功能为标准治疗方案。局部肌肉移位法利用颞肌移位，于约 30 年前被首次提出，较游离组织移植手术早，且能够较好地满足需求，目前在老年患者及不适于长时间手术的患者中仍有使用。游离组织移植技术最早由 Harii 描述，患者已经先期完成对侧面神经移植术，使用的移植物为股薄肌，[13] 其他文献报道尚有使用胸小肌、前锯肌、腹直肌等作为移植材料，最近，Harii 又提出了使用部分背阔肌作为移植物的一期手术方案，尽管可使用的移植物有多种，股薄肌为最有利的、适合的、有效的移植物，并在数位学者报道的大量病例中获得了很好的手术效果。

股薄肌为面部肌肉运动重建的理想材料，因其肌肉结构、血管蒂方向、神经支配、可塑性、方便获取及供区无明显功能异常等（**图 8.1，图 8.2**）。闭孔神经支配股薄肌，为理想的神经供体，旋股内侧血管具有合适的长度和管径，在血管重建及神经吻合后，股薄肌可依据受区情况调整至所需的长度和宽度（**图 8.3**），而其他肌肉供体不具备这样的优点。另外，考虑在大多数移植手术中想获得足够的肌肉移动度，所需移植肌肉的体积是极少的，在股薄肌移植中，精确计算所需移植的肌肉体积以避免矫枉过正是手术最重要的细节。

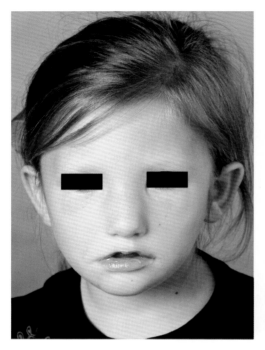 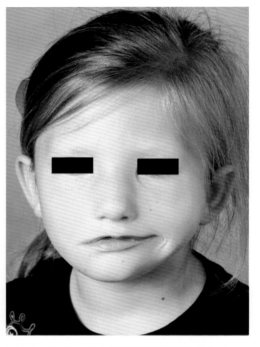

图 8.1　双侧 Möbius 综合征患者，女，5 岁　　　图 8.2　该患儿行左侧游离股薄肌移植术后

动态肌肉移植常常用于已行对侧面神经移植术患者，Möbius 综合征等双侧面瘫的患者，无行对侧面神经移植术的条件，可使用支配同侧咬肌的运动支（三叉神经来源）行一期手术。行对侧面神经移植术患者常常使用的神经移植体为下肢的腓肠神经，供区可见较小的皮肤瘢痕，伴有受累侧足背部外侧较局限区域的皮肤感觉障碍，术中定位对侧功能正常的面神经颧颊支，对于随后股薄肌移植神经重建后面部动态对称性及自主运动的恢复至关重要。对侧面神经移植术或经过上唇沟后行口内神经缝合，或经过对侧耳前、二期手术在相同的手术区域行神经缝合术及旋股内侧血管蒂吻合术。

在 Möbius 综合征等双侧面瘫患者，缺乏前文描述的功能正常的对侧面神经供体，需有替代的供体动力单元（图 8.4）。历史上曾考虑及使用第 XII 对颅神经 - 舌下神经及较少使用的第 XI 对颅神经 - 副神经等作为同侧无功能面神经的直接供体，或者为面神经支配的肌肉提供运动传出信号。舌下 - 面神经吻合被称为"临时保姆"，在无法直接重建面神经时，作为暂时的治疗策略以保持同侧面部表情肌肉的张力及体积。[18] 最近，许多术者使用第 V 对颅

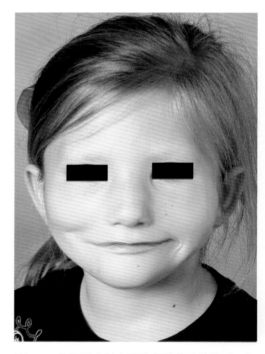

图 8.3　II 期手术行右侧游离股薄肌移植后 1 年

神经（三叉神经）支配咬肌的运动支作为不能行同侧近端或对侧移植第 VII 对颅神经（面神经）的神经供体，该运动支主要用于一期手术中支配移植的肌肉，具有几乎总是可用、位置获取方便、有效及不会引起咬肌功

能显著的损失（因为运动支完整性保留）等优点（**图 8.5，8.6**）。[19]

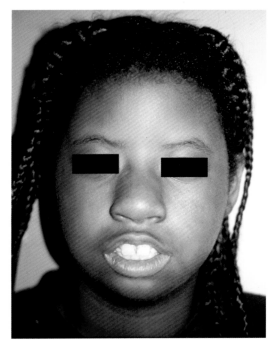

图 8.4　Möbius 综合征患者，女，8 岁，静态面容

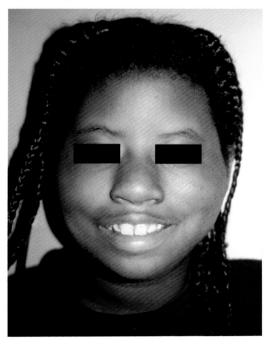

图 8.5　双侧分期游离股薄肌移植术后 1 年

　　不论是对侧面神经移植术中利用的第Ⅷ颅神经，抑或是直接神经缝合术中利用的第Ⅴ颅神经，股薄肌移植要以仔细地分析患者需求的微笑为先导，对于清醒患者，健侧口角运动距离、角度与移植侧口角以上参数的矢量分析是关键指标（**图 8.7**）。

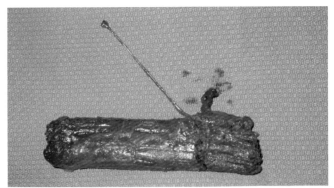

图 8.6　游离部分股薄肌，示血管蒂及闭孔神经

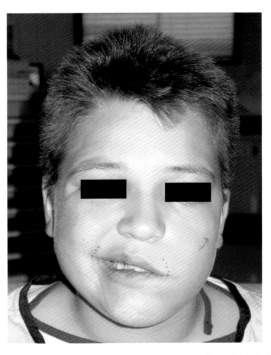

图 8.7　术前面肌运动矢量分析，标记股薄肌移植方向

重建侧鼻唇沟皮纹重建对术后面容对称及平衡有益。手术侧行延长的整容切口，游离面部血管，游离对侧面神经移植物或在腮腺上外侧深面暴露支配咬肌的运动支。利用对侧面神经移植物作为运动神经前需通过横断面分析是否存在神经轴突，移植肌肉后，可通过去除多余的颊部脂肪来减少不需要的组织体积。精细定位缝合，并通过随后反复的训练刺激肌肉运动，有助于术后数周至数月成功实现神经再支配。但本步骤对于获得满意的容貌效果的精确作用不能被过高估计。

准确测量股薄肌移植所需长度，需保持肌肉一定的张力，取得正好近似于耳前至联合处距离两端各加 1cm 长度的肌肉，保守地使用肌肉的宽度，神经血管蒂位于中央位置，在取出游离肌瓣前需固定缝合肌瓣远端，以保证受区可靠地相对应地缝合，一旦移植并吻合血管恢复血供后，神经缝合不能匆忙，应利用尽可能少的针数或仅用组织胶获得精确的神经端端吻合，神经断端尺寸需相称，吻合后需无张力，才能够尽可能地获得良好的神经功能，肌肉最终需按照术前计划的方向固定于耳前颞筋膜，保持可使口角刚刚可以有可察觉运动的适当的张力。术后急性期需有良好的护理，告知患者及家属术后至少 6 周内，视移植情况通常为其两倍的时间内，可能不会有功能恢复的表现，在初次移植后移植肌肉的功能恢复可能需 6 个月之久。

对侧面神经移植术中，利用对侧正常的面神经作为供体优点在于患者可能能够恢复面部运动的自主性及精细表情的平衡性，而三叉神经来源支配咬肌的运动支，整体而言为更为有力的供体单元，患者术后需接受持续的训练以利用咀嚼动作诱发微笑表情，在儿童期患者中，由于其大脑皮层可塑性较高，可能能够在一定程度实现从机械的随意运动向非自主的下意识的运动转变，使微笑动作直接由患儿微笑的意愿诱发，而非大脑传出的咀嚼命令，这一转变需经过长期的培训，目前在长期随访研究中被仔细地观察。[20]

■ 选择性重建手术：眼睑

先天性面瘫可引起患者眶周结构功能障碍：①由于额肌功能障碍，上睑及眉毛下垂；②由于眼轮匝肌功能障碍，眼睑无法完全闭合；③由于眶周肌肉瘫痪，下睑下垂、外翻。幸运的是，相较于成人的获得性面瘫，如贝尔面瘫、听神经瘤或其他脑部肿瘤切除术后引起者，儿童上述症状发病率成比例降低。眼睑闭合问题可通过慎选金板植入上睑得到治疗，而下睑松弛患者可能需行眼睑软骨剥除手术和（或）内眦成形术，在此类患者中，动态肌肉移植手术适应证较少，[21] 可通过分期手术的方案避免矫枉过正，手术适应证、时机的选择及手术的施行均需由熟练掌握了相应技术的眼整形外科医师进行。本书第 21 章及 22 章将详细地探讨本类手术。

■ 小结

尽管新生儿确诊面瘫后对于其家庭而言是即刻的打击，但通过治疗，绝大多数患者面部运动障碍可有改善。一小部分主要由分娩期外伤引起者在最初几个月可能症状无改善，需行更广泛全面的检查。早期手术减压、神经瘤切除、直接的神经吻合或神经移植，仅对于少数满足适应证者适用，需谨慎选择，并应与对早期手术干预有足够经验的外科医师探讨后决定。选择性功能重建手术为单侧或双侧面瘫患者真正地恢复面部运动功能提供了希望。

恢复微笑表情、改善口部功能及发音，可通过前文描述的、适当的选择及完成的动态移植重建手术实现，先天性面瘫患儿接受动态肌肉移植手术后在生长发育早期成功地重返正常社交，是功能重建外科医师最为满足及患者家属最为欣慰的事。

（庄　园　译　祝小莉　校）

参考文献

1. Schaitkin BM, Wiet RJ. Trauma to the facial nerve: external, surgical and iatrogenic. In: May M. The Facial Nerve: May's Second Edition. New York: Thieme Medical Publishers; 2000
2. Bergman I, May M, Wessel HB, Stool SE. Management of facial palsy caused by birth trauma. Laryngoscope 1986;96(4):381–384
3. House JW, Brackmann DE. Facial nerve grading system. Otolaryngol Head Neck Surg 1985;93(2):146–147
4. Ahrens A, Skarada D, Wallace M, Cheung JY, Neely JG. Rapid simultaneous comparison system for subjective grading scales grading scales for facial paralysis. Am J Otol 1999;20(5):667–671
5. Hughes CA, Harley EH, Milmoe G, Bala R, Martorella A. Birth trauma in the head and neck. Arch Otolaryngol Head Neck Surg 1999;125(2):193–199
6. Verzijl HT, van der Zwaag B, Cruysberg JR, Padberg GW. Möbius syndrome redefined: a syndrome of rhombencephalic maldevelopment. Neurology 2003;61(3):327–333
7. Carvalho GJ, Song CS, Vargervik K, Lalwani AK. Auditory and facial nerve dysfunction in patients with hemifacial microsomia. Arch Otolaryngol Head Neck Surg 1999;125(2):209–212
8. Puñal JE, Siebert MF, Angueira FB, Lorenzo AV, Castro-Gago M. Three new patients with congenital unilateral facial nerve palsy due to chromosome 22q11 deletion. J Child Neurol 2001;16(6):450–452
9. Aramaki M, Udaka T, Kosaki R, et al. Phenotypic spectrum of CHARGE syndrome with CHD7 mutations. J Pediatr 2006;148(3):410–414
10. Meyerson MD, Lewis E, Ill K. Facioscapulohumeral muscular dystrophy and accompanying hearing loss. Arch Otolaryngol 1984;110(4):261–266
11. Pastuszak AL, Schüler L, Speck-Martins CE, et al. Use of misoprostol during pregnancy and Möbius' syndrome in infants. N Engl J Med 1998;338(26):1881–1885
12. Ysunza A, Iñigo F, Rojo P, Drucker-Colin R, Monasterio FO. Congenital facial palsy and crossed facial nerve grafts: age and outcome. Int J Pediatr Otorhinolaryngol 1996;36(2):125–136
13. Harii K, Ohmori K, Torii S. Free gracilis muscle transplantation, with microneurovascular anastomoses for the treatment of facial paralysis. A preliminary report. Plast Reconstr Surg 1976;57(2):133–143
14. Kumar PA, Hassan KM. Cross-face nerve graft with free-muscle transfer for reanimation of the paralyzed face: a comparative study of the single-stage and two-stage procedures. Plast Reconstr Surg 2002;109(2):451–462, discussion 463–464
15. O'Brien BM, Pederson WC, Khazanchi RK, Morrison WA, MacLeod AM, Kumar V. Results of management of facial palsy with microvascular free-muscle transfer. Plast Reconstr Surg 1990;86(1):12–22, discussion 23–24
16. Terzis JK, Noah ME. Analysis of 100 cases of free-muscle transplantation for facial paralysis. Plast Reconstr Surg 1997;99(7):1905–1921
17. Koshima I, Tsuda K, Hamanaka T, Moriguchi T. One-stage reconstruction of established facial paralysis using a rectus abdominis muscle transfer. Plast Reconstr Surg 1997;99(1):234–238
18. Schaitkin BM. Nerve substitution techniques: XII–VII hook-up, XII–VII jump graft, and cross-facial graft. In: May M. The Facial Nerve: May's Second Edition. New York: Thieme Medical Publishers; 2000:611–633
19. Bae YC, Zuker RM, Manktelow RT, Wade S. A comparison of commissure excursion following gracilis muscle transplantation for facial paralysis using a cross-face nerve graft versus the motor nerve to the masseter nerve. Plast Reconstr Surg 2006;117(7):2407–2413
20. Lifchez SD, Matloub HS, Gosain AK. Cortical adaptation to restoration of smiling after free muscle transfer innervated by the nerve to the masseter. Plast Reconstr Surg 2005;115(6):1472–1479, discussion 1480–1482
21. Frey M, Giovanoli P, Tzou CH, Kropf N, Friedl S. Dynamic reconstruction of eye closure by muscle transposition or functional muscle transplantation in facial palsy. Plast Reconstr Surg 2004;114(4):865–875
22. Zuker RM, Goldberg CS, Manktelow RT. Facial animation in children with Möbius syndrome after segmental gracilis muscle transplant. Plast Reconstr Surg 2000;106(1):1–8, discussion 9
23. Rubin LR. The anatomy of a smile: its importance in the treatment of facial paralysis. Plast Reconstr Surg 1974;53(4):384–387

第9章　贝尔面瘫和拉姆塞·亨特综合征

Shingo Murakami

　　贝尔面瘫（Bell palsy）和拉姆塞·亨特综合征（Ramsay-Hunt syndrome）是急性周围性面瘫的两大主要原因，约占所有病例数的 2/3。拉姆塞·亨特综合征由水痘 – 带状疱疹病毒（varicella zoster virus，VZV）引起，而贝尔面瘫被定义为不明原因的急性周围性面瘫。但是，近期的临床和实验研究发现单纯疱疹病毒（herpes simplex virus，HSV）1 型是贝尔面瘫的主要病因。贝尔面瘫和拉姆塞·亨特综合征的临床表现以及自然病程存在多方面差异，可能反映出 HSV 和 VZV 的生物学行为差异。首先，尽管两者均表现出单侧的面瘫，但拉姆塞·亨特综合征可以表现出耳部疱疹、前庭耳蜗功能异常（例如听力下降、耳鸣和眩晕）。第二，拉姆塞·亨特综合征比贝尔面瘫的面瘫程度更严重，预后也更差。第三，贝尔面瘫有时会复发，拉姆塞·亨特综合征几乎不会复发。本章总结了目前对贝尔面瘫和拉姆塞·亨特综合征的理解，并探讨了关于这两种急性面神经麻痹常见病因存在的学术争议。

■ 贝尔面瘫

　　贝尔面瘫传统上被定义为特发性、急性单侧周围性面瘫。有时也伴有其他的症状，如耳后疼痛、面部和舌麻木、味觉紊乱、听觉过敏和眼干等。贝尔面瘫以查尔斯·贝尔爵士（1774—1842）的名字命名，他描述了第Ⅶ对颅神经（面神经）以及其支配面部表情肌的方式，[1] 并报道了许多面神经麻痹的病例。[2] 尽管贝尔面瘫在排除了其他引起面神经麻痹的病因后方可诊断，但是它仍然有一些恒定的临床特点：①周围性面神经麻痹伴有所有神经分支的弥漫性受累；② 48 小时内急性起病，渐进性病程，在 1 周内达到最大麻痹程度；③没有中枢神经系统的病变体征；④ 6 个月内出现自发性神经功能某种程度的恢复。

流行病学

　　贝尔面瘫的发病率为 20/10 万 ~ 30/10 万人 / 年。[3,4] 它占急性周围性面瘫的 60% ~ 75%。[5] 贝尔面瘫的男女比例大致相同。发病年龄中位数为 40 岁，但是任何年龄均可发病。[6] 在 10 岁以下儿童中发病率最低，从 10 到 59 岁递增（图 9.1）。发病没有季节差异。[7] 贝尔面瘫有时受到糖尿病和高血压病的影响。有研究报道了 625 例贝尔面瘫患者，其中有 7% 和 14.1% 的病例分别与糖尿病和高血压病相关。[8] 另外一项研究报道，有 4.2% ~ 6.6% 的贝尔面瘫患者患有糖尿病，高于普通人群的 1.7% ~ 5.4% 的糖尿病患病率。9Peitersen 报道 30% 的患者是不完全麻痹而 70% 的患者完全麻痹，但是，在我们观察的 922 例贝尔面瘫患者中，5.4% House-Brackmann 分级为Ⅱ级，12.4% 为Ⅲ级，34.4% 为Ⅳ级，26.3% 为Ⅴ级，21.7% 为Ⅵ级（图 9.2）。[7]

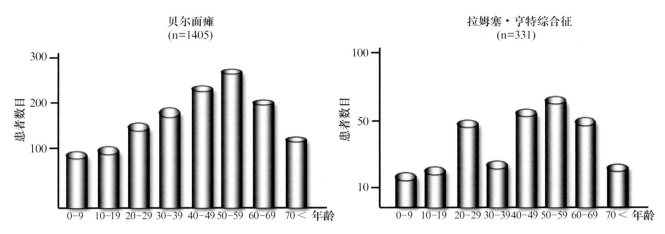

图 9.1　贝尔面瘫和拉姆塞·亨特综合征患者的年龄分布

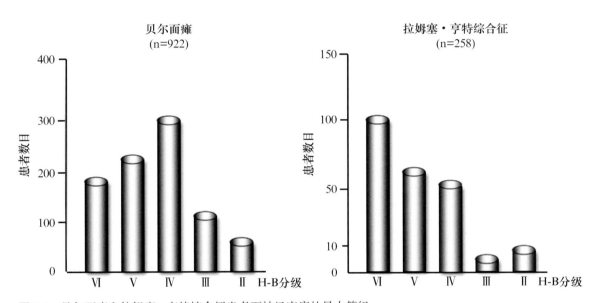

图 9.2　贝尔面瘫和拉姆塞·亨特综合征患者面神经麻痹的最大等级

约 70% 的贝尔面瘫患者不需治疗即可完全恢复。但是 20% ~ 30% 的患者当药物治疗失败时，可能会遗留永久性毁损面容的面部肌力减弱或其他永久性后遗症，如连带运动和面肌挛缩。[7] 与成人相比，儿童的面神经麻痹通常预后较好。[7-10] 不良预后的危险因素是高龄[3]、完全面瘫、耳痛[11]、糖尿病[11]、高血压病[11] 和 / 或味觉受损。[12]

复发性贝尔面瘫在 7.1% ~ 12% 的患者中可见，[13,14] 同侧复发或对侧复发的比例大致相同。[13] 复发的患者更可能有贝尔面瘫的家族史。[15] 据报道，复发患者比非复发患者患有糖尿病的比例高 2.5 倍。[16]

发病机制

贝尔面瘫的病因目前已经有许多假说，包括病毒感染[17]、神经滋养血管微循环障碍[18,19] 和自身免疫反应等。[20,21] 其中，在过去 30 年间，病毒炎症免疫反应概念受到了最多的临床观察和实验研究支持。

病毒病原学

急性面瘫可以是许多病毒性疾病的一部分，例如，传染性单核粒细胞增多症（EB 病毒引起）[22]、唇疱疹（HSV）[23]、水痘（VZV）[24]、脊髓灰质炎（脊髓灰质炎病毒）[25]、腮腺炎[26]、风疹[27]、成人 T 细胞淋巴瘤[28]、获得性免疫缺陷综合征（HIV），[29] 每种病毒性疾病都有独特的临床表现，但是这些面瘫在许多方面与贝尔面瘫的表现有相似之处，即一过性病程和总体上良好的预后。这提示病毒感染可能引起面神经麻痹；但是，贝尔面瘫的患者除了面瘫之外，很少有独特的病毒感染表现。单纯疱疹病毒 HSV-1 有特征性的复发性口腔黏膜或口唇的水泡状疱疹。原发性 HSV-1 感染通常发生于早期童年，经常没有症状，或表现为龈口炎。这种病毒也有嗜神经性，在神经细胞中潜伏感染，并具有神经致病性。HSV-1 的这些特点提示它是最可能的贝尔面瘫的病因。1972 年，McCormick 提出假说，认为 HSV 是贝尔面瘫的病因。[17] 他认为 HSV 可能潜伏在面神经膝状神经节中，病毒再次活跃引起面神经病变和感染施万细胞。从那以后，许多临床和实验研究试图获得支持 HSV 假说的证据。Adour[30] 和 Vahlne[31] 等进行了血清学研究，[30] 通过补体结合试验，他们验证了贝尔面瘫患者 HSV 抗体的比例高于一般人群，提示了这些患者以前 HSV 暴露史。但是，他们没能发现 HSV 抗体从急性期到恢复期的显著性的滴度变化，或者血清转变，若出现这种变化将为病毒感染病因学提供有力证据。实验结果说明 HSV-1 的再活化可以不伴有可检测到的抗体反应，这与 VZV 不同。Nakamura 等[32] 分析了更敏感和特异的 HSV-1 中和抗体，发现 15% 的贝尔面瘫患者为阳性。血清学检查补体结合实验和中和抗体是间接检测，不提供贝尔面瘫病因的直接证据。Mulkens 等[33] 认为通过在进行面神经减压术时获取的神经外膜培养出 HSV-1，可以证明在 HSV 感染和贝尔面瘫间存在直接联系。他们获取的两例标本中，其中一例分离得到了 HSV。但 Paiva 等[34] 没能从神经组织中培养出 HSV。病毒培养鉴别 HSV 的特异性很高，但是敏感性和一致性不足。Murakami 等[35] 利用有力的 PCR 法鉴定 HSV-1 和 VZV 的基因组。他们分析了贝尔面瘫患者、拉姆塞·亨特综合征患者和对照患者减压手术中获得的神经内膜内的组织液和耳后肌肉组织。在 14 例贝尔面瘫患者中有 11 例（79%）发现了 HSV-1 基因组，拉姆塞·亨特综合征患者 9 例中有 8 例（89%）发现了 VZV 基因组。所有的对照组 HSV-1 和 VZV 基因组鉴定均为阴性。HSV-1 和 VZV 通常在膝状神经节中休眠，[36,37] 神经内膜内的组织液和耳后肌肉组织中不易发现，除非它们被重新激活。因此，Murakami 等的研究显示了贝尔面瘫和 HSV-1 的直接关系以及拉姆塞·亨特综合征与 VZV 的关系。Burgess 等[38] 从一个患贝尔面瘫 6 天后去世的患者膝状神经节中也扩增出了 HSV 基因组，进一步支持了 HSV 病原学说。

动物实验也支持贝尔面瘫的 HSV 病原学。Kumagami 等[39] 第一次尝试使用 HSV 感染制造一个贝尔面瘫的动物模型。他把 HSV 直接注入兔的颈乳孔中。19 只兔子中，在病毒预防接种 6 天内，他成功地制造了 16 个面神经麻痹的动物模型。但是，仅有一只兔子在 223 天的随访中表现出面神经麻痹好转。Thomander 等[40] 接种两种不同的 HSV-1 致病株（KJ 502，F）到鼠的舌中，检测发现脑干多个区域出现病毒抗体，包括面神经运动核，但是他们没能成功建立面神经麻痹模型。Ishii 等[41,42] 将 HSV-1 的 Tomioka 株接种到鼠的鼻黏膜、舌、口腔肌肉、耳郭和颞骨内面神经中。他们通过直接接种病毒到颞骨内面神经成功诱导出面瘫模型，而其他部位接种病毒均未能成功造模。这些尝试均没有成功造出类似贝尔面瘫的急性一过性面瘫模型。

1995 年，Sugita 等[43] 通过接种 KOS 株 HSV-1 病毒至 4 周大雌鼠的耳郭，在 57% 的鼠中成功建立急性一过性面瘫模型。面神经麻痹在病毒接种后 6 ~ 9 天出现，这之后 14 天之内能自发恢复。组织病理学发现动物模型中的面神经与贝尔面瘫的改变类似，伴有神经肿胀（**图 9.3**）、炎症细胞浸润和空泡变性。[43, 44]

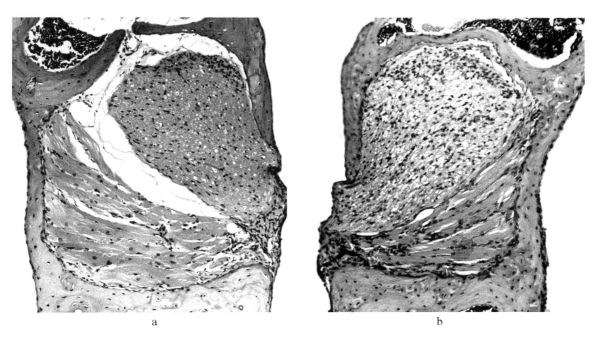

图 9.3 a，b　鼠颞骨内面神经的横切面。注意在未受影响一侧（**a**）面神经和面神经骨管之间存在充足的间隙，但受影响一侧没有间隙（**b**）

Honda 等[45] 通过瞬目反射和结合组织病理检查的神经电图阐明了面神经麻痹的病理生理学机制。他们确认 HSV-1 神经炎的基础是各种神经损伤的混合机制（**图 9.4**），并且神经电图的恢复一般会较面瘫恢复滞后。Murakami[46] 和 Hato[47] 等阐明 HSV-1 的感染和免疫功能在鼠面神经麻痹的发病机制中发挥了重要作用。他们追踪了注射的 HSV 从耳郭到面神经和脑干的迁徙路径，得出结论为 HSV 感染面神经是面神经麻痹的必要条件。Hato 的免疫学试验提示面神经麻痹由直接病毒损伤引起，而不是病毒诱导的细胞脱髓鞘[47]。然而，这些小鼠模型是通过直接感染 HSV-1 而得到，不是贝尔面瘫的膝状神经节中潜伏的 HSV-1 再激活而引起。2001 年，Takahashi 等[48] 构建了 HSV-1 原发感染再激活模型。他们用抗 CD3 的方法抑制了细胞免疫。面瘫恢复 8 周之后，用针头刮取耳郭接种病毒时相同部位

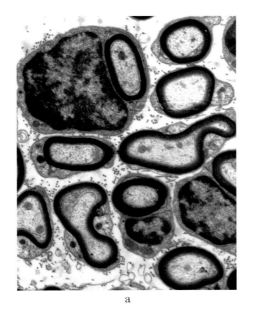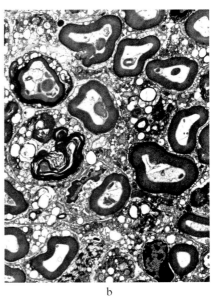

图 9.4 a，b　鼠颞骨内面神经的电镜下表现。注意在受影响一侧（**a**）的面神经各种退行性表现与未受影响一侧（**b**）形成对比

的皮肤。在此试验中，20% 老鼠出现面瘫，但是 HSV-1 基因组在 67% 的面神经中可以检测到。这项研究确认了 HSV-1 的再激活可以导致类似贝尔面瘫的面神经麻痹，并且提示了膝状神经节 HSV-1 的再激活不是总能引起面神经麻痹，即所谓的无症状或亚临床 HSV-1 再激活。三叉神经节的 HSV 可以引起多种唇疱疹，这一观点已被广泛接受。因此，如果 HSV 引起贝尔面瘫，人们可能怀疑为什么很少反复发作。Takahashi 等[48]研究发现了这个问题的答案，面神经麻痹不总是出现，即使膝状神经节的 HSV-1 发生再激活。感觉和运动神经的发作频率和临床表现似乎有所不同。其他因素，例如面神经管的解剖结构可能与面神经麻痹的病理机制密切相关。

缺血

面神经的血液供应来自三条动脉：迷路动脉、脑膜中动脉、茎乳动脉。神经滋养血管的微循环障碍[18,19]或者缺血性神经病变是贝尔面瘫最传统的假说。1944 年 Denny-Brown 和 Brenner[49]研究表明神经脱髓鞘和神经纤维中断伴有神经传导功能损伤是由供应神经的动脉血管分支受压迫导致缺血性损伤引起，而不是直接压迫轴突所致。Hilger[18]根据临床观察和 Denny-Brown 和 Brenner 的实验研究，推测贝尔面瘫是一种由节段性动脉痉挛引起的缺血性神经炎。Calcaterra 等[50]报道两例栓塞脑膜中动脉后导致单侧完全面瘫，这提示面神经的鼓室段缺血可能是导致面神经麻痹的原因。Kumoi 等[51]建立了通过栓塞猫的内、外上颌动脉致面神经麻痹的缺血动物模型。在这个动物模型中，在栓塞之后立即出现了面神经麻痹并且在 2 个月之后自发恢复。

自身免疫损伤

抗髓鞘成分自身免疫反应是周围神经脱髓鞘的一个可能原因，如 Guillan-Barre 综合征和多发性硬化。Abramsky 等[20]发现贝尔面瘫患者的外周血中存在人外周神经髓鞘碱性蛋白时，淋巴细胞表现出显著的转化。McGovern 等[21]在注射血管收缩剂到面神经后，超免疫狗比未致敏狗表现出更显著的面神经麻痹和更严重的神经组织损伤。在进一步研究中，他们发现把马的血清注射到面神经周围间隙诱导的神经组织神经病变可以被色甘酸钠（肥大细胞脱颗粒抑制剂）所预防。他们得出结论认为补体或者特异性抗原激活的肥大细胞脱颗粒可能触发了神经水肿、缺血、麻痹的机制。神经损伤的细胞和体液自身免疫机制的证据已经在贝尔面瘫患者中被报道过。Jonsson 等[52]发现干扰素 -γ 水平升高，但是没能找到任何面瘫急性期和恢复期干扰素水平的变化。他们认为干扰素水平的增加可能代表一种病毒慢性感染或者再激活状态。Yilmaz 等[53]检查了 23 位贝尔面瘫患者的血清细胞因子水平，发现白介素 -6、白介素 -8、肿瘤坏死因子 -α 的含量比对照组显著增高。他们认为血清白介素 -6 水平增高提示星形胶质细胞损伤修复增强，肿瘤坏死因子 -α 的增高导致 HSV 复制和病毒诱导的脱髓鞘炎症过程。与此形成对比的是 Bujta 等[54]发现血清白介素 -2 受体水平在贝尔面瘫和年龄性别匹配的对照中没有变化，这反映了 T 淋巴细胞没有激活。他们得出结论 T 细胞激活不是贝尔面瘫的主要特点。综上所述，尽管免疫反应可能在面神经麻痹的发病机制中发挥重要作用，但是可能不是贝尔面瘫的主要原因，因为自身免疫反应可能因为病毒、细菌、寄生虫或其他异体物质等任一因素而触发。

■ 拉姆塞·亨特综合征（耳部带状疱疹）

拉姆塞·亨特综合征是面神经麻痹第二常见的原因。1907 年，James Ramsay Hunt 回顾了 60 个病例，认为他们的症状和体征是由于面神经膝状神经节炎引起的，[6]他把这种综合征划分成以下四种类型。

（1）耳部疱疹；影响面神经的感觉部分。

（2）伴有面瘫的耳部疱疹；影响面神经的感觉和运动部分。

（3）耳部疱疹伴有听力受损和面瘫症状；影响面神经的感觉和运动部分及前庭蜗神经。

（4）类型 3 的更严重情况，梅尼埃病的症状如眩晕等同时出现。

因此，拉姆塞·亨特综合征的临床症状和体征变化差异非常大。拉姆塞·亨特也是第一个描述膝状神经节和面神经感觉功能关系的人。他也通过前庭蜗神经与膝状神经节的邻近关系解释了听觉和前庭觉症状。

流行病学

拉姆塞·亨特综合征的发病率为每年 2/10 万 ~ 5/10 万人，占急性面神经麻痹的 4.5% ~ 12%。[55,56] 儿童中发病率较低，当年龄大于 40 岁时发病率迅速上升（**图 9.1**）。年长者中发病率迅速上升的原因是年龄相关的细胞免疫 VZV 应答功能下降。[57] 男性女性和面部左侧右侧每级的概率相同，并且没有季节差异。最近的研究表明在年长者中接种带状疱疹疫苗和在儿童中接种水痘疫苗能减少带状疱疹和拉姆塞·亨特综合征的发病率。[58-60]

发病机制

VZV 引起两种不同的疾病：水痘和带状疱疹。这两种疾病之间的关联性被提出已有 100 多年，其根据在于从接触过患有带状疱疹的成人而出现水痘的儿童水痘中分离出了 VZV。这些分离得到的病毒有完全相同的分子谱系。[61] 原发感染 VZV 后，病毒感染以水痘为特征表现，并通过支配皮肤的感觉神经逆行传播到感觉神经节，引起皮肤损伤，然后在感觉神经节中潜伏感染。原发 VZV 感染导致终身免疫。然而当 VZV 特异性的细胞免疫功能下降，潜伏感染的病毒再次激活，带状疱疹或拉姆塞·亨特综合征发作。[62]

症状和体征

拉姆塞·亨特综合征以面神经麻痹、耳郭的带状疱疹和前庭耳蜗功能受损为主要特征。但是这些症状的主要表现可以在不同个体之间在出现时间、严重程度和预后等方面差异很大，不具有一致性。仅有 64% 的患者具有全部三个症状，这些症状大部分在两周之内出现。[63]

出疱疹

出疱疹的最常见地方是面神经的膝部：耳甲和耳郭后内侧的一小部分（**图 9.5**）。[64] 其他面神经的膝部如硬腭黏膜和舌前三分之二也可受累。[64,65] 在 325 例拉姆塞·亨特综合征患者的大型系列研究中，83% 患者疱疹出现在硬腭和舌（**图 9.6**）。[63] 但是，疱疹在某些患者也可以出现在其他位置，如耳、面部、颈部、喉、颊黏膜和（或）其他后组颅神经Ⅸ、Ⅹ和Ⅺ支配的区域。[64,65] 这提示不止一个神经节受累。疱疹出现在 87% 的拉姆塞·亨特综合征患者中，但是其严重程度和出现时间变化很大，不恒定（**图 9.5**），这有时会导致首诊时误诊。在 66% 患者中疱疹与面瘫同时出现或出现在面瘫之前，但是在 34% 患者中比面瘫延迟 2 天以上出现。[60-63] 与成人相比，儿童的疱疹更轻微，出现更晚。有 50% 的儿童和 31.9% 的成人在面瘫之后出疱疹。[60] 延迟出疱疹的患者根据初始表现经常被误诊为贝尔面瘫，并且有时没有使用抗病毒药治疗，导致预后不佳。人们尝试使用 PCR 法在 VZV 感染出现水痘之前进行早期诊断。Murakami 等[66] 通过在疱疹出现之前刮取拉姆塞·亨特综合征患者耳郭的膝状区域的皮肤渗出液，并在 5/7（72%）的患者中发现 VZV 基因组。因此 PCR

法是一种早期诊断 VZV 感染的有力工具，尽管目前在门诊仍没有开展此项检查。医生需要认识到拉姆塞·亨特综合征有晚出疱疹的特点，直到便捷快速的 VZV 感染诊断方法成为可行。

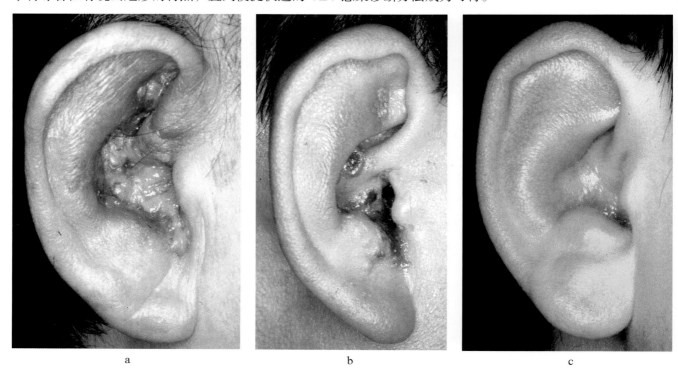

图 9.5 a-c   各种疱疹表现。拉姆塞·亨特综合征的疱疹表现变化多端。（**a**）严重的疱疹伴有囊泡和肿胀。（**b**）中度的疱疹。（**c**）仅有红斑

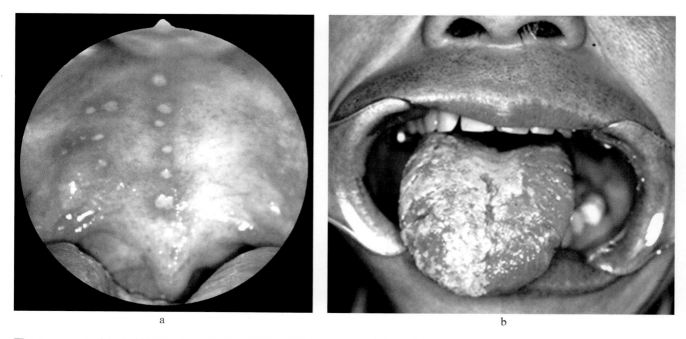

图 9.6 a，b   口腔的疱疹病变。疱疹病变局限于同侧的黏膜，并且不会超过舌体的中线

面神经麻痹

拉姆塞·亨特综合征中，神经麻痹的严重程度比贝尔面瘫更严重，预后更差。Devriese 和 Moesker[55] 报道了完全麻痹比不完全麻痹出现率高两倍，并且在年龄大于 50 岁的患者当中高发。在我们的 322 名患者中，5.8% 患者 House-Brackmann 分级为 Ⅱ 级，3.9% 为 Ⅲ 级，24.5% 为 Ⅳ 级，25.6% 为 Ⅴ 级，40.2% 为 Ⅵ 级（**图 9.7**）。Peitersen 等报道[7] 仅有 22% 的患者痊愈，Devriese 和 Moesker 发现仅 16% 的患者可以痊愈。Murakami 等[67] 报道了用糖皮质激素和抗病毒药物阿昔洛韦治疗 80 例患者的结果。总体来说 52.5% 的患者完全恢复，完全恢复的患者中 75% 在发病后 3 天之内开始治疗。在第 4~7 天开始治疗的患者完全康复的概率下降到 48%。第 7 天以后开始治疗患者完全康复的概率进一步下降到 30%。这提示早期使用糖皮质激素和抗病毒药物治疗对于拉姆塞·亨特综合征的患者至关重要。Hato 等[60] 也报道使用糖皮质激素和抗病毒药物治疗后 49% 的成人完全恢复，小于 16 岁儿童有 78% 完全恢复。像贝尔面瘫一样，儿童拉姆塞·亨特综合征面神经麻痹的预后好于成人。疱疹出现的时间可能具有提示预后的意义。疱疹在面神经麻痹之前出现的患者恢复的概率较高。[55,63]

前庭耳蜗功能障碍

据报道，52.7% 成人和 24.4% 儿童拉姆塞·亨特综合征中出现感音神经性听力下降，24.7% 成人和 11.1% 儿童出现耳鸣，31.8% 成人和 17.4% 儿童出现眩晕和头晕。[60] 在同一项研究中，经过一系列听力检查发现，听力下降在 37.7% 成人和 66% 儿童中得到完全恢复。眩晕和头晕容易与严重的听力下降一起出现。儿童前庭耳蜗功能障碍较少出现，且预后比成年人好。[60] 在另一项 152 例拉姆塞·亨特综合征患者的研究中，19% 有听力异常，但是面部肌力减弱和听力损失之间没有严重程度的相关性。[68]

无疹性带状疱疹

无疹性带状疱疹（zoster sine herpete，ZSH）定义为周围性面神经麻痹但不伴有耳或口的疱疹，且在补体结合实验中出现 VZV 抗体滴度升高四倍或在唾液、皮肤或者血液样品中用 PCR 法发现 VZV 基因组。[69]1933 年，Aitken 和 Brain[70] 首次说明了 VZV 和贝尔面瘫病因的联系。他们为 22 例诊断为贝尔面瘫的患者进行了补体结合实验，发现 4 例患者（18%）VZV 抗体在急性期和恢复期发生了显著的变化。Tomita[71] 也发现了 44 例患者中 11 例（25%）的补体实验 VZV 抗体显著变化。Lewis[72] 把这种面神经麻痹但不伴有疱疹的情形命名为"无疹性带状疱疹"。Furuta 等[73] 检查了 121 例没有疱疹的急性面神经麻痹患者，发现基于在唾液中检测到 VZV 基因组或血清学 VZV 再激活证据，其中 35 例（28%）有 ZSH。因此，18%~28% 的贝尔面瘫患者可能有 ZSH。VZV 与拉姆塞·亨特综合征的相关性以及 ZSH 与急性面神经麻痹的相关性可能比通常想象的更高（**图 9.7**）。尽管 ZSH 由 VZV 再激活引起，但可能在临床上被诊断为贝尔面瘫，未用抗病毒药物治疗导致预后不佳。[74] 医生开始用药物治疗时需要考

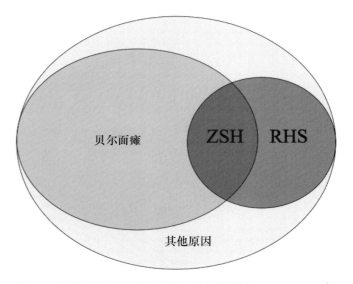

图 9.7　急性面神经麻痹的病因。贝尔面瘫占 60%~75%，拉姆塞·亨特综合征（RHS）占 4.5%~12%。约 18%~28% 贝尔面瘫的患者可能为无疹性带状疱疹（ZSH）。因此，水痘带状疱疹病毒（VZV）参与发病。RHS 和 ZSH 导致急性面瘫比想象的更常见

虑 ZSH 的可能性，当急性面神经麻痹出现完全性面瘫，耳痛和味觉下降等症状时，这些症状在贝尔面瘫中被认为是预后不佳的危险因素实际上可能是 ZSH。严重的耳痛、耳郭红斑、味觉错乱和严重的面神经麻痹可能是医生怀疑 ZSH 的重要症状和体征，即使没有出现疱疹或前庭耳蜗功能障碍。[76]

■ 贝尔面瘫和拉姆塞·亨特综合征的面神经麻痹机制

Furuta[36] 和 Takasu[37] 等研究表明 13 例成人尸检膝状神经节，分别在 73% 和 69% 膝状神经节中检测到 HSV 和 VZV 基因组。这说明 HSV 和 VZV 已经感染人类面神经膝状神经节。Croen 等[77] 在 1988 年通过原位杂交的方法，找到了 HSV 和 VZV 潜伏感染的部位。HSV-1 潜伏感染在神经元中，但 VZV 主要潜伏在非神经元卫星细胞中（**图 9.8**）。[78] 因此，不难认为 HSV 在神经元中再激活导致贝尔面瘫和 HSV 在卫星细胞中再激活导致拉姆塞·亨特综合征发生。但是，在一些患者中 HSV 激活而在另一些患者中却是 VZV 激活的机制尚不清楚。病毒感染细胞的数量、神经节细胞病毒基因组的数量、病毒株和个体细胞免疫被认为是病毒再激活的重要因素。[79,80] 感染部位的不同也可以影响病毒再激活的频率和扩散速度。因此，贝尔面瘫和拉姆塞·亨特综合征可能分别是由于潜伏的 HSV 和 VZV 感染引起，尽管病毒再激活的机制目前尚不清楚。可能仅有病毒性神经病变，缺血性神经病变，或者继发于病毒感染的自身免疫性脱髓鞘等机制。贝尔面瘫和拉姆塞·亨特综合征的触发因素也能再激活疱疹病毒。前期的应激，如上呼吸道感染、发热、拔牙、月经或者寒冷环境暴露等，可能会激活潜伏在膝状神经节的疱疹病毒。病毒再激活之后，破坏膝状神经节的细胞并且扩散到神经内膜内的组织液。病毒也感染施万细胞，导致面神经的脱髓鞘和炎症。[81] 这种炎症反应已经通过贝尔面瘫和拉姆塞·亨特综合征患者钆增强 MRI 展现。[82,83] 病毒性炎症引起颞骨内面神经的水肿，压迫其在骨管内的部分，尤其是内听道底（内耳道孔）[84,85] 或锥曲段[86,87] 面神经，这就是所谓的神经卡压。神经水肿和卡压已经减压手术证实。[86] 神经内部压力增高阻碍静脉回流，导致血液循环阻塞。神经形成水肿、压迫、缺血的恶性循环是面神经麻痹预后不佳的重要相关因素（**图 9.9**）。

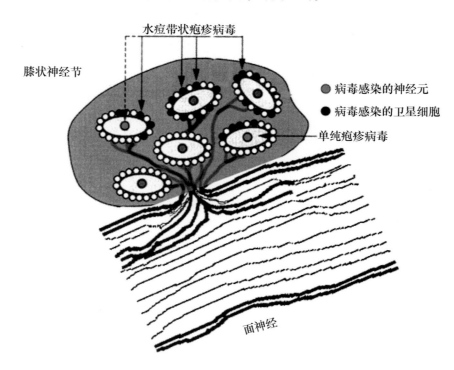

图 9.8 单纯疱疹病毒（HSV）和水痘带状疱疹病毒（VZV）在膝状神经节中潜伏感染的部位。HSV 潜伏感染在神经元中，而 VZV 主要在非神经元卫星细胞中

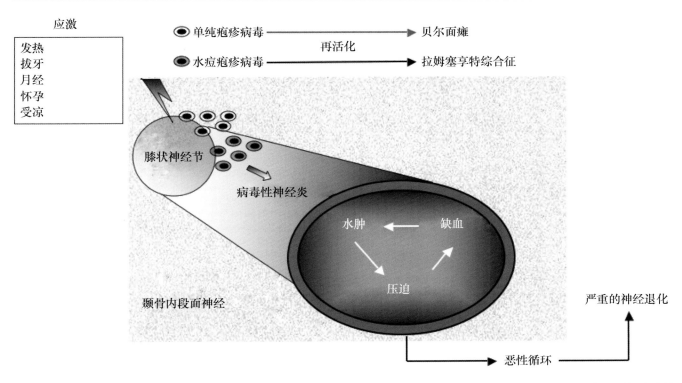

图 9.9　面神经麻痹的发病机制。在膝状神经节中的单纯疱疹病毒（HSV）和水痘带状疱疹病毒（VZV）的再激活引起病毒性神经炎，骨管内面神经形成水肿、压迫、缺血的恶性循环，导致神经严重的退行性改变

（王威清　译　杨　华　校）

参考文献

1. Bell C. On the nerves. Giving an account of some experiments on their structure and functions, which leads to a new arrangement of the system. Philos Trans R Soc Lond 1821;3:398–428
2. The Nervous System of the Human Body. London: Longman, Rees, Orme, Brown, and Green; 1830
3. Hauser WA, Karnes WE, Annis J, Kurland LT. Incidence and prognosis of Bell's palsy in the population of Rochester, Minnesota. Mayo Clin Proc 1971;46(4):258–264
4. Yanagihara N. Incidence of Bell's palsy. Ann Otol Rhinol Laryngol Suppl 1988;137(supple 137):3–4
5. Adour KK, Byl FM, Hilsinger RL Jr, Kahn ZM, Sheldon MI. The true nature of Bell's palsy: analysis of 1,000 consecutive patients. Laryngoscope 1978;88(5):787–801
6. Katusic SK, Beard CM, Wiederholt WC, Bergstralh EJ, Kurland LT. Incidence, clinical features, and prognosis in Bell's palsy, Rochester, Minnesota, 1968-1982. Ann Neurol 1986;20(5):622–627
7. Peitersen E. The natural history of Bell's palsy. Am J Otol 1982;4(2):107–111
8. Yanagihara N, Hyodo M. Association of diabetes mellitus and hypertension with Bell's palsy and Ramsay Hunt syndrome. Ann Otol Rhinol Laryngol Suppl 1988;137:5–7
9. Asaki C, Ogiwara M, Kasama S, et al. Clinical study on recent Bell's palsy complicated with diabetes. J Pain Clin. 1995;147–151
10. May M, Fria TJ, Blumenthal F, Curtin H. Facial paralysis in children: differential diagnosis. Otolaryngol Head Neck Surg 1981;89(5):841–848
11. Adour KK, Wingerd J. Idiopathic facial paralysis (Bell's palsy): factors affecting severity and outcome in 446 patients. Neurology 1974;24(12):1112–1116
12. Diamant H, Ekstrand T, Wiberg A. Prognosis of idiopathic Bell's palsy. Arch Otolaryngol 1972;95(5):431–433
13. Pitts DB, Adour KK, Hilsinger RL Jr. Recurrent Bell's palsy: analysis of 140 patients. Laryngoscope 1988;98(5):535–540
14. May M. Differential diagnosis by history, physical findings and laboratory results. In: May M, ed. The Facial Nerve. New York: Thieme; 1986
15. Auerbach SH, Depiero TJ, Mejlszenkier J. Familial recurrent peripheral facial palsy. Observations of the pediatric population. Arch Neurol 1981;38(7):463–464
16. Graham MD, Kartush JM. Total facial nerve decompression for recurrent facial paralysis: an update. Otolaryngol Head Neck Surg 1989;101(4):442–444
17. McCormick DP. Herpes-simplex virus as a cause of Bell's palsy. Lancet 1972;1(7757):937–939
18. Hilger JA. The nature of Bell's palsy. Laryngoscope 1949;59(3):228–235
19. Devriese PP. Compression and ischaemia of the facial nerve. Acta Otolaryngol 1974;77(1):108–118

20. Abramsky O, Webb C, Teitelbaum D, Arnon R. Cellular immune response to peripheral nerve basic protein in idiopathic facial paralysis (Bell's palsy). J Neurol Sci 1975;26(1):13-20

21. McGovern FH, Estevez J, Jackson R. Immunological concept for Bell's palsy: further experimental study. Ann Otol Rhinol Laryngol 1977;86(3 Pt 1):300-305

22. Grose C, Feorino PM, Dye LA, Rand J. Bell's palsy and infectious mononucleosis. Lancet 1973;2(7823):231-232

23. Group P. Bell's palsy and herpes simplex infection. BMJ 1977; 2(6090):829-830

24. McGovern FH. Bilateral Bell's palsy. Laryngoscope 1965;75: 1070-1080

25. Yasui I, Miyasaki T. [Case of poliomyelitis due to virus type I manifested only by right facial paralysis]. Jpn J Infect Dis 1962; 36:427-430

26. Beardwell A. Facial palsy due to the mumps virus. Br J Clin Pract 1969;23(1):37-38

27. Jamal GA, Al-Husaini A. Bell's palsy and infection with rubella virus. J Neurol Neurosurg Psychiatry 1983;46(7):678-680

28. Bartholomew C, Cleghorn F, Jack N, Edwards J, Blattner W. Human T-cell lymphotropic virus type I-associated facial nerve palsy in Trinidad and Tobago. Ann Neurol 1997;41(6): 806-809

29. Schielke E, Pfister HW, Einhäupl KM. Peripheral facial nerve palsy associated with HIV infection. Lancet 1989;1(8637):553-554

30. Adour KK, Bell DN, Hilsinger RL Jr. Herpes simplex virus in idiopathic facial paralysis (Bell palsy). JAMA 1975;233(6):527-530

31. Vahlne A, Edström S, Arstila P, et al. Bell's palsy and herpes simplex virus. Arch Otolaryngol 1981;107(2):79-81

32. Nakamura K, Yanagihara N. Neutralization antibody to herpes simplex virus type 1 in Bell's palsy. Ann Otol Rhinol Laryngol Suppl 1988;137:18-21

33. Mulkens PS, Bleeker JD. Schroder, et al. Bell's palsy: a virus disease? An experimental study. In: Portmann M, ed. Facial Nerve. New York: Masson; 1985:248-252

34. Palva T, Hortling L, Ylikoski J, Collan Y. Viral culture and electron microscopy of ganglion cells in Meniere's disease and Bell's palsy. Acta Otolaryngol 1978;86(3-4):269-275

35. Murakami S, Mizobuchi M, Nakashiro Y, Doi T, Hato N, Yanagihara N. Bell palsy and herpes simplex virus: identification of viral DNA in endoneurial fluid and muscle. Ann Intern Med 1996;124(1 Pt 1): 27-30

36. Furuta Y, Takasu T, Sato KC, Fukuda S, Inuyama Y, Nagashima K. Latent herpes simplex virus type 1 in human geniculate ganglia. Acta Neuropathol 1992;84(1):39-44

37. Takasu T, Furuta Y, Sato KC, Fukuda S, Inuyama Y, Nagashima K. Detection of latent herpes simplex virus DNA and RNA in human geniculate ganglia by the polymerase chain reaction. Acta Otolaryngol 1992;112(6):1004-1011

38. Burgess RC, Michaels L, Bale JF Jr, Smith RJH. Polymerase chain reaction amplification of herpes simplex viral DNA from the geniculate ganglion of a patient with Bell's palsy. Ann Otol Rhinol Laryngol 1994;103(10):775-779

39. Kumagami H. Experimental facial nerve paralysis. Arch Otolaryngol 1972;95(4):305-312

40. Thomander L, Aldskogius H, Vahlne A, Kristensson K, Thomas E. Invasion of cranial nerves and brain stem by herpes simplex virus inoculated into the mouse tongue. Ann Otol Rhinol Laryngol 1988;97(5 Pt 1):554-558

41. Ishii K, Kurata T, Nomura Y. Experiments on herpes simplex viral infections of the facial nerve in the tympanic cavity. Eur Arch Otorhinolaryngol 1990;247(3):165-167

42. Ishii K, Kurata T, Sata T, et al. An experimental model of type-1 herpes simplex virus infection of facial nerve. Eur Arch Otorhinolaryngol 1990;247(3):165-167

43. Sugita T, Murakami S, Yanagihara N, Fujiwara Y, Hirata Y, Kurata T. Facial nerve paralysis induced by herpes simplex virus in mice: an animal model of acute and transient facial paralysis. Ann Otol Rhinol Laryngol 1995;104(7):574-581

44. Wakisaka H, Hato N, Honda N, et al. Demyelination associated with HSV-1-induced facial paralysis. Exp Neurol 2002;178(1):68-79

45. Honda N, Hato N, Takahashi H, et al. Pathophysiology of facial nerve paralysis induced by herpes simplex virus type 1 infection. Ann Otol Rhinol Laryngol 2002;111(7 Pt 1):616-622

46. Murakami S, Hato N, Mizobuchi M, Doi T, Yanagihara N. Role of herpes simplex virus infection in the pathogenesis of facial paralysis in mice. Ann Otol Rhinol Laryngol 1996;105(1):49-53

47. Hato N, Hitsumoto Y, Honda N, Murakami S, Yanagihara N. Immunologic aspects of facial nerve paralysis induced by herpes simplex virus infection in mice. Ann Otol Rhinol Laryngol 1998; 107(8):633-637

48. Takahashi H, Hitsumoto Y, Honda N, et al. Mouse model of Bell's palsy induced by reactivation of herpes simplex virus type 1. J Neuropathol Exp Neurol 2001;60(6):621-627

49. Denny-Brown D, Brenner C. Paralysis of nerve induced by direct pressure and by tourniquet. Arch Neurol Psychiatry 1944; 51:1-26

50. Calcaterra TC, Rand RW, Bentson JR. Ischemic paralysis of the facial nerve: a possible etiologic factor in Bell's palsy. Laryngoscope 1976;86(1):92-97

51. Kumoi T, Iritani H, Nishimura Y, Minatogawa T. Animal model for ischemic facial nerve paralysis with selective vascular embolization. Ann Otol Rhinol Laryngol 1992;101(5):423-429

52. Jonsson L, Alm G, Thomander L. Elevated serum interferon levels in patients with Bell's palsy. Arch Otolaryngol Head Neck Surg 1989;115(1):37-40

53. Yilmaz M, Tarakcioglu M, Bayazit N, Bayazit YA, Namiduru M, Kanlikama M. Serum cytokine levels in Bell's palsy. J Neurol Sci 2002;197(1-2):69-72

54. Bujía J, Kim C, Bruegel F. Soluble interleukin 2 receptors in patients with Bell's palsy. Allergol Immunopathol (Madr) 1996; 24(3):112-115

55. Devriese PP, Moesker WH. The natural history of facial paralysis in herpes zoster. Clin Otolaryngol Allied Sci 1988;13(4):289-298

56. Robillard RB, Hilsinger RL Jr, Adour KK. Ramsay Hunt facial paralysis: clinical analyses of 185 patients. Otolaryngol Head Neck Surg 1986;95(3 Pt 1):292-297

57. Burke BL, Steele RW, Beard OW, Wood JS, Cain TD, Marmer DJ. Immune responses to varicella-zoster in the aged. Arch Intern Med 1982;142(2):291-293

58. Oxman MN, Levin MJ, Johnson GR, et al; Shingles Prevention Study Group. A vaccine to prevent herpes zoster and postherpetic neuralgia in older adults. N Engl J Med 2005;352(22): 2271-2284

59. Civen R, Chaves SS, Jumaan A, et al. The incidence and clinical characteristics of herpes zoster among children and adolescents after implementation of varicella vaccination. Pediatr Infect Dis J 2009;28(11):954-959

60. Hato N, Kisaki H, Honda N, Gyo K, Murakami S, Yanagihara N. Ramsay Hunt syndrome in children. Ann Neurol 2000;48(2): 254-256

61. Weller TH, Witton HM, Bell EJ. The etiologic agents of varicella and herpes zoster; isolation, propagation, and cultural characteristics in vitro. J Exp Med 1958;108(6):843-868

62. Miller AE. Selective decline in cellular immune response to varicella-zoster in the elderly. Neurology 1980;30(6):582–587

63. Murakami S, Hato N, Horiuchi J, et al. [Clinical features and prognosis of facial palsy and hearing loss in patients with Ramsay Hunt syndrome]. Nippon Jibiinkoka Gakkai Kaiho 1996;99(12):1772–1779

64. Hunt JR. On herpetic inflammations of the geniculate ganglion: a new syndrome and its complications. J Nerv Ment Dis 1907;34:73–96

65. Hunt JR. The symptom-complex of the acute posterior poliomyelitis of the geniculate, auditory, glossopharyngeal and pneumogastric ganglia. Arch Intern Med 1910;5:631–675

66. Murakami S, Honda N, Mizobuchi M, Nakashiro Y, Hato N, Gyo K. Rapid diagnosis of varicella zoster virus infection in acute facial palsy. Neurology 1998;51(4):1202–1205

67. Murakami S, Hato N, Horiuchi J, Honda N, Gyo K, Yanagihara N. Treatment of Ramsay Hunt syndrome with acyclovir-prednisone: significance of early diagnosis and treatment. Ann Neurol 1997;41(3):353–357

68. Wayman DM, Pham HN, Byl FM, Adour KK. Audiological manifestations of Ramsay Hunt syndrome. J Laryngol Otol 1990;104(2):104–108

69. Sweeney CJ, Gilden DH. Ramsay Hunt syndrome. J Neurol Neurosurg Psychiatry 2001;71(2):149–154

70. Aitken RS, Brain RT. Facial palsy and infection with zoster virus. Lancet 1933;I:19–22

71. Tomita H, Hayakawa W. Varicella-Zoster virus in idiopathic facial palsy. Arch Otolaryngol 1972;95(4):364–368

72. Lewis GW. Zoster sine herpete. BMJ 1958;2(5093):418–421

73. Furuta Y, Ohtani F, Kawabata H, Fukuda S, Bergström T. High prevalence of varicella-zoster virus reactivation in herpes simplex virus-seronegative patients with acute peripheral facial palsy. Clin Infect Dis 2000;30(3):529–533

74. Murakami S, Hato N, Horiuchi J, Honda N, Gyo K, Yanagihara N. Treatment of Ramsay Hunt syndrome with acyclovir-prednisone: significance of early diagnosis and treatment. Ann Neurol 1997;41(3):353–357

75. Cawthorne T, Wilson T. Indications for intratemporal facial nerve surgery. Arch Otolaryngol 1963;78:429–434

76. Adour KK. Otological complications of herpes zoster. Ann Neurol 1994;35(Suppl):S62–S64

77. Croen KD, Ostrove JM, Dragovic LJ, Straus SE. Patterns of gene expression and sites of latency in human nerve ganglia are different for varicella-zoster and herpes simplex viruses. Proc Natl Acad Sci U S A 1988;85(24):9773–9777

78. Straus SE. Clinical and biological differences between recurrent herpes simplex virus and varicella-zoster virus infections. JAMA 1989;262(24):3455–3458

79. Sawtell NM, Poon DK, Tansky CS, Thompson RL. The latent herpes simplex virus type 1 genome copy number in individual neurons is virus strain specific and correlates with reactivation. J Virol 1998;72(7):5343–5350

80. Lekstram-Hines J, Pesnicak L, Straus SE. The quantity of latent viral DNA correlates with herpes simplex virus type I and 2 cause recurrent genital herpes outbreaks. J Virol 1998;72:2760–2764

81. Townsend JJ, Collins PK. Peripheral nervous system demyelination with herpes simplex virus. J Neuropathol Exp Neurol 1986;45(4):419–425

82. Daniels DL, Czervionke LF, Millen SJ, et al. MR imaging of facial nerve enhancement in Bell palsy or after temporal bone surgery. Radiology 1989;171(3):807–809

83. Jonsson L, Tien R, Engström M, Thuomas KA. Gd-DPTA enhanced MRI in Bell's palsy and herpes zoster oticus: an overview and implications for future studies. Acta Otolaryngol 1995;115(5):577–584

84. Fowler EP Jr. The pathologic findings in a case of facial paralysis. Acta Otolaryngol 1963;56:113–125

85. Fisch U, Esslen E. Total intratemporal exposure of the facial nerve. Pathologic findings in Bell's palsy. Arch Otolaryngol 1972;95(4):335–341

86. Yanagihara N, Hato N, Murakami S, Honda N. Transmastoid decompression as a treatment of Bell palsy. Otolaryngol Head Neck Surg 2001;124(3):282–286

87. Nakashima S, Sando I, Takahashi H, Fujita S. Computer-aided 3-D reconstruction and measurement of the facial canal and facial nerve. I. Cross-sectional area and diameter: preliminary report. Laryngoscope 1993;103(10):1150–1156

第 10 章 贝尔面瘫的药物治疗

Jeffrey T. Vrabec

了解一种疾病的发病机制是其治疗的基础。前面的章节已阐述急性面神经麻痹的鉴别诊断及单纯疱疹病毒（HSV）和贝尔面瘫之间存在相互关联证据的进展。因此，本章从两个假说开始：①贝尔面瘫这个诊断是指由 HSV 引起的病毒性神经病变和②其治疗必须解决潜在的病毒感染性病变或其造成的后果，从而达到改变其自然史的目的。

■ 流行病学

许多流行病学研究试图明确贝尔面瘫的发病率，大多数研究认为贝尔面瘫的发病率为每年 18～40 人 /10 万（**表 10.1**）。[1-8] 流行病学研究可能是基于一个特定的人群或基于一个特定的研究者所遇到的人群。每种类型的研究都有其固有的优缺点。

基于人群的研究定义了风险人群和调查所有受试者以获得发病率；然而，其诊断并没有独立证实。基于临床诊疗的研究有保持一致的诊断的优势，但是，需要采取措施让风险人群在特定地点进行检查。**表 10.1** 包括每一种类型的几项大规模研究，所提供的年发病率范围一致。

表 10.1　贝尔面瘫的发病率

作者	国家	研究设计	调查总人数	发病率（每 10 万）	种族
Peitersen[1]	丹麦	基于临床诊疗	1，701	32	白种人
Brandenburg and Annegers[2]	美国	基于人群	221	25	西班牙人
Campbell and Brundage[3]	美国	基于人群	1，181	40	多种族
DeDiego et al[4]	西班牙	基于临床诊疗	1，906	24	白种人
Hauser et al[5]	美国	基于人群	121	23	白种人
Katusic et al[6]	美国	基于人群	206	25	白种人
Yanagihara[7]	日本	基于人群	1，663	30	日本人
Adouretal[8]	美国	基于临床诊疗	1，000	18	白种人

几项研究根据年龄、性别、种族、气候和季节方面研究其发病率。一些结论的差异与于样本量的大小，控制人口发病率数据校正的可靠性有关。结论表明，贝尔面瘫在儿童中并不常见，18 岁以下人群发病率一直

较低，发病率在 30 岁的人群中迅速增加，然后达到一个平台期或在老年人中略微增长。女性贝尔面瘫的发病率可能略高于男性。研究表明性别与发病率存在一定相关性，女性被普遍认为有更高的发病率。同样，也有一些关于发病率随季节变化的研究，冬季有较高的发病率。Campbell 和 Brundage 研究表明贝尔面瘫的冬季发病率呈现平缓增长，其风险增加的比值比为 1.31（95% 可信区间 1.13 ~ 1.51）。[3]

很少有研究探讨种族异源人群的发病率。比较不同地理位置的人群之间的发病率很有意思，虽然并不确定它在方法学上是一致的。在美国军队人群的研究中发现不同民族之间的发病率略有差异，西班牙裔美国人的发病率最高。[3] 研究比较主要是墨西哥裔美国人的美国拉雷多、得克萨斯和主要是白种人的美国奥姆斯特德县和明尼苏达州，同样得出西班牙裔美国人的发病率更高的结论。[2,6] 然而，以上研究必须观察到人群中 HSV 病毒流行的背景。

关于 HSV 在贝尔面瘫形成过程中所起作用的假说，对理解 HSV 感染的流行病学和基本的病毒生理学特点很有用。HSV-1 一般是通过已被感染的唾液传播。在口腔中的病毒可沿着感觉神经逆向传播，包括面神经、三叉神经的分支。这一结果导致病毒在感觉神经节内建立永久的感染潜伏状态。病毒复制首先通过 CD8+ 细胞介导的局部和全身免疫应答捕获，这也会在神经节内永久存在。[9,10] 虽然病毒载量差别很大，但 HSV 在尸检的膝状神经节中被频繁发现，表明其在局部细胞反应中的意义。[11,12] 病毒在宿主内利用其细胞内的酶能够重新激活，包括核糖核酸聚合酶 II 和病毒复制的转录因子。完整的病毒可能扩散到邻近细胞或传播到周围组织。激活该病毒的刺激物尚未确定，但可能广泛涉及细胞间转录因子转导和激活的信号通路。[13] 在刺激物激活后，完整的病毒合成需要 24 小时。病毒复制过程最终导致多种细胞的裂解，但是神经元不会。HSV、宿主神经细胞和 CD 8+T 细胞之间的相互作用尚未完全弄清楚，但可以预测当间歇合成的病毒被成功捕获，病毒就维持潜伏状态，当病毒打破 CD8+T 细胞介导的病毒合成抑制状态，就会再次表现出临床症状。[9]

HSV 的感染率随年龄而增加，尽管这种比例在不同的人群是不同的。[14] 一般而言，在发达国家患者被感染时的年龄更大，这意味着感染率的增加与较低的社会经济水平相关。在 1976 ~ 1980 年、1989 ~ 1994 年和 1999 ~ 2004 年，美国国家健康和营养检测调查（NHANES）研究间断的监测了美国人的 HSV 血清阳性率。最近，NHANES III 发现在过去 30 年中血清阳性率呈下降趋势，49 岁以前的人群中 HSV-1 感染率为 60%。[15]

调查发现发病率（NHANES III）因种族不同而不同，墨西哥裔美国人的发病率最高（81%），其次是非裔美国人（68%），最低是白种人（50% 在 49 岁发病）。[15] 类似的结论在另一个独立的 13 岁以下儿童的分析中也获得证实。在该研究中，出生在墨西哥的墨西哥裔美国人发病率最高，表明较早感染 HSV。其他出生在美国以外比在美国出生的人有更高的发病率。该数据还发现贝尔面瘫发病率与社会经济地位有一定相关性，生活在贫困线以下家庭的儿童可以检测到更高的 HSV-1 血清阳性率（52%：24%；P<0.001）。[16]

感染率确实因性别而不同。同样的 HSV-1 血清阳性率也可以在儿童中见到，强调了感染在家庭内传播的作用。在每个 NHANES 的调查中，14 ~ 29 岁女性的发病率是显著高于男性，尽管随着年龄的增长这种差异在缩小。[15] 在女性中更快的感染率意味着性接触感染和 HSV-2 感染。调查还表明年轻女性较年老者的感染性更大。

在其他发达国家中，感染率同样随着时间而降低是由于社会经济地位的改善，家庭人口的减少及卫生条件的改善。[17,18] 这个推论得到以下事实证实，在发病率较高的移民中，后来出生在美国的个体随着时间推移发病率较大减小。HSV 感染与社会经济地位之间很强的相关性说明 HSV 不同的感染率与种族易感性相关性很弱。原先贝尔面瘫发病率因种族不同而异，是因为没有研究校正 HSP 血清阳性率和人口的社会经济水平因素，贝尔面瘫发病率的差异好像是由于 HSV 流行的差异而不是单一种族易感性导致。

■ 自然史

给予药物治疗意味着比不治疗将给病人带来更大的益处，做出这个决定需要彻底了解该病的自然史。根据不同严重程度，用临床观察和实验室检查的方法将患者分类，试图发现神经变性更为严重的个体。很多因素对于疾病的最终结果影响很大，包括面肌无力的程度、病情恢复的起始时间、神经变性电生理检查表现的程度以及年龄。

Peitersen[1] 研究了最大的一系列未经治疗的患者。在这一广泛的研究中，71% 的患者功能恢复正常，12% 的患者有轻度痉挛等轻度后遗症，13% 的患者有中度的肌无力、明显痉挛和联带运动等中度后遗症，只有 4% 的患者有明显的肌无力、影响容貌的面肌痉挛和显著的联带运动。这些患者中，70% 为完全性麻痹的患者，其中 61% 恢复正常；不完全性麻痹的患者最终有 94% 恢复正常。开始恢复的越早，完全恢复的概率越大。第二周以后才开始有恢复迹象的患者恢复到正常的可能性明显较差。然而，85% 的患者在病程前三周开始表现出一些恢复迹象。年龄对恢复情况有明显影响，超过 60 岁的患者中只有 36% 的人达到完全恢复，而 15 岁以下的患者中可有 90% 的达到完全恢复。最常见的相关症状中疼痛占 52%，味觉障碍占 34%、听觉过敏占 14%。

Adour 等 [8] 报道 86 例未经治疗的患者在 5 天内开始恢复，63% 的患者恢复正常功能。不完全麻痹的患者中有 72% 可完全恢复，如果发展为完全麻痹则降至 40% 可完全恢复。只有 29% 的患者最终仍是完全性麻痹。相关症状中疼痛占 62%、味觉障碍占 57%、听觉过敏占 29%。

Devriese 等报道 1235 例贝尔面瘫患者，经历了观察等待、药物治疗到外科治疗。[19] 未经治疗的患者几乎占所有患者的一半。未予治疗的因素包括不完全性瘫麻痹、禁忌证、未及时诊断及其他未知因素。371 例具有一定程度面部功能的患者有 80% 恢复正常。98 例患者有类固醇激素禁忌证，医疗条件不详，平均年龄明显较上述不完全性麻痹患者更大（62.7 岁），最终，在这批未经治疗的患者中只有 30% 恢复正常。

May 等报道了一组未经手术治疗的患者（与经乳突面神经减压术相比），附加数据显示瘫痪程度不同将导致恢复结果的巨大差异。[20] 405 例未经治疗的患者，56% 发展为完全性麻痹。这些患者中 59% 的患者完全恢复，相比于不完全性麻痹的患者中，则有 97% 的人可完全恢复。大多数患者有 14 天从发病开始的面肌电图研究。记录为肌电图最小振幅占正常振幅的百分比，比值 <10% 的患者其中仅有 13% 面神经功能恢复到正常，同时比值 >25% 的患者中有 90% 面神经功能可恢复正常。[21]

这些报告均可得出不完全麻痹的患者预后更好。在不同研究中完全性麻痹恢复正常的概率不同。Adour 等提出完全性麻痹的最小概率和不完全性麻痹恢复正常功能的最小概率的概念。[8] 这好像显示每个研究如何进行面神经功能分级是不同的，Adour 等的研究可能对面部功能细小差异的区分最为严格。尽管如此，不予治疗对不完全麻痹的患者事实上恢复效果更好，而在研究中，这部分个体被记为对任何治疗手段都有效。不同的临床转诊模式，一段时间的治疗理念及可能的评分差异也会影响报告结果。

根据三叉神经节被激活导致唇疱疹的临床表现，了解单纯疱疹病毒被激活的自然史。

临床特点包括口或鼻周围皮肤真皮层的特征性水泡（HSV 可从中培养）。前驱症状开始于皮肤病变的 1 ~ 2 天前，包括受影响部位的疼痛、头痛及轻度不适。疱疹在发病开始表现为疼痛和伴有局部组织的水肿，继而结痂。典型的病变通常在 7-10 天内完全愈合。复发是由压力、太阳暴晒、疾病及精神创伤所引起。[22] 约 30% 的人经历过复发性唇疱疹，与性别或季节无关。[22,23] 该病复发的频率为 48% 的患者每年一次或更少，只有 16% 的患者每年复发四次或更多。[23] 疾病复发的频率和严重程度随时间的推移而减少。[24] 频繁复发的变异性极大，包括复发的时间间隔、病变的严重程度及部位（或脸的侧别）。[25] 临床症状并不反映病毒激活的真正频率。每日通过敏感的检测方法加以监测发现，>90% 的 HSV-1 激活在口周部处于亚临床状态，其中 54% 的发作持续时间 <24 小时。[26] 这些观察结果表明，病毒在分子水平的激活是不统一的，可能说明不同水平的病毒合成发生在机体免疫应答之前。

显然，膝状神经节和三叉神经节对 HSV 临床反应的频率有显著差异性。有多个可能的基于局部神经元差异和它们对病毒再激活易感性的解释。此外，很多情况下功能障碍限于面神经感觉支，不能被临床发现。最后，运动分离麻痹（在三叉神经为观察到这种反应）可能取决于面神经和可占据 98% 得面神经孔相对独特的解剖关系。[27] 神经内水肿发展的影响会表现在最薄弱的部位。

■ 治疗

贝尔面瘫的推荐治疗方案变化的历史跟这个病一样长。早期治疗基于缺血性神经损伤的假设。因此，组胺和乙酰胆碱等血管扩张剂被推荐应用。作为包括颈部交感神经和颈胸神经节的阻断微创技术的演变，进行了经鼓室或茎乳孔注射类固醇激素。其他更多不确定的治疗方法包括放疗、神经电刺激、高压氧及针灸。支持以上方法的证据均不充足，包括缺乏临床对照试验证实有效，缓解疾病发展的生理机制不确定。

最为普遍应用的临床治疗包括口服糖皮质激素、抗病毒药物及护眼。其中，护眼是争议性最小的，它是防止眼部并发症如角膜损伤等非常重要的措施。眼部护理日间使用不含防腐剂的人工眼泪，睡眠时涂抹稠的眼药膏，和可能应用包扎、修复和湿室。

类固醇激素

手术和组织病理学检查已证实贝尔面瘫患者具有水肿和炎性浸润两个重要的面神经障碍特征。[28,29] 因此，抑制炎症反应和减轻水肿是防止面神经变性主要的治疗目标。糖皮质激素被提出治疗贝尔面瘫已超过 60 年，但是关于他的有效性并没有持续更新。许多早期认为其有效的研究已被认为是非随机试验、缺乏安慰剂对照，测量仪器无效，或不够有效。[30]

在过去的 20 年中，更多临床对照研究报道了类固醇激素对贝尔面瘫治疗的有效性，结合 Meta 分析的技术，解决了早期研究的不足。

最近的大规模随机临床对照试验更充分的证实口服糖皮质激素的有效性。[31,32] 这两个试验依据相似的入组标准均是在 72 小时内发现面肌无力，然后随机分为四组：泼尼松组和对照组，抗病毒组和对照组，两个均为药物组及两个均为安慰剂组。各研究存在很多不同，包括所采用的面神经功能分级量表，糖皮质激素和抗病毒药物剂量，参与评价面肌功能的人员，纳入标准（两组均未排除 Lyme 病），甚至患者的随访联系方式（随访病人或根据一系列照片）。各组随访 9 个月或更长的时间也得出相似的结论：口服泼尼松组较对照组有获得面肌功能完全恢复的可能性更大。

Sullivan 等研究了 551 例在苏格兰接受治疗的患者。[31] 在这项研究中，仅有三名人员对所有患者做出评估，采用四图系列照片和 House-Brackmann 分级进行面神经功能评估。该类固醇激素治疗方案为氢化泼尼松 500 毫克（50 mg/d，共 10 天）和抗病毒药物阿昔洛韦 2000 mg/d，共 10 天。在该研究中，用氢化泼尼松治疗的患者中 83%House-Brackmann 分级为Ⅰ级，而未接受氢化泼尼松治疗的患者中仅 64% 评估为Ⅰ级（P<0.001）。最后治疗 9 个月评估时，用氢化泼尼松治疗的患者中 94% 为Ⅰ级，而未接受激素治疗的患者中仅 82% 评估为Ⅰ级。

Engstrom 等分析了 839 例瑞典和芬兰的患者。[32] 多达 89 名患者有 Lyme 病同样被包括在该项研究中。本研究使用 House-Brackmann 分级和 Sunnybrook 分级作为评估手段。类固醇激素治疗方案为氢化泼尼松 450 毫克（60 mg/d x 5，然后减为 10mg/day），抗病毒药物伐昔洛韦 3000 mg/d，用 7 天。记录本研究数据的人员多于 49 人。研究发现接受氢化泼尼松治疗 3 个月的患者中 62% 恢复正常功能（满分为 100 的 Sunnybrook 评分），相比未接受激素治疗的患者只有 51% 恢复正常（P = 0.0007）。12 个月后，接受氢化泼尼松治疗的患者中 72% 恢复正常功能，相比未接受治疗的患者只有 57% 恢复正常。在治疗期间内，使用 House-Brackmann 分级（Ⅰ级）较 Sunnybrook 评分（100 分）通常更易达到正常功能。

随后包括这些研究的 Meta 分析证实类固醇激素在改善贝尔面瘫预后的有效性。[33,34] 相关临床试验数据说明这些系统综述存在明显研究方法上的差异，虽然关于使用类固醇激素是有益的结论一致，但在 de Almeida 等研究中相对风险为 0.69（P = 0.001），而 Salinas 等研究中相对风险为 0.71（P<0 0.001）。[33,34]de Almeida 等的二次分析还表明高剂量的氢化泼尼松（>450mg）更有效。[33]

抗病毒药物

抗病毒药物包括阿昔洛韦和喷昔洛韦等鸟嘌呤类似物，较鸟嘌呤相比缺少一个羟基末端。其作用机制为：当作为合成脱氧核糖核酸链的底物可阻止合成链的进一步延长。[35,36] 每种药物是以单磷酸形成进入感染的细胞，并在胞内通过病毒胸苷激酶将其磷酸化。病毒脱氧核糖核酸酶和磷酸化的药物具有较高的亲和力，可以有效、特异地清除病毒。这类药物在病毒复制期发挥作用，其对宿主免疫应答起到辅助作用。这两种药物的缺点是其口服生物利用度差，导致以其前体药物伐昔洛韦和法昔洛韦吸收。伐昔洛韦和法昔洛韦分别在肝脏代谢为阿昔洛韦和喷昔洛韦。研究证明其有良好的安全性，很少有药物间的相互作用。[37,38] 在免疫功能正常的个体中机体对病毒耐药的情况极为罕见，但在免疫功能低下的个体中偶尔可见。作用于复制期其他步骤的靶向替代药物仍在研究中。[39]

通常情况下，在病毒激活前给予予抗病毒药可获得最佳效果。例如，抗病毒药物可有效预防皮肤磨削术后的唇疱疹病毒感染。[40] 在出现贝尔面瘫临床症状后给药，由于病毒已经在复制，药物的效力有所下降。随着出现临床症状的时间延长，由宿主免疫应答成功抑制病毒复制的可能性也会增加。因此，要使药物发挥最佳作用，尽可能在发病 72 小时内尽快服用抗病毒药物。

Adour 等首次报道抗病毒药物在治疗贝尔面瘫中发挥的作用。[41] 在这个双盲实验，99 例患者均为 3 天内发病，实验组予阿昔洛韦 2 g/d，对照组为安慰剂组。然而实验组和对照组患者均予泼尼松（10 天以上总剂量达 450mg）。实验组中恢复正常功能的患者占 87%，对照组占 72%（P = 0.06）。约 20% 的患者有完全性麻痹。Hato 等一项 7 天内发病的 221 名患者的前瞻性研究检验了伐昔洛韦（1 g/d）和安慰剂对照效果，实验组和对照组患者均予氢化泼尼松。[42] 他们所定义的恢复包括一些轻微面肌无力的患者。使用相同的定义，也可得到相似的结论，96.5% 的抗病毒组及 90% 的对照组可获得恢复（P<0.05）。他们发现在完全性麻痹患者

中由于治疗方案不同，预后的差异更为显著。抗病毒药物和激素同时治疗的患者 90% 可恢复，而单独使用激素的患者仅 75% 可恢复。

仅使用抗病毒药物治疗，不同时使用激素治疗的效果是不明显的。De Diego 等报道 101 例在 4 天内出现面肌无力症状使用阿昔洛韦 2.4g/d 和类固醇激素（1mg/kg × 10 天，递减方案），以恢复到 H-B 分级 I 级或 II 级的为康复，激素组 94 的患者可以康复而抗病毒组获得康复的患者为 78%（P=0.002）。Engstoom 和 Sullivan 等发现类似的结论，仅用抗病毒药物组与安慰剂组预后无差异。

最近的 Meta 分析报道了不同抗病毒药物治疗贝尔面瘫的不同效果。[52,53] 由于每一个 Meta 分析定义贝尔面瘫恢复的概念不同，所以其得出结果不同。这些研究表明单独使用抗病毒药物治疗与安慰剂相比无差异。然而，对抗病毒药物联合激素方案的疗效检验，de Almeida 等报道不完全恢复的相对风险是 0.75（P =0.05），Lockhart 等报道的相对风险是 0.71（P =0.09），[33,34] 不同的试验中应用抗病毒药物的相对效价相差 3 倍，但 de Almeida 的二次分析表明药物剂量不同对贝尔面瘫预后无显著影响。

推荐治疗方案总结

先前讨论的研究证实了糖皮质激素的有效作用及抗病毒药物可能的潜在作用。但是这些药物的使用剂量及疗程等方面研究尚未得出肯定结论。因为研究通常只纳入贝尔面瘫发病后早期接受治疗的患者，人们可能理所当然地认为延迟治疗的患者用药效果欠佳。此外，起病时面肌无力的严重程度极其影响其恢复，那些发病时仅有轻度和中度面肌无力的患者通过治疗改善的幅度不明显。关于剂量相关性研究很少，因为没有检测不同剂量活性产物的研究。因此，以下建议基于数据和理论作用机制相结合。

72 小时内发病的患者予泼尼松（总剂量为 450 ~ 500mg，7 ~ 10 天以上）和伐昔洛韦（3g/d，5 天以上）或法昔洛韦（1g/d，5 天以上）。[32] 低于此剂量的泼尼松可能效果欠佳。抗病毒药物的使用应该比大多数引用文献中提到的剂量更大，因为临床上区分激活的 HSV-1 和非皮肤相关性水痘 - 带状疱疹病毒是有难度的。为了临床疗效，治疗激活的水痘 - 带状疱疹病毒需要更高浓度的抗病毒药物。[36,37] 72 小时后，抗病毒药物的效果是不确切的，除了处于免疫抑制状态患者。

1 周后，仅保留部分面肌功能的患者可能无法从治疗中获益，对于这些患者，应该告知在治疗后很可能存在并发症。完全性麻痹的预后更差，即使从起病超过 1 周以上也应积极治疗，起病 2 周后才开始治疗可能不一定有效。面肌电图检查可以作为面神经减压术的术前检查，其预后取决于 14 天内的状态。14 天内未见明显变性的患者，则预后较好。对于预后差的患者，14 天以后的手术干预不能影响恢复。同理，保守治疗（如药物治疗）也不会影响恢复。[29,45]

■ 特殊情况

贝尔面瘫与妊娠

妊娠期与非妊娠期发生的贝尔面瘫病因是否相同存在一定的争议。这个问题对于治疗有重大影响，因为病因不同治疗策略也不相同。为解决这个问题，对妊娠期贝尔面瘫的临床观察进行了综述。

贝尔面瘫的发病率在妊娠期妇女及所有育龄妇女中无差异。在美国（及其他发达国家），观察了不到 10% 的孕期妇女。在一系列的临床观察中孕妇贝尔面瘫的发病率在 4% ~ 14% 之间，因此，没有显著偏离预期值。[46] 最广泛引用的 Hilsinger 等报道表明妊娠期妇女发病率是增加的。[47] 然而，我们的分析发现这篇文章的数据与美国国内妊娠率并不一致。[46] 表明 Hilsinger 的数据反映人群存在偏倚，如积极招募妊娠期贝尔面瘫患者或对照人群计算不准确。

几乎所有妊娠期贝尔面瘫病例的报道均集中在晚期妊娠患者。妊娠早期患病很罕见，可能由于改变了 HSV 激活易感性的结果。HSV-1 和 HSV-2 均表现增加晚期妊娠的贝尔面瘫发病率，可能减少妊娠早期发病率（与非妊娠妇女比较）。[48,49]

对于直接解决上述问题的妊娠期贝尔面瘫患者的研究较少，所以对其预后评估有些困难。如果未予任何治疗，则妊娠期患者的预后更差。[1] 然而，如果予患者类固醇激素，则观察到的预后无差异。[47] 不完全性麻痹的妊娠患者也有类似的结论。[50] 未予治疗的偏倚经常存在，如在 Hilsinger 等和 Gillman 等的研究中妊娠患者经常被排除在外。[47,50]

妊娠期贝尔面瘫患者发病率或预后的不同可能反映了研究设计中存在选择偏倚。没有任何实质上的证据表明结果是相反的，所以妊娠期贝尔面瘫患者存在不同病因的可能性较小。因此，对此的治疗是基于给予药物的风险 / 效益比。而类固醇和抗病毒药物的风险本章前文已概述，对胎儿的风险必须考虑在内。早期妊娠予类固醇激素致畸风险增加。[51] 然而，类固醇激素和抗病毒药物经常用于治疗妊娠晚期产妇和胎儿的疾病，用于治疗第一孕期后的贝尔麻痹是恰当的。

复发性 / 双侧贝尔面瘫

任何复发的急性单侧或双侧面肌无力必须想到与比贝尔面瘫严重的疾病鉴别，包括肿瘤、神经退行性病变或慢性颅内感染等疾病。[52,53] 双侧渐序性面瘫和双侧同时面瘫存在明显差异。如果一侧发病后间隔很短的时间（例如，几周之内）另一侧也发病，则很可能是全身性过程。否则，两者间隔超过几个月，考虑双侧膝状神经节 HSV 被独立激活。表 10.2 中列举了双侧和复发性病例的鉴别诊断。虽然发作时间间隔较短，但相关神经系统症状和体格检查发现会影响诊断方法选择（参见第 7 章鉴别诊断）。复发性 / 双侧面肌无力最有意义的辅助检查有影像检查和腰椎穿刺。单一磁共振成像可以鉴别诊断表 10.2 中列出的许多疾病，同时脑脊液分析可以鉴别许多感染性疾病或恶性肿瘤。[54]

表 10.2　复发性 / 双侧面神经麻痹的鉴别诊断

面神经肿瘤，良性或恶性，原发性或转移
Melkersson Rosenthal 综合征
颅内感染性疾病
癌性脑膜炎
神经肉瘤
吉兰 – 巴雷综合征
莱姆病
耳结核
颅底骨骨炎

复发性贝尔面瘫并不常见，发生率为少于 7%（**表 10.3**）。[1,19,55-57] 复发可以影响任何一侧面部：起先面瘫的一侧或开始未受累的一侧，两侧累及概率相同。已复发的患者再次复发的概率可能增加，虽然这些数据是基于少量的研究对象。然而，不到千分之一人贝尔面瘫发作超过 3 次。某些在 1 年内复发，大多数在 5 年后复发，平均复发间隔为 6 ~ 13 年。[57,58]

表 10.3　贝尔面瘫的复发率

作者	年份	复发例数	总例数	复发率（%）
Park 和 Watkins[55]	1949	31	440	7
Yanagihara 等[56]	1984	117	2,390	4.9
Pitts 等[57]	1988	140	1,980	7
Devriese 等[19]	1990	104	1,212	8.5
Peitersen[1]	2002	115	1,701	6.8

复发性贝尔面瘫患者的预后没有任何差异，即使校正是同侧还是对侧复发的因素。[57,58] 鉴于这一观察结果，治疗应遵循前文提及的策略。有些人主张对复发患者予面神经迷路段减压术。如果同侧复发的概率较低，药物治疗预后类似，在随机临床试验中很难证明预防性面神经减压术的疗效。

家族性贝尔面瘫

表 10.4　家族史相关家族成员患病率

作者	年份	总例数	阳性家族史例数	%
Alter[59]	1963	105	30	28.5
Willbrand 等[60]	1974	230	14	6
Adour 等[8]	1978	1,048	84	8
Alonso-Vilatela 等[61]	1979	115	35	30.5
Yanagihara 等[62]	1988	625	26	4
peitersen[1]	2002	1,701	文中未提到	4

家族性贝尔面瘫已有较多研究（**表 10.4**）。[1,8,59-62] 大多数研究描述 2-3 代内很有限的患病数（通常只有两个患者）。

有两个基本的研究设计：一些研究检查了所有受累家族成员，另外一些研究依赖患者的回忆，并未实际确诊每一位患者。大多数发表的研究是后者，这导致所获数据的差异和不确定。家族内贝尔面瘫的发病率为 2% ~ 30%，较小的样本量研究中发病率最高。可能这些研究中发病率受选择性偏倚的影响。仅有一个研究设有对照组，发现有家族史的贝尔面瘫发病率为 30%，无家族史的发病率为 4%。[61] 共同的特点是有家族史的患者贝尔面瘫复发率较高，估计在 20% ~ 30% 之间，发病较早，尤其是青少年时期。

不同的学者提出了不同的遗传方式，这并不奇怪，因为报道的发病率差异很大。常染色体显性遗传最常见，尽管外显率非常低。这表明，任何家族遗传倾向都可能是多因素的。一项来自瑞典的持续 15 年以上的医院研究数据使基因对该疾病影响得到增强。[63] 发现发生贝尔面瘫风险可以在兄弟姐妹中而不是在配偶中增加，表明宿主基因对该疾病的易感性起决定性作用。明确的基因易感因素是不确定的，但明确解剖因素如狭窄孔道或病毒感染的易感性增加是可能的。HSV 激活的基因决定性可能包括提供一个适宜病毒感染和/或再激活的细胞环境。[23,64] 再一次，由于家族遗传病例数量有限无法得出与非家族遗传患者贝尔面瘫预后不一致的结论。因此，没有不同治疗策略可以推荐。

一些家族性面神经麻痹的病例包括与面神经麻痹相关的动眼神经麻痹，临床发现它并不与贝尔面瘫相关。[65,66]Melkersson Rosenthal 综合征，伴面部水肿，是家族复发性面瘫中的另一疾病。[67] 多发性颅神经病变或面神经麻痹的病因并不清楚，可能不同于贝尔面瘫的病因。对这些其他家族性面神经麻痹病因的推测可能包括脑缺血或脑梗死、多发性硬化症、代谢性功能障碍、偏头痛和慢性肉芽肿形成。[68]

（李　颖　译　冯国栋　校）

参考文献

1. Peitersen E. Bell's palsy: the spontaneous course of 2,500 peripheral facial nerve palsies of different etiologies. Acta Otolaryngol Suppl 2002(549):4–30
2. Brandenburg NA, Annegers JF. Incidence and risk factors for Bell's palsy in Laredo, Texas: 1974–1982. Neuroepidemiology 1993;12(6):313–325
3. Campbell KE, Brundage JF. Effects of climate, latitude, and season on the incidence of Bell's palsy in the US Armed Forces, October 1997 to September 1999. Am J Epidemiol 2002;156(1):32–39
4. De Diego JI, Prim MP, Madero R, Gavilán J. Seasonal patterns of idiopathic facial paralysis: a 16-year study. Otolaryngol Head Neck Surg 1999;120(2):269–271
5. Hauser WA, Karnes WE, Annis J, Kurland LT. Incidence and prognosis of Bell's palsy in the population of Rochester, Minnesota. Mayo Clin Proc 1971;46(4):258–264
6. Katusic SK, Beard CM, Wiederholt WC, Bergstralh EJ, Kurland LT. Incidence, clinical features, and prognosis in Bell's palsy, Rochester, Minnesota, 1968–1982. Ann Neurol 1986;20(5):622–627
7. Yanagihara N. Incidence of Bell's palsy. Ann Otol Rhinol Laryngol Suppl 1988;137(137):3–4
8. Adour KK, Byl FM, Hilsinger RL Jr, Kahn ZM, Sheldon MI. The true nature of Bell's palsy: analysis of 1,000 consecutive patients. Laryngoscope 1978;88(5):787–801
9. Divito S, Cherpes TL, Hendricks RL. A triple entente: virus, neurons, and CD8+ T cells maintain HSV-1 latency. Immunol Res 2006;36(1-3):119–126
10. Arbusow V, Derfuss T, Held K, et al. Latency of herpes simplex virus type-1 in human geniculate and vestibular ganglia is associated with infiltration of CD8+ T cells. J Med Virol 2010;82(11):1917–1920
11. Vrabec JT, Alford RL. Quantitative analysis of herpes simplex virus in cranial nerve ganglia. J Neurovirol 2004;10(4):216–222
12. Arbusow V, Schulz P, Strupp M, et al. Distribution of herpes simplex virus type 1 in human geniculate and vestibular ganglia: implications for vestibular neuritis. Ann Neurol 1999;46(3):416–419
13. Kriesel JD. The roles of inflammation, STAT transcription factors, and nerve growth factor in viral reactivation and herpes keratitis. DNA Cell Biol 2002;21(5-6):475–481
14. Smith JS, Robinson NJ. Age-specific prevalence of infection with herpes simplex virus types 2 and 1: a global review. J Infect Dis 2002;186(Suppl 1):S3–S28
15. Xu F, Sternberg MR, Kottiri BJ, et al. Trends in herpes simplex virus type 1 and type 2 seroprevalence in the United States. JAMA 2006;296(8):964–973
16. Xu F, Lee FK, Morrow RA, et al. Seroprevalence of herpes simplex virus type 1 in children in the United States. J Pediatr 2007;151(4):374–377
17. Pebody RG, Andrews N, Brown D, et al. The seroepidemiology of herpes simplex virus type 1 and 2 in Europe. Sex Transm Infect 2004;80(3):185–191
18. Hashido M, Kawana T, Matsunaga Y, Inouye S. Changes in prevalence of herpes simplex virus type 1 and 2 antibodies from 1973 to 1993 in the rural districts of Japan. Microbiol Immunol 1999;43(2):177–180
19. Devriese PP, Schumacher T, Scheide A, de Jongh RH, Houtkooper JM. Incidence, prognosis and recovery of Bell's palsy. A survey of about 1000 patients (1974–1983). Clin Otolaryngol Allied Sci 1990;15(1):15–27
20. May M, Klein SR, Taylor FH. Idiopathic (Bell's) facial palsy: natural history defies steroid or surgical treatment. Laryngoscope 1985;95(4):406–409
21. May M, Schaitkin BM. The Facial Nerve. May's Second Edition. New York: Thieme; 2000:352–353
22. Spruance SL. The natural history of recurrent oral-facial herpes simplex virus infection. Semin Dermatol 1992;11(3):200–206
23. Young TB, Rimm EB, D'Alessio DJ. Cross-sectional study of recurrent herpes labialis. Prevalence and risk factors. Am J Epidemiol 1988;127(3):612–625
24. Ship II, Miller MF, Ram C. A retrospective study of recurrent herpes labialis (RHL) in a professional population, 1958–1971. Oral Surg Oral Med Oral Pathol 1977;44(5):723–730
25. Davis LE, Redman JC, Skipper BJ, McLaren LC. Natural history of frequent recurrences of herpes simplex labialis. Oral Surg Oral

Med Oral Pathol 1988;66(5):558–561

26. Mark KE, Wald A, Magaret AS, et al. Rapidly cleared episodes of herpes simplex virus reactivation in immunocompetent adults. J Infect Dis 2008;198(8):1141–1149

27. Eicher SA, Coker NJ, Alford BR, Igarashi M, Smith RJ. A comparative study of the fallopian canal at the meatal foramen and labyrinthine segment in young children and adults. Arch Otolaryngol Head Neck Surg 1990;116(9):1030–1035

28. Liston SL, Kleid MS. Histopathology of Bell's palsy. Laryngoscope 1989;99(1):23–26

29. Fisch U, Esslen E. Total intratemporal exposure of the facial nerve. Pathologic findings in Bell's palsy. Arch Otolaryngol 1972;95(4):335–341

30. Stankiewicz JA. A review of the published data on steroids and idiopathic facial paralysis. Otolaryngol Head Neck Surg 1987;97(5):481–486

31. Sullivan FM, Swan IR, Donnan PT, et al. Early treatment with prednisolone or acyclovir in Bell's palsy. N Engl J Med 2007;357(16):1598–1607

32. Engström M, Berg T, Stjernquist-Desatnik A, et al. Prednisolone and valaciclovir in Bell's palsy: a randomised, double-blind, placebo-controlled, multicentre trial. Lancet Neurol 2008;7(11):993–1000

33. de Almeida JR, Al Khabori M, Guyatt GH, et al. Combined corticosteroid and antiviral treatment for Bell palsy: a systematic review and meta-analysis. JAMA 2009;302(9):985–993

34. Salinas RA, Alvarez G, Daly F, Ferreira J. Corticosteroids for Bell's palsy (idiopathic facial paralysis). Cochrane Database Syst Rev 2010;(3):CD001942

35. Rolan P. Pharmacokinetics of new antiherpetic agents. Clin Pharmacokinet 1995;29(5):333–340

36. Beutner KR. Valacyclovir: a review of its antiviral activity, pharmacokinetic properties, and clinical efficacy. Antiviral Res 1995;28(4):281–290

37. Simpson D, Lyseng-Williamson KA. Famciclovir: a review of its use in herpes zoster and genital and orolabial herpes. Drugs 2006;66(18):2397–2416

38. Tyring SK, Baker D, Snowden W. Valacyclovir for herpes simplex virus infection: long-term safety and sustained efficacy after 20 years' experience with acyclovir. J Infect Dis 2002;186(Suppl 1):S40–S46

39. Dropulic LK, Cohen JI. Update on new antivirals under development for the treatment of double-stranded DNA virus infections. Clin Pharmacol Ther 2010;88(5):610–619

40. Wall SH, Ramey SJ, Wall F. Famciclovir as antiviral prophylaxis in laser resurfacing procedures. Plast Reconstr Surg 1999;104(4):1103–1108, discussion 1109

41. Adour KK, Ruboyianes JM, Von Doersten PG, et al. Bell's palsy treatment with acyclovir and prednisone compared with prednisone alone: a double-blind, randomized, controlled trial. Ann Otol Rhinol Laryngol 1996;105(5):371–378

42. Hato N, Yamada H, Kohno H, et al. Valacyclovir and prednisolone treatment for Bell's palsy: a multicenter, randomized, placebo-controlled study. Otol Neurotol 2007;28(3):408–413

43. De Diego JI, Prim MP, De Sarriá MJ, Madero R, Gavilán J. Idiopathic facial paralysis: a randomized, prospective, and controlled study using single-dose prednisone versus acyclovir three times daily. Laryngoscope 1998;108(4 Pt 1):573–575

44. Lockhart P, Daly F, Pitkethly M, Comerford N, Sullivan F. Antiviral treatment for Bell's palsy (idiopathic facial paralysis). Cochrane Database Syst Rev 2009;(4):CD001869

45. Gantz BJ, Rubinstein JT, Gidley P, Woodworth GG. Surgical management of Bell's palsy. Laryngoscope 1999;109(8):1177–1188

46. Vrabec JT, Isaacson B, Van Hook JW. Bell's palsy and pregnancy. Otolaryngol Head Neck Surg 2007;137(6):858–861

47. Hilsinger RL Jr, Adour KK, Doty HE. Idiopathic facial paralysis, pregnancy, and the menstrual cycle. Ann Otol Rhinol Laryngol 1975;84(4 Pt 1):433–442

48. Scott D, Moore S, Ide M, Coward P, Baylis R, Borkowska E. Recrudescent herpes labialis during and prior to early pregnancy. Int J Gynaecol Obstet 2003;80(3):263–269

49. Harger JH, Amortegui AJ, Meyer MP, Pazin GJ. Characteristics of recurrent genital herpes simplex infections in pregnant women. Obstet Gynecol 1989;73(3 Pt 1):367–372

50. Gillman GS, Schaitkin BM, May M, Klein SR. Bell's palsy in pregnancy: a study of recovery outcomes. Otolaryngol Head Neck Surg 2002;126(1):26–30

51. Park-Wyllie L, Mazzotta P, Pastuszak A, et al. Birth defects after maternal exposure to corticosteroids: prospective cohort study and meta-analysis of epidemiological studies. Teratology 2000;62(6):385–392

52. Teller DC, Murphy TP. Bilateral facial paralysis: a case presentation and literature review. J Otolaryngol 1992;21(1):44–47

53. Keane JR. Bilateral seventh nerve palsy: analysis of 43 cases and review of the literature. Neurology 1994;44(7):1198–1202

54. Ramsey KL, Kaseff LG. Role of magnetic resonance imaging in the diagnosis of bilateral facial paralysis. Am J Otol 1993;14(6):605–609

55. Park HW, Watkins AL. Facial paralysis; analysis of 500 cases. Arch Phys Med Rehabil 1949;30(12):749–762

56. Yanagihara N, Mori H, Kozawa T, Nakamura K, Kita M. Bell's palsy. Nonrecurrent v recurrent and unilateral v bilateral. Arch Otolaryngol 1984;110(6):374–377

57. Pitts DB, Adour KK, Hilsinger RL Jr. Recurrent Bell's palsy: analysis of 140 patients. Laryngoscope 1988;98(5):535–540

58. Devriese PP, Pelz PG. Recurrent and alternating Bell's palsy. Ann Otol Rhinol Laryngol 1969;78(5):1091–1104

59. Alter M. Familial aggregation of Bell's palsy. Neurology 1973;23:503–505

60. Willbrand JW, Blumhagen JD, May M. Inherited Bell's palsy. Ann Otol Rhinol Laryngol 1974;83(3):343–346

61. Alonso-Vilatela M, Bustamante-Balcárcel A, Figueroa-Tapia HH. Family aggregation in Bell's palsy. Acta Otolaryngol 1979;87(3–4):413–417

62. Yanagihara N, Yumoto E, Shibahara T. Familial Bell's palsy: analysis of 25 families. Ann Otol Rhinol Laryngol Suppl 1988;137:8–10

63. Hemminki K, Li X, Sundquist K. Familial risks for nerve, nerve root and plexus disorders in siblings based on hospitalisations in Sweden. J Epidemiol Community Health 2007;61(1):80–84

64. Vrabec JT, Liu L, Li B, Leal SM. Sequence variants in host cell factor C1 are associated with Ménière's disease. Otol Neurotol 2008;29(4):561–566

65. Aldrich MS, Beck RW, Albers JW. Familial recurrent Bell's palsy with ocular motor palsies. Neurology 1987;37(8):1369–1371

66. Sørensen TT. Familial recurrent cranial nerve palsies. Acta Neurol Scand 1988;78(6):542–543

67. Rogers RS III. Melkersson-Rosenthal syndrome and orofacial granulomatosis. Dermatol Clin 1996;14(2):371–379

68. Brazis PW. Isolated palsies of cranial nerves III, IV, and VI. Semin Neurol 2009;29(1):14–28

第 11 章　贝尔面瘫的外科治疗

Sarah E. Mowry

Bruce J. Gantz

　　面部运动的协调对称对人类的社交活动至关重要。面部不对称常常会使患者出现社交困难和自卑。面瘫时社交困难的主要原因是倾听者的注意力常集中在患者的面部表情，而忽略谈话的内容。此外，一部分面瘫患者有角膜暴露，引起暴露性角膜炎出现眼痛并可致失明。手术治疗特发性面瘫来恢复面部的对称性是一种美容手术，对于患者具有十分重要的意义。

　　通过保守治疗绝大多数特发性面神经麻痹（贝尔面瘫）患者面神经功能恢复良好，但仍然有少数患者经过规律药物治疗后面神经功能恢复欠佳。如果不治疗，约有 10% ~ 15% 的患者会遗留不同程度的面瘫。[1] 面神经减压术何时进行可使患者获益最大，手术时机的选择比较困难。本章内容主要包括贝尔面瘫的手术治疗简史、面神经减压术的适应证以及面神经减压术的手术技巧。

■ 历史回顾

　　1932 年 Balance 和 Duel 首次报道了贝尔面瘫患者面神经减压术，[2] 在贝尔面瘫患者面神经乳突段的远端减压面神经 1cm。当时普遍认为茎乳孔的血管压迫使面神经血供障碍导致面瘫，因此没必要进一步开放面神经骨管来改善面神经的血供，作者也没有分析茎乳孔处血管压迫面神经的原因。有趣的是，作者谈到术中发现有些面瘫患者的膝状神经节炎症，但他们将膝状神经节炎症归因于拉姆塞·亨特综合征。他们建议拉姆塞·亨特综合征患者当电刺激反应消失时，应进行面神经膝状神经节减压，但减压术效果需要监测，并不建议对贝尔面瘫进行膝状神经节减压术。

　　20 世纪 30 年代到 50 年代，面神经乳突段近端面神经减压术开展的越来越多的，但是没有进行面神经全程减压术。1963 年 Kettel 出版专著《贝尔面瘫的病理学与外科学》，作者认为贝尔面瘫是茎乳孔附近调节面神经血供的自主神经功能紊乱造成的。[3] 当患者完全性面瘫且面肌电图结果显示面肌没有自主活动时，建议进行面神经远端减压术。Kettel 指出贝尔面瘫的外科治疗是有争议的，事实上迄今为止贝尔面瘫的手术干预仍然是有争议的。

　　20 世纪 30 年代到 70 年代，对于贝尔面瘫的病因和病变部位存在很多争论。一些作者认为病变位于鼓索神经起始处，[4,5]Blatt 和 Freeman 曾经采用鼓索神经切断术来治疗贝尔面瘫，后来这个方法未被广泛采用。[6]另一些耳科医生主张经乳突进行面神经减压术，[7,8]将面神经减压术范围扩大，从膝状神经节甚至迷路段远端开始一直减压到茎乳孔，但不包括内听道段和迷路段全长。1979 年 Yanagihara 等详述了此种面神经减压术：摘除砧骨、去除迷路上气房，便于暴露膝状神经节及面神经鼓室段。面神经减压后将砧骨放回原位，用纤维蛋白胶帮助固定砧骨。[8] 在手术治疗面瘫的大宗病例研究中，Yanagihara 及同事筛选了 101 例贝尔面瘫患者，入选条件：年龄 >16 岁，House-Brackmann（HB）分级为 V 级或 VI 级，面肌电图显示神经变性 >95%，药物治疗无效，且无全身系统性疾病，[9] 在面瘫 3 个月之内接受手术。101 例患者中，58 例接受了经乳突面神经减压术，43 例患者拒绝手术。总体上，那些接受面神经减压术的患者比只接受类固醇药物治疗的患者面神经功能恢复至正常或接近正常的比例更高，而年龄大于 50 岁和较晚接受手术的患者面神经功能恢复差。虽然年龄大和手术时机延误这两种因素导致面神经功能恢复差，但是面神经减压术后面神经恢复的远期效果仍然好于单纯激素治疗组的效果。大于 50 岁的患者中，接受手术者面神经功能恢复到 House-Brackmann I 级或 II 级的恢复率达到 25%，而单独使用类固醇的患者恢复到 H-B I 级或 II 级的恢复率 <20%。尽管面瘫 30 天后才手术的患者面瘫恢复率较低，面瘫后 31 天到 60 天接受手术的患者面神经功能恢复到 H-B I 级或 II 级的恢复率达到 38%，而未接受手术的患者恢复率仅为 23%，但两组统计学上无显著差异。

May[7] 对贝尔面瘫也进行了经乳突面神经减压术，发现患者并没有显著受益。尽管最初他支持实施面神经减压术，但是在评估了面神经减压术的效果后，发现贝尔面瘫患者接受手术和未手术患者最后结果没有显著差异，所以他认为手术的风险明显大于患者获益，因此他收回了最初支持减压术的意见。[10,11]May 收回支持手术减压的意见这个事情影响非常大，许多医生因此停止了贝尔面瘫的面神经减压术。此后陆续有手术效果的病例报道，最著名的当属 Gantz 等[12] 的病例对照研究，我们将在随后篇幅加以介绍。还有一些小宗面神经减压术病例报道，在面瘫发生不同时间点手术，术后效果不一。[13,14]

自 20 世纪 20 年代以来，面神经的电生理检查也发生了一系列的变化。上世纪 60 年代以前，电刺激主要是采用短时程的直流电或交流电刺激和长时程的高压直流电刺激，通过肉眼观察面肌对电刺激的反应评估面神经的功能。20 世纪 60 年代开始面肌电图（EMG）常规应用于临床，尽管面肌电图只是一种间接评估面神经功能的方法，因其能更敏感地评价面神经的完整性，为临床医生提供了很大的帮助。Fisch 和 Esslen 推广了面神经电图（ENoG）检查。面肌电图 EMG 使用刺入面肌的针电极；而面神经电图 ENoG 采用皮肤表面电极，经过皮肤表面电极刺激评估面神经的功能状态。尽管面神经电图可能没有面肌电图敏感，但面神经电图仍是面神经电生理研究文献中评估面神经功能的首选方法。面瘫 3～5 天内面神经电图就可以显示面神经纤维变性的程度，面肌电图出现严重面肌失神经支配的肌颤电位需要在面瘫 10～25 天后，肌颤电位出现之前，面肌电图上无法显示面肌失神经支配的范围。[15]

过去曾经使用过的定位面神经病变部位的测试包括：Schirmer 流泪试验，电味觉试验，镫骨肌反射。许多贝尔面瘫患者流泪试验正常、镫骨肌反射异常或味觉试验异常。在常规应用面神经电生理检查之前，许多研究者使用以上定位试验来决定是否该进行面神经远端减压术。后来的研究发现这些定位试验对于确定病变部位并不敏感。Gantz 等进行了术中诱发面肌电图（EEMG）测试，对比 13 例患者颞骨内次全程面神经减压术术前 Schirmer 流泪试验与术中面肌电图，发现 12 例 Schirmer 流泪试验正常的患者中有 4 例术中发现病变在面神经膝状神经节近端；另 1 例 Schirmer 流泪试验异常患者病变在面神经乳突段。Schirmer 流泪试验对于鉴定面神经病变部位的正确率只有 61%。

■ 颞骨次全程面神经减压术的基本原理

1961 年，House 介绍了经中颅窝入路进入内听道的手术方法，[17] 此种手术进路适用于：听神经瘤切除术、面神经手术和前庭神经切断术（后者系难治性梅尼埃病的治疗方法之一）。1961 年之前，经迷路进路的面神经全程减压术会牺牲听力和平衡功能，面瘫恢复的机会只有 50%，患者很难接受听力和平衡功能丧失。House 和 Crabtree[18] 在 1965 年、Pulec[19] 在 1966 年介绍了经中颅窝及乳突的全程面神经减压术。中颅窝（MCF）进路可以暴露面神经脑干段到面神经鼓室段，中颅窝进路可以保留听力和前庭功能。

随着颞骨次全程面神经减压术开展的越来越多，贝尔面瘫时面神经病变部位的研究报告也越来越多。1972 年 Fisch 和 Esslen 报道了经中颅窝入路面神经全程减压术 12 例，其中 11 例患者面神经膝状神经节近端可见"明显的水肿，红肿……明显充血……",[20] 11 例中有 8 例面神经内听道段也可见此种病理变化。11 例中 5 例面神经膝状神经节远端肿胀。为了明确面神经传导异常的部位，Fisch 和 Esslen 从面神经茎乳孔水平至内听道段进行了一系列术中诱发面肌电图测试，术中诱发面肌电图测试了 3 例患者，面神经膝状神经节近端及内听道段（IAC）均出现神经传导异常。

Gant 等也报道了这种面神经近端神经传导异常的情况，[16] 18 例患者术前面神经电图显示 90%～98% 神经变性，行面神经减压术。其中有 2 例患者因技术原因术中未作诱发面肌电图，其余的 16 例患者中 15 例（94%）面神经膝状神经节近端出现传导阻滞；1 例患者在鼓索起始处出现面神经传导阻滞。从这些报道来看，绝大多数患者出现膝状神经节近端传导阻滞。因此，面神经减压术应包括膝状神经节近端的骨管。

面神经解剖特点为术中测试发现面神经传导阻滞的部位提供了数据支持。面神经迷路段骨管特别狭窄：平均直径 0.69 毫米。[21] 在内听道底开口处的面神经管被一个狭窄的蛛网膜带束缚。[21,22] 这两个解剖"瓶颈"使得面神经水肿时因没有缓和的空间而造成神经纤维受累。

总之，面神经解剖学数据和术中电生理测试均表明，贝尔面瘫时面神经病变部位在内听道远端或迷路段。如果实施面神经减压术，手术范围应包括整个迷路段和内听道底蛛网膜带在内，经中颅窝入路可以很好地暴露该区域。

■ 手术治疗的适应证

很多医生支持有选择地对贝尔面瘫患者进行手术治疗，[9,12,22] 另一些医生认为贝尔面瘫手术治疗无效。[10,23] 目前，支持贝尔面瘫进行面神经减压术的报道主要是一些病例报告，并没有关于手术效果的 meta 分析。有学者正在进行关于贝尔面瘫早期手术治疗的回顾性队列研究，但目前该研究尚未完成。[24] 也没有针对贝尔面瘫外科手术的正式的随机对照试验资料。如果统计学采用 I 型误差（0.05）的卡方检验，May 等[11] 计算需要纳入随机手术患者至少 716 例。考虑到贝尔面瘫必须手术治疗的病例较少，以及医学伦理的难度，真正的随机手术是不可能的。因此，医生应该根据病情发展趋势和与患者充分沟通后选择手术治疗方案。

贝尔面瘫发病 14 天内出现完全性面瘫时应该进行电生理检查。在发病最初的 3～5 天内不应该做电生理检测，因为在发病最初 3～5 天内还没有发生严重的神经纤维变性沃勒变性。电生理检查是用来确定发生传导障碍的神经纤维的百分比，神经纤维完整虽然神经纤维出现轴浆流动阻断（神经失用），仍可将电刺激传导到阻滞部位的远端。当外伤引起的轴突损伤（axonomesis）或整个神经小管受损（neurotmesis），神经纤维发生沃勒（Wallerian）变性时，电刺激不能传导至刺激部位的远端。神经小管保持完整，受损的轴突能够再生且连接到原来的运动神经元；神经小管断伤时，轴突再生可能会导致神经错位连接，出现联带运动。电刺激可以鉴别神经失用症与轴索断裂 / 神经断裂，但不能分辨沃勒变性不同类型。然而，电生理测试神经变性的速度可以提示轴突损伤的程度；神经变性速度快提示整个神经小管受损，神经变性较慢提示轴索损伤（**图 11.1**）。目前临床上使用面神经电图和面肌电图来判断面神经变性范围和确定手术适应证。

面肌电图是记录面肌自发性的运动电位，而不是外来电刺激面神经使面肌产生的肌电位。然而，患者可自行刺激面肌，经皮针电极记录面肌的电活动。自发面肌电图测到的复合动作电位提示神经失用症早期神经纤维恢复。面神经电图是在最大电刺激时检测面神经末端支配的面肌的复合动作电位。面神经电图可以比较两侧面肌动作电位差异，检查报告显示病变侧有反应的神经纤维占正常侧的百分比。面肌电图记录针电极附近面肌的动作电位，而面神经电图由于采用表面电极，可以记录整个面肌的活性。

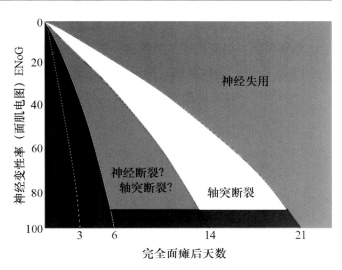

图 11.1 变性速度显示神经损伤的程度
神经完全断裂快速出现神经完全变性；神经轴突断裂需要很长时间才发展成神经会完全变性；贝尔面瘫时，神经纤维同时存在神经断裂和轴突断裂。（引自 Gantz BJ，Rubinstein JT，Gidley P，Woodworth GG；使用经许可）

面神经电图显示面神经变性 <90% 时患者预后良好（面瘫恢复至 H-B Ⅰ级或 Ⅱ级），而面神经变性 >90% 时患者预后欠佳。面瘫发生 2 周内面神经电图显示神经变性 >95% 时，只有 40% ~ 50% 患者能恢复至 H-B Ⅰ级或 Ⅱ级。[22] 而神经变性达到 90% 的患者有 90% 的可能性进展至神经变性 95%，因此为了防止面神经变性 90% 的面瘫进展到变性 95%，Fisch 建议当患者面神经电图显示患侧神经变性达到 90% 时需要行面神经减压术。[22]

Fisch 主张在面瘫第 6 到 14 天之间，或神经变性达到 90% 时，应该每日进行面神经电图检查。连续进行面神经电图检查可以提供面肌失神经支配进展速度，如果神经变性快速进展到 90%，说明面神经损伤严重（神经断裂）面瘫难以恢复正常。[25] 一次面神经电图检查无法提供神经变性速度的信息，完全性面瘫的患者应连续进行检查。

面神经电图显示面神经无功能时还应该进行自主面肌电图检查。补充自主面肌电图检查可以通过面肌自主运动识别面肌运动单位电压，如果能够检测到自主运动单位电压表明面神经康复预后良好，这些患者不需要手术。文献报道中许多研究仅采用面神经电图而不用自主面肌电图来决定是否需要手术，[10,11,23] 研究者发现当面神经电图显示神经变性 >90% 时手术治疗与单独使用类固醇激素治疗对于面神经功能恢复没有差异。当患者面神经电图结果很差但早期有神经康复表现，且面肌电图结果较好，这些患者面神经功能很可能完全恢复，因此这些患者不需要进行面神经减压术。

在完全性面瘫发生 14 天之内应该采取治疗措施，Gantz 等[12] 发表的病例对照研究中，在面瘫 14 天后进行面神经减压手术的患者面神经恢复明显差于单纯使用类固醇激素的非手术对照组。基于神经损伤的病理生理变化的假说 Fisch[25] 主张应早期手术，神经断裂（轴突断裂和神经内膜断裂）后神经电反应很快消失，随着轴突和神经内膜断裂，再生的神经可能出现神经错生、面肌无力和联带运动。而轴索断裂（轴突断裂但神经内膜完整）的病变进展缓慢，所以尽管面肌几乎完全失神经支配，但神经通路保持完整，在恢复的过程中，轴突再生，仍支配原来的肌肉，面神经功能恢复良好（**图11.2**）。

Fisch指出，面瘫4周后神经变性逐渐进展达到>95%的患者面神经功能自然恢复达93%，而在面瘫3周内神经变性>95%的患者自然恢复率只有64%，两种情况的差异可能与神经损伤程度有关。[22]

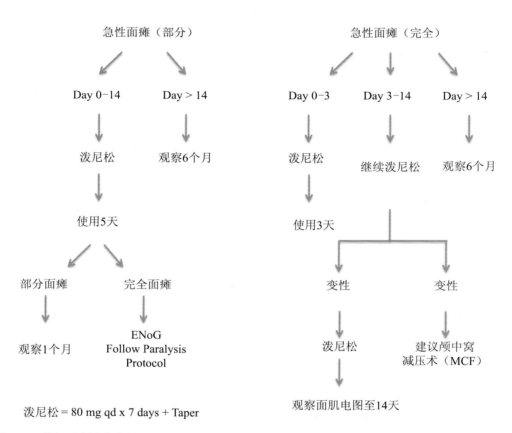

图11.2   贝尔面瘫治疗流程。EMG：面肌电图；ENOG：面神经电图；MCF：颅中窝
（引自 Gantz BJ，Rubinstein JT，Gidley P，Woodworth CG. Surgical management of Bell Palsy. Laryngoscope.1 999；109：1181；使用经许可）

病人必须是自愿接受手术。面神经减压术采用中颅窝进路，有一定的风险；面神经迷路段减压需要在耳蜗和上半规管附近使用钻头，有损伤听力和前庭功能的风险；手术的其他风险包括脑膜炎，颞叶水肿导致暂时性失语、癫痫、卒中甚至死亡。鉴于以上这些风险，有些患者不愿意手术；也有患者为了最大限度地恢复面神经功能愿意接受手术。应该告知患者全面而详细的手术方案、手术的风险以及手术获益情况。

Gantz等[12]在一个病例对照研究里验证了手术适应证的标准，来自爱荷华大学的30名患者参加了一项为期15年的研究。面神经减压术患者入组标准是：贝尔面瘫发病14天内出现完全性面瘫（HB分级Ⅵ级），面神经电图患侧神经变性>90%，且自主面肌电图无电反应。患者自愿选择进入手术组（n=19）或非手术组（n =11），非手术组口服类固醇激素治疗。最初Fish还设计了第二组手术患者（n= 7）作为外科适应证标准 14 天之后设置的对照组，在贝尔面瘫发病 14 天~28 天之间行面神经减压手术。经颅中窝入路面神经减压术范围包括面神经内听道段远端、内听道口、迷路段、膝状神经节、鼓室段。七个月后随访时，仅用类固醇激素的对照组患者没有 1 例恢复到 H-B I 级；非手术对照组 11 例患者中 4 例恢复到 HB II 级，面肌力弱；7 例（64%）恢复到 H-B III 级，效果不令人满意。在手术对照组 7 例，其中 2 例恢复效果好（恢复到 H-B II 级）；其余 5 例恢复效果欠佳（恢复到 H-B III 级）。而在面瘫 14 天内手术的患者 19 例，其中 18 例恢复效果好（面神经恢复至 H-B I 级或 II 级），只有 1 例患者恢复到 III 级。统计学分析三组结果之间有显著差异（P=0.0001），早期面神经减压术效果明显优于另两组。目前为止，这是文献报道中唯一有严格手术纳入标准并且包含药物对照组和手术对照组的研究，这一决定性的研究结果验证了下面的面神经减压术的适应证标准（如图 **11.2** 所示）。

- 完全性面瘫，HB 分级 VI 级[26]；
- 必须在完全性面瘫 14 天内行面神经减压术；
- ENoG 显示患侧面神经变性 >90%；
- 没有自主面肌电图动作电位；
- 病人希望接受外科手术。

■ 手术方法

基于前面提到面神经的解剖特点和严重贝尔面瘫时面神经的病理特征，建议采用中颅窝入路暴露面神经并行面神经减压。中颅窝入路可以暴露面神经内听道段、内听道口、迷路段、膝状神经节和面神经鼓室段近端神经。

全麻气管插管后，手术床调转 180 度，使患者头部靠近术者，麻醉医生位于患者脚下方。皮肤切口为 6×8 厘米的矩形皮瓣，蒂在后部，切口下缘沿耳后向后下走行，切口前界不能超过颞部发际线，防止损伤面神经颞支（**图 11.3**）。

颞肌筋膜留在皮瓣上，切取颞肌筋膜备用，颞肌向前翻起，切开颅骨，骨瓣的中心在颧弓根上方，骨窗范围为 4×5cm，骨瓣的上下边应该平行以便放置 House-Urban 牵开器（**图 11.4**）。

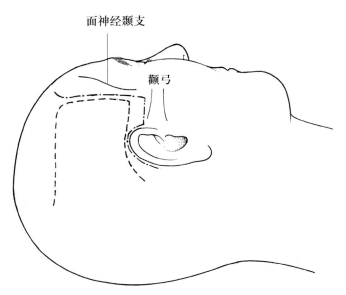

面神经颞支

颧弓

图 11.3 患者体位和皮瓣设计切口应在发际线后方，以免损伤面神经颞支，此图是术者的视角

骨瓣拿掉后，在显微镜下抬起中颅窝底的硬脑膜，暴露范围为前方显露脑膜中动脉、后方达岩骨嵴。剥离岩浅大神经周围的硬脑膜时很困难，需多加小心，防止岩浅大神经从膝状神经节撕脱，岩浅大神经撕裂发生率大约 5%~15%。[18,27] 在岩鳞裂常有硬膜反折，使用双极电凝烧灼后锐性切开；然后放置 House-Urban 牵开器，抬起颞叶（**图 11.4**）。

左耳

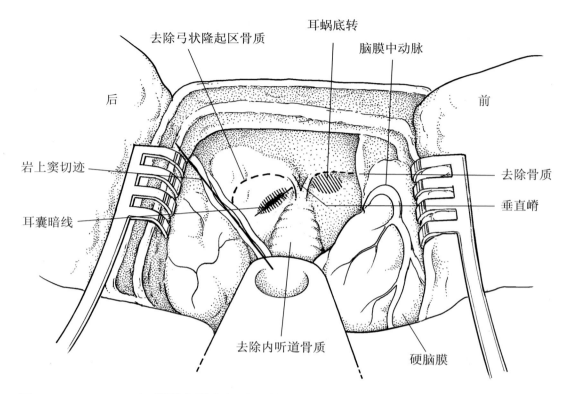

图 11.4　House-Urban 牵开器抬起颞叶脑组织、暴露术野。正确的方法是将牵引板插入岩嵴下方内听道口。与上半规管和岩浅大神经呈 60° 角

首先辨认内听道，找到上半规管。弓状隆起常作为辨认上半规管的标志，磨低弓状隆起找到上半规管。术前 stenver 位 X 线平片可以帮助确定耳囊上方的骨质厚度。上半规管与岩骨嵴垂直，与内听道成 60° 角（图 11.5）。[28]

然后进行内听道口的轮廓化，内听道口应该 180 度轮廓化，随着解剖向外侧进行，内听道可以外侧和头侧轮廓化，内听道的中部和外侧部只能 120 度轮廓化，应该磨掉从内耳门到垂直嵴（Bill bar）的全部骨质，一旦找到垂直嵴处迷路段骨管，就磨除从内听道底到膝状神经节的骨管。面神经迷路段减压可以 90 度开放骨管，这样既可以减压又能避免意外损伤耳蜗底转，耳蜗底转位于迷路段前下 <1 毫米的位置。接下来磨除膝状神经节骨管，最后，追寻面神经管进入鼓室段（图 11.6），此时需

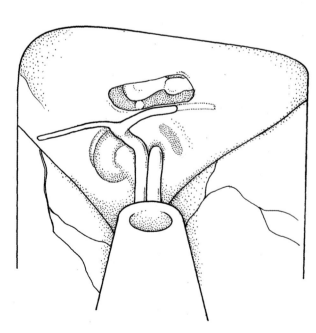

图 11.5　中颅窝底。内听道向内 180 度轮廓化，内听道外侧只能 120 度轮廓化。面神经迷路段从内耳门到膝状神经节全程开放，耳蜗位于面神经迷路段前下方 1mm 之内

要开放上鼓室，注意切勿损伤听小骨。

面神经管开放范围尽可能达到匙突水平。面神经全程暴露之前，应该在面神经表面保留一层菲薄的骨壳，随后使用小直角钩剥掉骨壳。骨壳去掉后，用显微刀（59-10 号 Beaver 刀）切开内听道的硬脑膜并分离至内听道远端，然后切开内听道口紧束的蛛网膜带。面神经迷路段的神经外膜 / 骨膜应切开至膝状神经节水平，还应该打开从匙突到膝状神经节的神经外膜。

面神经显露后，使用 Prass 探针或者 Parsons-McCabe 面神经刺激器，进行术中诱发面肌电图检测。先刺激鼓室段，以验证电信号可以传至神经远端，然后刺激迷路段或内听道底段。>90% 的患者面神经传导阻滞位于迷路段或膝状神经节。

面神经显露后，取一块游离颞肌，修补硬脑膜缺损。取颞肌筋膜平铺于内听道和上鼓室骨质缺损处，取颅骨瓣的内层来重建上鼓室骨质（**图 11.7**）。

取下 House-Urban 拉钩，脑膜中动脉区域彻底止血，两根硬脑膜缝线放置在颅骨开窗下方，并和颞肌缝合。减少硬脑膜和骨瓣之间的死腔，然后复位骨瓣，不必用小夹板固定。增加颞肌量并用可吸收线间断缝合颞肌，使得无脑脊液漏，皮下间断缝合帽状腱膜 / 颞筋膜。尼龙线间断缝合皮肤，伤口加压包扎。

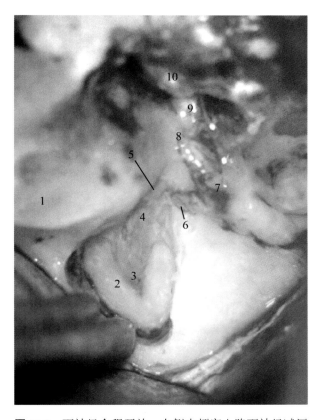

图 11.6　面神经全程开放。右侧中颅窝入路面神经减压术术中照片。（1）上半规管磨出蓝线。（2）中间是内听道（IAC）（3）内听道外侧的硬脑膜已经全部减压。（4）内听道远端的面神经，（5）内耳门，（6）迷路段面神经明显水肿。（7）膝状神经节表面骨管去除。（8）面神经鼓室段骨管开放至匙突（9）水平。（10）听小骨已经摘除，利于显露面神经

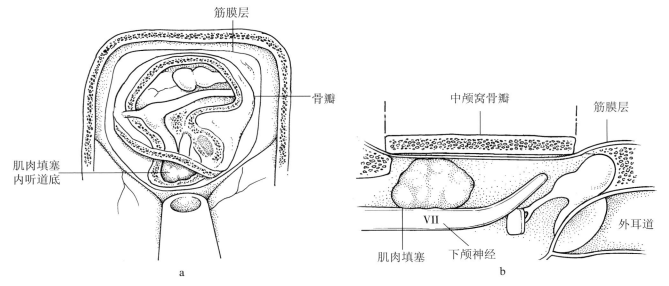

图 11.7 a，b　上鼓室的重建。取颞肌填塞内听道远端，将颞肌筋膜平铺于骨瓣和硬脑膜之间修补缺损，取颅骨骨瓣的内层重建上鼓室天盖骨质缺损处

■ 术后护理

术后患者应常规在 ICU 住一晚，以便随时监测神经功能。由于颞叶抬高，患者进入 ICU 后液体摄入量应限制少于 2 升 /24 小时，持续限制液体摄入至术后 48 小时。加压包扎，每天换药，评估皮瓣是否有血肿或脑脊液漏。可以口服或静脉注射止痛药进行镇痛。术后禁食禁水 1 天，继续眼部护理，术后应继续使用类固醇激素（氢化可的松或地塞米松）48 小时。

虽然有报道面神经减压术后面神经功能立即改善的效果特别好的病例，[8,29] 但是应该告知患者术后面神经功能恢复是个缓慢的过程，大约需要 3 ~ 6 个月会出现恢复的迹象。外伤 12 个月之后神经再生与周围神经相接，会出现面肌联动现象。

■ 手术并发症和陷阱

最严重的手术并发症是耳蜗底转受损或面神经受损。Pulec 报道了 200 例面神经减压术术后未出现感音神经性听力下降，4 例患者出现小于 10 分贝的传导性听力损失，1 例患者出现分泌性中耳炎，传导性听力损失达到 30dB。[30] 小脑前下动脉出血是灾难性的并发症。中颅窝进路对于小脑前下动脉及伴行静脉的暴露常常不够理想，控制出血较为困难，乙状窦后入路或枕下入路开颅手术可以很好地控制出血。损伤小脑前下动脉可致脑干、小脑和内耳的血管梗死。

其他手术并发症都和中颅窝进路有关。中颅窝入路因为压迫颞叶影响重要的语言中枢，出现暂时性失语，在左侧手术的老年患者更常见。其他并发症包括脑膜炎、脑脊液漏（2% ~ 6%）[31]、癫痫、卒中或血肿（硬膜外 / 蛛网膜下腔 / 脑实质）。由于上鼓室开放，有可能出现颞叶脑膨出；使用颅骨骨瓣的内层重建上鼓室天盖可以避免颞叶脑膨出的风险。对听小骨的扰动可致传导性听力损失，如果电钻切割意外触动听小骨可致内耳损伤。

■ 结论

近期数据表明：从长远来看，尽早使用类固醇激素和抗病毒药物治疗贝尔面瘫，可以提高面神经康复效果，降低面瘫恢复欠佳的风险。药物治疗因无创无风险更受推崇。然而有少数患者，尽管使用足量的药物，治疗效果仍比较差。由于符合手术适应证的患者数量很少，并且真正的随机研究存在伦理上的问题，很难获得早期面神经减压术的有效率的数据。当前文献数据表明，出现完全性面瘫时越早面神经减压术患者受益越大。尽早手术可以预防面瘫的严重后遗症，提高患者的生活质量。

（王　斌　译　王　轶　校）

参考文献

1. Peitersen E. The natural history of Bell's palsy. Am J Otol 1982; 4(2):107–111
2. Balance C, Duel AB. The operative treatment of facial palsy: by the introduction of nerve grafts into the fallopian canal and by other intratemporal methods. Arch Otolaryngol 1932;15:1–70
3. Kettel K. Pathology and surgery of Bell's Palsy. Laryngoscope 1963;73:837–849
4. May M, Schlaepfer WM. Bell's palsy and the chorda tympani nerve: a clinical and electron microscopic study. Laryngoscope 1975;85(12 pt 1):1957–1975
5. Gussen R. Pathogenesis of Bell's palsy. Retrograde epineurial edema and postedematous fibrous compression neuropathy of the facial nerve. Ann Otol Rhinol Laryngol 1977;86(4 Pt 1): 549–558
6. Blatt IM, Freeman JA. Chorda tympani neurectomy: a simple nerve decompression operation for the cure of Bell's palsy. J La State Med Soc 1968;120(4):197–201
7. May M. Total facial nerve exploration: transmastoid, extralabyrinthine, and subtemporal indications and results. Laryngoscope 1979;89(6 Pt 1):906–917
8. Yanagihara N, Gyo K, Yumoto E, Tamaki M. Transmastoid decompression of the facial nerve in Bell's palsy. Arch Otolaryngol 1979; 105(9):530–534
9. Yanagihara N, Hato N, Murakami S, Honda N. Transmastoid decompression as a treatment of Bell palsy. Otolaryngol Head Neck Surg 2001;124(3):282–286
10. May M, Klein SR, Taylor FH. Indications for surgery for Bell's palsy. Am J Otol 1984;5(6):503–512
11. May M, Klein SR, Taylor FH. Idiopathic (Bell's) facial palsy: natural history defies steroid or surgical treatment. Laryngoscope 1985; 95(4):406–409
12. Gantz BJ, Rubinstein JT, Gidley P, Woodworth GG. Surgical management of Bell's palsy. Laryngoscope 1999;109(8): 1177–1188
13. Bodénez C, Bernat I, Willer JC, Barré P, Lamas G, Tankéré F. Facial nerve decompression for idiopathic Bell's palsy: report of 13 cases and literature review. J Laryngol Otol 2010;124(3): 272–278 10.1017/S0022215109991265
14. Takeda T, Takebayashi S, Kakigi A, Nakatani H, Hamada M. Total decompression of the facial nerve - superior prelabyrinthine cell tracts approach. ORL J Otorhinolaryngol Relat Spec 2010;71(Suppl 1):112–115
15. Rapper AH, Samuels MA. Electrophysiologic and Laboratory Aids in the Diagnosis of Neuromuscular Disease. In: Rapper AH, Samuels MA, eds. Adams and Victor's Principles of Neurology, 9th ed [e-book]. New York: McGraw-Hill; 2009. Available from www.accessmedicine.com
16. Gantz BJ, Gmür A, Fisch U. Intraoperative evoked electromyography in Bell's palsy. Am J Otolaryngol 1982;3(4):273–278
17. House WF. Surgical exposure of the internal auditory canal and its contents through the middle, cranial fossa. Laryngoscope 1961; 71:1363–1385
18. House WF, Crabtree JA. Surgical exposure of the petrous portion of the 7th nerve. Arch Otolaryngol 1965;81:506–507
19. Pulec JL. Total decompression of the facial nerve. Laryngoscope 1966;76(6):1015–1028
20. Fisch U, Esslen E. Total intratemporal exposure of the facial nerve. Arch Otolaryngol 1972;95:335–341
21. Ge XX, Spector GJ. Labyrinthine segment and geniculate ganglion of facial nerve in fetal and adult human temporal bones. Ann Otol Rhinol Laryngol suppl 1981;90(4 Pt 2, Suppl85)1–12
22. Fisch U. Surgery for Bell's palsy. Arch Otolaryngol 1981;107(1):1–11
23. Adour KK. Decompression for Bell's palsy: why I don't do it. Eur Arch Otorhinolaryngol 2002;259(1):40–47
24. McAllister K, Walker D, Donnan PT, Swan I. Surgical interventions for the early management of Bell's palsy. Cochrane Database Syst Rev 2011; (2):CD007468 10.1002/14651858.CD007468.pub2
25. Fisch U. Prognostic value of electrical tests in acute facial paralysis. Am J Otol 1984;5(6):494–498
26. House JW, Brackmann DE. Facial nerve grading system. Otolaryngol Head Neck Surg 1985;93(2):146–147
27. Rhoton AL Jr, Pulec JL, Hall GM, Boyd AS Jr. Absence of bone over the geniculate ganglion. J Neurosurg 1968;28(1):48–53
28. Kartush JM, Kemink JL, Graham MD. The arcuate eminence. Topographic orientation in middle cranial fossa surgery. Ann Otol Rhinol Laryngol 1985;94(1 Pt 1):25–28
29. McCabe BF. Some evidence for the efficacy of decompression for Bell's palsy: immediate motion postoperatively. Laryngoscope 1977;87(2):246–249
30. Pulec JL. Early decompression of the facial nerve in Bell's palsy. Ann Otol Rhinol Laryngol 1981;90(6 Pt 1, 6 Part I):570–577
31. Weber PC, Gantz BJ. Results and complications from acoustic neuroma excision via middle cranial fossa approach. Am J Otol 1996;17(4):669–675

第 12 章　面神经外伤的处理

J. Walter Kutz Jr.

Brandon Isaacson

Peter S. Roland

外伤是仅次于特发性面瘫（贝尔面瘫）最常见的面瘫病因。面神经的走行非常复杂，包括颅内段、颞骨内段以及颞骨外段。沿神经走行的任何部位都可以受到来自外力、手术或医源性损伤的风险。面神经外伤的处理非常棘手，因其有时不加干预可以预后良好，但又常常不能预测是否可以自愈。判断预后以及潜在的干预手段最重要的两个因素是面瘫的发病时间以及面瘫分级。本章节将对外伤性面瘫的评估和处理进行讨论。

■ 外部创伤

在头部外伤中，颞骨骨折占 4.4% ~ 9.4%，而后者中高达 40% 的患者合并颅底骨折，尤其在机动车事故中最为常见。[1,2] 大约 14% ~ 22% 的颅骨骨折患者会有颞骨骨折。[3] 颞骨骨折患者通常合并其他需要优先诊治的严重且危及生命的病症。

评估

详实的病史和体格检查常常会发现是否存在听力下降、眩晕、面瘫、脑脊液漏以及并发颅底骨折引起的血管损伤。有耳漏和鼓室积血的患者至少会出现传导性听力下降。而骨折横贯耳囊时常常会造成明显的感音神经性听力下降。音叉试验有助于确诊听力下降的类型，这对于要考虑行外科手术来解决脑脊液漏或面瘫的患者尤其重要。疾病初期的检查中，对面神经功能的评估非常重要，这有助于预测面瘫预后以及明确手术干预的必要性。在外部创伤的情况下，应当尽快进行面部功能的评估。事故现场目击者的陈述会提供对病情有用的信息；然而也应当谨慎采纳。许多患者就诊时因合并严重的并发伤，已行气管插管以及使用了镇静剂；这使得面部功能的初期评价非常困难。胸骨或眶上缘摩擦或按压等疼痛刺激，可诱发面部运动。有时虽已尽力但仍无法进行充分检查，须等患者病情稳定后再重新评估。

面瘫的发病时间与分级

突发性和完全性

根据近期一项大规模 meta 分析报道，突发性和完全性面瘫的预后差，只有 36% 的患者可以痊愈。[4] 重点是将预后差和预后好的患者区分开来。结合影像学和电生理学检查可以确定是否需要手术探查。

迟发性或不完全性

迟发性面瘫由面神经管内的面神经水肿所引起，尤其是经内听道孔处的面神经段；但此时面神经整体仍保持连续。[5] 如果未继续进展为完全性面瘫，则治疗效果好，常可以痊愈。若面瘫进展为完全性的，则可能需要行电生理检查。由于 >90% 的患者可以完全恢复面部功能，因此大部分不需要行面神经减压术。[3,6-8] 若电生理检查提示患者预后差，则可能需要考虑手术治疗。在贝尔面瘫中，许多外科医师也采用相同的电生理检查标准来决定是否需要行面神经减压术（详见第 11 章）。

发病时间不明

由于意识状况或其他危及生命的创伤等并发因素的存在，面瘫发病时间常无法明确。这些面瘫发病时间不明的病例，应当被归类为急性发病。若此时考虑行手术探查，则电生理检查有重要参考价值。

颞骨骨折分类

传统上，颞骨骨折按照骨折线与岩骨长轴之间的关系进行分类（纵行、斜行、横行）。[9] 目前更容易被认可的颞骨骨折分类方法是依据骨折是否累及耳囊，因为这是一个判断包括面瘫在内的颞骨内并发症比较好的预后指标。[2] 与伤及耳囊骨折发生率（<6%）相比，未伤及耳囊的骨折更常见（>94%）。[2,3] 当骨折累及耳囊时，面瘫的发生率将增至两倍，而其中最常损伤的是面神经鼓室段。[2,10] 图 12.1 为耳囊骨折影像图，图中显示骨折穿越半规管总角和内侧，导致面瘫。未伤及耳囊的骨折中，只有 6% 至 14% 的可以引起面瘫，常累及面神经膝状神经节周围段。[2,3,10]

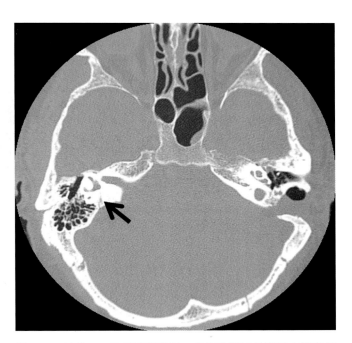

图 12.1　轴位 CT 显示耳囊骨折，骨折线穿过总脚和内侧半规管，导致急性完全性面瘫

诊断性检查

薄层计算机断层扫描（CT）是对面神经外伤患者进行评估最主要的影像学检查。CT 可以发现大部分病例的颅底骨折。因经常存在多发性骨折，所以读片务必仔细，确保发现所有的骨折线。很多骨折属于前面描述的其中一类（纵行或横行），而有些不是。大部分伴发面瘫的骨折会累及膝状神经节和 / 或面神经迷路段。**图 12.2** 显示纵行骨折累及膝状神经节周围部位，导致面瘫。如果面瘫是完全性的，则需要判断面神经管的移位和 / 或粉碎的程度，依此评估面神经是被离断还是只是被骨片压迫。当面瘫为完全性和 / 或电生理检查提示预后不佳，同时影像学检查发现严重损伤时，应当建议手术探查。

如果骨折累及颈动脉管岩段，则此时 CT 或 MRI 检查是必需的。颅底骨折累及颈动脉管最常见的部位为破裂孔－海绵窦段结合处。[11] 若不能正确识别和及时诊断颈动脉损伤，则可能导致卒中或死亡。

如果瘫痪在当下立即发生，电生理检查对于判断损伤程度是非常有帮助的。虽然神经电图（诱发性肌电图）和最大刺激试验都能提供有价值的信息，但神经电图更加精确并且能提供客观评估报告。若损伤侧神经电图反应缺失，则提示神经离断。详细的电反应诊断检查方法见第 5 章。应当结合电反应检查与 CT 检查结果共同分析。

治疗

对于继发于颞骨骨折的面瘫处理，目前存在争议。面瘫发病时间以及分级对于诊断和处理非常重要。伤后立即出现完全性的面瘫且电反应诊断检查结果不理想的患者，应行面神经手术探查。多数研究认为外伤 14 天后不建议进行手术干预；然而，有些研究者认为，对于怀疑面神经被骨折片压迫或被离断的病例，推迟面神经手术探查时间对病情更有利。[4,12,13] 面神经手术探查方式主要取决于患者听力状况以及骨折部位。对于全聋或骨折累及耳囊的病例，一般采取经迷路入路探查。[12] 对于听力尚存且骨折累及膝状神经节周围和面神经更远端部位的病例，则适合采取颅中窝乳突联合径路。

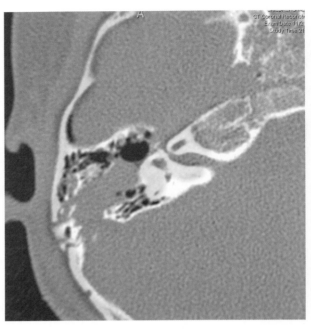

图 12.2　轴位 CT 显示右侧纵行颞骨骨折，波及膝状神经节周围

结果

由钝挫伤引发的面瘫预后一般较好。[4] 最近一项文献综述显示，只采取观察措施的不完全性面瘫患者中，其中 82% 可以痊愈。在上述观察对象中，激素类药物的使用可以有效改善预后，使 95% 的不完全性面瘫患者恢复正常功能。对面瘫发病时间的研究表明，在未采取任何干预措施的迟发性面瘫患者中，大约 80% 可恢复正常面部功能。众所周知，与部分或不完全性面瘫相比，外伤性完全性面瘫预后较差。一项针对 480 个完全性面瘫患者的大规模系列研究发现，57% 采取观察措施的患者可完全恢复面部功能，而采取激素保守治疗的患者相应的比例为 44%，采取面神经减压术的相应比例为 21%。采取观察措施的患者 1.7% 的未痊愈，这个比例在采取面神经减压术的患者中为 10%。给予激素类药物治疗的患者中没有发展为长期持续完全性面瘫的病例。[4]

颞骨外段面神经外伤

颞骨外段面神经损伤最常见的原因是穿透伤或者医源性损伤。在颞骨外段穿透伤的情况下，必须对面神经各分支进行详尽的检查。理论上，当患者全身状况稳定时，如果穿透伤造成面肌无力，应在当下立即探查。通过对面部裂伤处的观察可以发现神经的断端。在伤后 72 小时内、瓦勒变性发生之前，对面神经完整性监测可以发现面神经远端分支的损伤。如果面神经近端分支定位困难，则可以在茎乳孔或者面神经管乳突段找到面神经主干。然后再沿着主干找到面神经腮腺丛，继而沿此找到面神经近侧断端。

与神经改道或移植相比，面神经一期吻合的预后较好。面神经分支损伤较少时，预后也比较好。[14]

弹道伤

在耳郭周围遭受枪击伤时，面瘫发病率非常高，并具有一定程度的死亡率。**图 12.3** 显示颞骨枪击伤导致面神经乳突段离断的 CT 图像。这些患者经常伴发意识改变以及其他需要立即评估和处理的外伤。与钝挫伤相比，颅底的枪击伤更容易出现后组颅神经损伤、听力下降、脑脊液漏、血管损伤和颅内出血等。[15] 一项针对颞骨枪击伤的大规模研究报道了 43 例

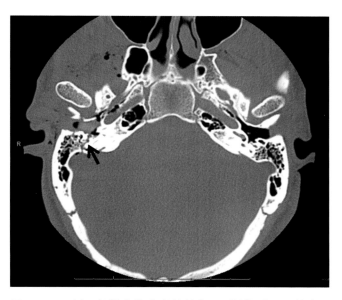

图 12.3　一例面部枪击伤患者的轴位 CT 影像图，子弹波及颞骨鼓部和乳突尖。该患者表现为急性完全性面瘫。颞下窝可见气体。骨折横贯乳突段面神经管，骨折未波及耳囊

患者的预后情况；其中 22 例表现为面神经麻痹或瘫痪。在这 22 例患者中，其中 15 例表现为面神经所有分支完全瘫痪。12 例患者接受了手术探查，其中 75% 为面神经完全离断。最常受损的部位是垂直段、鼓室段以及颞骨外段主干近端。当患者表现为完全性面瘫且影像学检查示面神经断裂或压迫时，建议手术探查行面神经减压或移植。

■ 手术创伤

桥小脑角

桥小脑角处的面神经损伤最常出现在听神经瘤切除术时。[16,17] 瘤体较大时，远期面神经功能障碍的发生率也较高。肿瘤切除时的术中面神经检测已成为一个标准监测项目，并且已被证实可以改善面神经远期预后。[17-19] 在磨除时充分暴露、大量冲洗以及小心吸引和仔细解剖可以减少面神经损伤的发生概率。Tos 等发现术中最常受损的部位为内耳门处，而吸引和磨削热是导致面神经损伤最常见的原因。[20] 激素是听神经瘤切除术后减少面神经水肿和功能障碍常用药物。如果术后立刻出现不完全性面瘫，预后一般都很好。如果术后即刻出现的是完全性面瘫，则远期预后较差。[21] 肿瘤切除后面神经刺激可以预测远期面神经功能。[22-24] Neff 等发现，如果检测结果最小刺激阈不大于 0.05mA 或反应振幅不小于 240μV 时，则 85% 的患者可以恢复到 House-Brackmann Ⅰ 级或 Ⅱ 级。[25] 在面神经完整时，不完全或完全性面瘫的处理也包括激素的使用，预后通常较好。如果一年之内面神经功能未恢复，则应当考虑其他的修复方法，如舌下神经－面神经吻合术或肌肉移植术。对于肿瘤切除手术过程中的面神经离断，则有很多修复神经的方法。如果脑干部位有充足的残余面神经根，则应当考虑腓肠神经或耳大神经移植。生物蛋白胶的吻合效果与缝合术一样好，而且对技术要求更简单，同时也更省时。[26] 如果不能找到近侧端面神经根，则需要考虑其他修复技术如舌下－面神经吻合术。

颞骨内段

在所有耳科手术操作中，都可能伤及鼓室段和乳突段面神经。鼓室段和乳突段的损伤机制不同，前者常发生在病变清除过程中；而骨质磨除过程更容易造成乳突段损伤。Green 等系统评估了 22 例耳科手术导致的医源性面神经损伤的患者。最常损伤面神经的手术为乳突根治术；但是也有鼓室成形术和外耳道成形术损伤面神经的报道。另外，79% 的损伤没有在术中发现。[27] 若术中神经暴露但未离断，则需要检查神经的状态。第一步是对神经进行减压，暴露受损段神经的近端和远端。对于是否需要打开神经鞘膜，目前仍存在争议。如果发生神经内出血，则需要打开神经外膜，引流积血。**图 12.4** 显示神经内血肿并行引流。如果神经离断，则两断端可能会非常接近。若两断端之间张力较大，则需行电缆式神经移植。如果面神经部分离断，则可以选择部分桥接移植，在保持两断端完整性的前提下，围绕神经放置桥接导管，或移植神经。Bento 等在一项针对 42 例患者的回顾性研究中对三种移植技术进行了比较，发现预后最好的是神经完全离断并接受神经移植的患者。[28] 由于经常存在低估损伤严重性的情况，因此当无法判断面神经损伤程度时，Green 等推荐行面神经完全离断并修复的方法。[29]

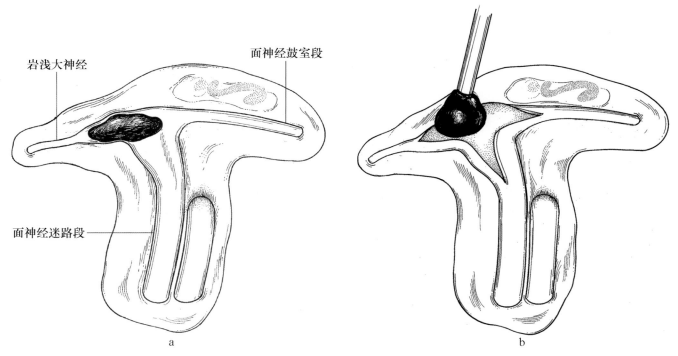

图 12.4 a，b （a）面神经膝状神经节区域的神经内血肿。（b）切开神经外膜后，疏散神经内血肿

中耳

中耳探查时可能发生手术创伤。有 18%～33% 的中耳胆脂瘤患者鼓室段面神经存在断裂，最常见于卵圆窗上方的部分。[30,31] 当断裂的面神经被肉芽组织或胆脂瘤覆盖时，则清除病变过程中可能造成面神经损伤。谨慎操作以及术中面神经刺激进行面神经的识别可以避免上述情况的发生。重要的手术标志包括匙突和鼓膜张肌半管，两者常常是胆脂瘤最后侵犯的结构。沿鼓岬表面可发现 jacobson 神经，继而定位其上方的匙突。

在镫骨切除术中，其中有 3%～8% 的患者卵圆窗上方的鼓室段面神经存在断裂。面神经断裂不是镫骨切除术的禁忌证；然而，行镫骨切除术之前，磨除盾板和识别面神经是最基本的步骤。面神经脱垂可能阻挡镫骨足板的视野，使得手术终止。也可能出现面神经覆盖在鼓岬表面、围绕足板分叉或穿过足弓等异常。如果操作过程中避开神经，则手术可以继续。

乳突段

乳突段面神经很少断裂但却更容易在骨质磨除的时候受损。乳突根治术时最常受损节段为远端至第二膝之间。在外耳道成形术时，面神经垂直段下部有较大的受损风险，因为神经可能沿侧壁到鼓环之间走行。术中面神经监测有助于避免面神经损伤；但这只是辅助手段，最重要的还是要对手术解剖结构有一个全面的理解。沿面神经的走行磨除骨质并加以充分冲洗可以降低面神经损伤的可能性。通常情况下，肉芽组织与面神经可能很难区分。面神经当遭受触压时，它会"回弹"。疑难病例可能需要术中的面神经刺激器的辅助监测。

颞骨外段

颞骨外段面神经损伤可能出现在腮腺切除术、除皱术、下颌下腺切除术、颈淋巴结清扫术以及其他涉及面神经颞骨外段的手术。这些损伤可以归类为离断、牵拉或冲击伤。

面神经出茎乳孔后分支成面神经腮腺丛。在腮腺切除术中，容易伤及面神经主干及其末梢分支。恶性肿瘤、全腮腺切除术以及修复手术均能增加面神经损伤风险。[32-35] 如果神经被意外切断，应立即行一期吻合。经过外眦水平的面神经断裂对面部功能影响较小，不需要修复。面神经经过修复后，术后 4 个月可看到恢复迹象，术后 8 个月恢复比较明显。

面神经损伤在除皱术中也可能会发生，尽管有报道称经验丰富的医师可使永久性面瘫发病率控制在 0.1%。[36,37] 额支因其跨越颧弓走行，且位置表浅，因此更易受损。在颧弓上方或颞部发际线前方操作时，避免深层解剖可以减少面神经损伤。下颌缘支也容易受损，尤其是自颈阔肌下方翻起肌皮瓣时。如果患者术后醒来即发现面瘫症状，应当留出局部麻醉复苏的时间以排除麻醉对其产生的影响。其他损伤机制包括牵拉、辅料压迫、电刀、缝合或血肿引起的损伤。

■ 医源性创伤

造成面神经医源性损伤的因素很多，包括直接创伤引起的离断、压迫、牵拉、挤压或骨质磨除及电凝止血过程中的热损伤。熟悉解剖结构、正确辨识面神经以及小心谨慎操作可以减少损伤的概率。

横断

医源性离断伤可能发生在面神经走行中的任何一段，可以由锐性切割、电钻伤或撕裂伤引起。当发现损伤时，应当进行修复。在无张力情况下，应行一期修复；但术中经常需要行电缆式神经移植。**图 12.5** 显示电缆式神经移植进行鼓室和迷路段面神经离断的修复。可能会用到耳大神经、前臂内侧皮神经或腓肠神经。在桥小脑角，进行单一缝合或生物蛋白胶就已足够。如果离断发生在面神经颞骨内段，则可以借助面神经管来支持神经和移植物。

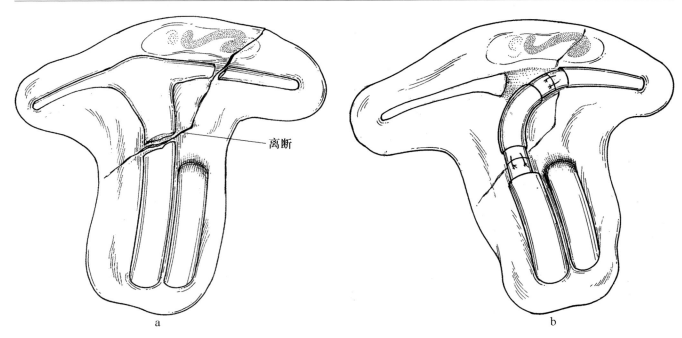

图 12.5 a，b （a）离断的鼓室段和迷路段面神经。（b）电缆式移植物用于修复断裂的神经

压迫

压迫伤最常发生在面神经颞骨内段。神经水肿、面神经管和神经之间的出血、碎骨片或包扎过紧均可能引起压迫伤。术中即使发现这些问题可以减少面神经压迫的概率。**图 12.6** 显示压迫面神经的碎骨片，并对其进行了移除。在这些病例中，面瘫进行性加重，处理措施依赖于术中发现的神经压迫方式。若发现完全性面瘫且电生理检查提示神经变性时，需要行二次探查手术。迟发性且不完全性面瘫的预后可能较好，可以进行观察。

牵拉

牵拉伤可能发生在桥小脑角或颞骨外段的肿瘤切除术中。损伤机制包括肿瘤切除过程中或吸引器使用时对面神经的直接牵拉。如果神经保持完整，则不需要后续特殊处理并且预后较好。有时会出现不完全麻痹和联动。如果神经被部分撕裂，根据损伤程度可以行无张力一期修复或电缆式神经移植。

挤压

挤压伤可能由操作不当引起，如止血钳误夹、吸引器误吸或外伤。最近的动物实验发现颞骨内段面神

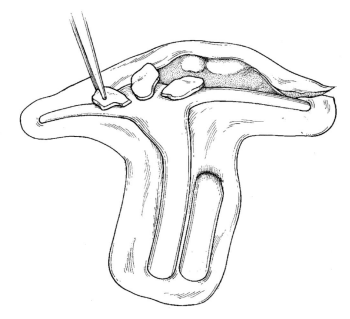

图 12.6 膝状神经节区域骨折碎片压迫面神经。为减轻面神经压力，将碎骨片小心进行移除

经挤压伤可以引起面部运动核细胞的损失。与之相反，在颞骨内段挤压伤并未见到面部运动核细胞损失。[38,39] 如果发现了冲击伤，则需依据临床判断来决定切除或修复受损段神经。多数动物实验表明运动神经冲击伤可以完全恢复。[40,41] 如果冲击伤发生时没有及时修复神经，且 4 个月后无明显恢复迹象，则需要行二次探查手术。

■ 总结

面神经外伤是常见的耳科疾病。面瘫的发病时间及分级是及时采取外科干预手段和判断预后最重要的依据。迟发性和不完全性面瘫预后较好，极少需要外科手术干预。对于急性或完全性面瘫，影像学和电生理学检查有助于判断哪些病例预后较差且需要行外科手术探查。

（高娟娟　译　冯国栋　校）

参考文献

1. Exadaktylos AK, Sclabas GM, Nuyens M, et al. The clinical correlation of temporal bone fractures and spiral computed tomographic scan: a prospective and consecutive study at a level I trauma center. J Trauma 2003;55(4):704–706
2. Dahiya R, Keller JD, Litofsky NS, Bankey PE, Bonassar LJ, Megerian CA. Temporal bone fractures: otic capsule sparing versus otic capsule violating clinical and radiographic considerations. J Trauma 1999;47(6):1079–1083
3. Brodie HA, Thompson TC. Management of complications from 820 temporal bone fractures. Am J Otol 1997;18(2):188–197
4. Nash JJ, Friedland DR, Boorsma KJ, Rhee JS. Management and outcomes of facial paralysis from intratemporal blunt trauma: a systematic review. Laryngoscope 2010;120(Suppl 4):S214
5. Fisch U. Facial paralysis in fractures of the petrous bone. Laryngoscope 1974;84(12):2141–2154
6. McKennan KX, Chole RA. Facial paralysis in temporal bone trauma. Am J Otol 1992;13(2):167–172
7. Turner JWA. Facial palsy in closed head injuries. Lancet 1944;246:756–757
8. Maiman DJ, Cusick JF, Anderson AJ, Larson SJ. Nonoperative management of traumatic facial nerve palsy. J Trauma 1985;25(7):644–648
9. Nosan DK, Benecke JE Jr, Murr AH. Current perspective on temporal bone trauma. Otolaryngol Head Neck Surg 1997;117(1):67–71
10. Darrouzet V, Duclos JY, Liguoro D, Truilhe Y, De Bonfils C, Bebear JP. Management of facial paralysis resulting from temporal bone fractures: Our experience in 115 cases. Otolaryngol Head Neck Surg 2001;125(1):77–84
11. Resnick DK, Subach BR, Marion DW. The significance of carotid canal involvement in basilar cranial fracture. Neurosurgery 1997;40(6):1177–1181
12. Chang CY, Cass SP. Management of facial nerve injury due to temporal bone trauma. Am J Otol 1999;20(1):96–114
13. Quaranta A, Campobasso G, Piazza F, Quaranta N, Salonna I. Facial nerve paralysis in temporal bone fractures: outcomes after late decompression surgery. Acta Otolaryngol 2001;121(5):652–655
14. Frijters E, Hofer SO, Mureau MA. Long-term subjective and objective outcome after primary repair of traumatic facial nerve injuries. Ann Plast Surg 2008;61(2):181–187
15. Shindo ML, Fetterman BL, Shih L, Maceri DR, Rice DH. Gunshot wounds of the temporal bone: a rational approach to evaluation and management. Otolaryngol Head Neck Surg 1995;112(4):533–539
16. Brackmann DE, Cullen RD, Fisher LM. Facial nerve function after translabyrinthine vestibular schwannoma surgery. Otolaryngol Head Neck Surg 2007;136(5):773–777
17. Lalwani AK, Butt FY, Jackler RK, Pitts LH, Yingling CD. Facial nerve outcome after acoustic neuroma surgery: a study from the era of cranial nerve monitoring. Otolaryngol Head Neck Surg 1994;111(5):561–570
18. Kileny P, Kemink J, Tucci D, Hoff J. Neurophysiologic intraoperative facial and auditory function in acoustic neuroma surgery. In: Tos M, Thomsen J, eds. Acoustic Neuroma: Proceedings of the First International Conference on Acoustic Neuroma. Amsterdam/New York: Kugler Publications, 1992:569–574
19. Isaacson B, Kileny PR, El-Kashlan H, Gadre AK. Intraoperative monitoring and facial nerve outcomes after vestibular schwannoma resection. Otol Neurotol 2003;24(5):812–817
20. Tos M, Youssef M, Thomsen J, Turgut S. Causes of facial nerve paresis after translabyrinthine surgery for acoustic neuroma. Ann Otol Rhinol Laryngol 1992;101(10):821–826
21. Arriaga MA, Luxford WM, Atkins JS Jr, Kwartler JA. Predicting long-term facial nerve outcome after acoustic neuroma surgery. Otolaryngol Head Neck Surg 1993;108(3):220–224
22. Goldbrunner RH, Schlake HP, Milewski C, Tonn JC, Helms J, Roosen K. Quantitative parameters of intraoperative electromyography predict facial nerve outcomes for vestibular schwannoma surgery. Neurosurgery 2000;46(5):1140–1146, discussion 1146–1148
23. Nissen AJ, Sikand A, Curto FS, Welsh JE, Gardi J. Value of intraoperative threshold stimulus in predicting postoperative facial nerve function after acoustic tumor resection. Am J Otol 1997;18(2):249–251
24. Prasad S, Hirsch BE, Kamerer DB, Durrant J, Sekhar LN. Facial nerve function following cerebellopontine angle surgery: prognostic value of intraoperative thresholds. Am J Otol 1993;14(4):330–333

24. Prasad S, Hirsch BE, Kamerer DB, Durrant J, Sekhar LN. Facial nerve function following cerebellopontine angle surgery: prognostic value of intraoperative thresholds. Am J Otol 1993;14(4): 330–333

25. Neff BA, Ting J, Dickinson SL, Welling DB. Facial nerve monitoring parameters as a predictor of postoperative facial nerve outcomes after vestibular schwannoma resection. Otol Neurotol 2005;26(4):728–732

26. Bacciu A, Falcioni M, Pasanisi E, et al. Intracranial facial nerve grafting after removal of vestibular schwannoma. Am J Otolaryngol 2009;30(2):83–88

27. Green JD Jr, Shelton C, Brackmann DE. Iatrogenic facial nerve injury during otologic surgery. Laryngoscope 1994;104(8 Pt 1): 922–926

28. Bento RF, Salomone R, Brito R, Tsuji RK, Hausen M. Partial lesions of the intratemporal segment of the facial nerve: graft versus partial reconstruction. Ann Otol Rhinol Laryngol 2008;117(9): 665–669

29. Green JD Jr, Shelton C, Brackmann DE. Surgical management of iatrogenic facial nerve injuries. Otolaryngol Head Neck Surg 1994;111(5):606–610

30. Selesnick SH, Lynn-Macrae AG. The incidence of facial nerve dehiscence at surgery for cholesteatoma. Otol Neurotol 2001; 22(2):129–132

31. Moody MW, Lambert PR. Incidence of dehiscence of the facial nerve in 416 cases of cholesteatoma. Otol Neurotol 2007;28(3): 400–404

32. Koch M, Zenk J, Iro H. Long-term results of morbidity after parotid gland surgery in benign disease. Laryngoscope 2010;120(4):

724–730

33. Yuan X, Gao Z, Jiang H, et al. Predictors of facial palsy after surgery for benign parotid disease: multivariate analysis of 626 operations. Head Neck 2009;31(12):1588–1592

34. Upton DC, McNamar JP, Connor NP, Harari PM, Hartig GK. Parotidectomy: ten-year review of 237 cases at a single institution. Otolaryngol Head Neck Surg 2007;136(5):788–792

35. Bron LP, O'Brien CJ. Facial nerve function after parotidectomy. Arch Otolaryngol Head Neck Surg 1997;123(10):1091–1096

36. McCollough EG, Perkins SW, Langsdon PR. SASMAS suspension rhytidectomy. Rationale and long-term experience. Arch Otolaryngol Head Neck Surg 1989;115(2):228–234

37. Baker DC, Conley J. Avoiding facial nerve injuries in rhytidectomy. Anatomical variations and pitfalls. Plast Reconstr Surg 1979;64(6):781–795

38. Marzo SJ, Moeller CW, Sharma N, Cunningham K, Jones KJ, Foecking EM. Facial motor nuclei cell loss with intratemporal facial nerve crush injuries in rats. Laryngoscope 2010;120(11): 2264–2269

39. Sharma N, Cunningham K, Porter RG Sr, Marzo SJ, Jones KJ, Foecking EM. Comparison of extratemporal and intratemporal facial nerve injury models. Laryngoscope 2009;119(12): 2324–2330

40. Chen LE, Seaber AV, Glisson RR, et al. The functional recovery of peripheral nerves following defined acute crush injuries. J Orthop Res 1992;10(5):657–664

41. Hadlock TA, Heaton J, Cheney M, Mackinnon SE. Functional recovery after facial and sciatic nerve crush injury in the rat. Arch Facial Plast Surg 2005;7(1):17–20

第13章 耳源性疾病引起的面瘫

Thomas E. Linder

面神经对颞骨内感染性疾病具有很强的抵抗力。来自澳大利亚的 1074 例面瘫患者的数据显示，仅 29 人（3%）确诊为颞骨感染，其中 10 人确诊为急性中耳炎，10 人确诊为胆脂瘤（7 人为后天性胆脂瘤，3 人为先天性胆脂瘤），2 人确诊为乳突炎，2 人确诊恶性外耳道炎，2 人确诊非胆脂瘤型慢性化脓性中耳炎，1 人确诊结核性乳突炎，1 人确诊化脓性腮腺炎，1 人确诊慢性肉芽肿病。[1] 对急性中耳炎进行早期药物治疗，急性乳突炎进行恰当引流，后天性胆脂瘤及时诊断，以及系统性疾病累及颞骨（如韦格纳肉芽肿）的罕见性均可减少罹患面神经急性或慢性疾病的发病率。面神经骨管作为骨性结构，可有效保护颞骨内段面神经，少数时候会有自发性骨裂，面神经骨裂主要涉及靠近卵圆窗的面神经鼓室段和通向中颅窝脑膜的膝状神经节。面肌无力可作为迷路上型胆脂瘤的首发症状，或可能表明潜在疾病（如坏死性中耳炎）预后不良。本章总结了可致面瘫的颞骨感染性疾病。

■ 急性中耳炎

自抗生素的使用起，急性中耳炎引起的颞骨内并发症数量减少，对手术治疗的需求也逐年减低。最新研究显示，抗生素应用控制在 24 至 48 小时内，并没有增加急性乳突炎的年发病率估计为 1.2 ~ 4.2/100，000）。急性中耳炎多见于儿童；因此，继发于急性中耳炎的面瘫，儿童较成年人更为多见。Fischer 等发表了一项包括 61 例急性化脓性中耳炎继发面瘫患者的大样本研究。[2] 大多数研究，样本数多在 10 例至 20 例，观察时间多在 5 至 10 年之间。不全面瘫（面神经轻度麻痹）患者因其预后良好，不需手术干预，少被转送至大型医疗中心。急性面瘫可作为急性中耳炎的首发症状，或作为细菌性中耳炎的并发症，伴随急性乳突炎而出现。[3] 虽然急性中耳炎引起面瘫存在多种假说，包括病原体毒性、宿主抵抗力、先天性面神经骨管裂等，但其主要病因仍考虑为同种病原体引起。其病理生理机制包括压力引发的病变、静脉淤血致神经水肿、毒性刺激等。计算机断层扫描（CT）可用于明确急性中耳炎的严重程度（是否存在骨膜下脓肿、融合性乳突炎、乙状窦血栓形成等并发症），评估面神经骨管走行（寻找是否存在面神经骨管裂），以及排除其他病变（如潜在的胆脂瘤间接征象）。急性中耳炎伴耳道脓性溢液患者，首次就诊时很难仅凭耳镜检查排除潜在的胆脂瘤可能。

早期推荐外科手术减压，但因其缺乏随机临床试验对照，且该病总体预后良好，外科手术的作用受到质疑。抗生素治疗应为首选治疗；可加用类固醇激素，但其效用仍缺乏有效证据。[4] 作者偏向于鼓膜切开术（为行细菌培养）和鼓膜置管术（帮助中耳引流）。乳突根治术适用于急性乳突炎和 / 或骨膜下脓肿形成的病例。然而，作者不主张行面神经探查和减压。文献综述指出，不赞同急性中耳炎合并面瘫患者行面神经减压术。在急性化脓性感染的情况下（如新鲜肉芽组织增生、中耳纤维性粘连），从茎乳孔至膝状神经节进行面神经探查，其技术要求高且不必要。

不完全性面瘫患者预后良好，可在短短几天至 3 周内完全恢复。患急性中耳炎期间出现完全性面瘫患者也有较好的预后，但其达到最佳程度改善仍需几周至数月的时间。[5] 多数研究证实，所有病例的面神经功能可完全恢复。[6] 少数研究显示，部分患者面神经功能不能完全恢复，3%~15% 的患者 HB 分级可达Ⅱ级，3% 的患者 H-B 分级可达Ⅲ级，[2,7] 然而预后不佳（HB Ⅳ~Ⅵ级）的病例并没有被报道。成人少有患急性中耳炎，因而在罹患急性中耳炎的病程中并发面瘫的风险更低。关于成人患急性中耳炎并发面瘫的研究较少，多显示其预后良好。[8]

■ 坏死性外耳道炎

坏死性外耳道炎又名恶性外耳道炎，因为它是一种破坏性的且存在潜在致命风险的外耳道炎，多见于老年和男性糖尿病患者。铜绿假单胞菌作为主要致病菌，可通过外耳道软骨切迹和鼓乳缝引起严重的颅底骨髓炎，进一步侵及颞下窝和颈静脉孔区。患者常主诉晨间疼痛及夜间觉醒。早期耳镜检查并无特异，可见外耳道骨软骨交界处肉芽组织增生。面神经乳突段位置靠近感染源，感染蔓延至颈静脉球处，靠近茎乳孔，因而面神经极容易被波及。面神经及后组颅神经麻痹可作为首要警示症状，指导医师行 CT 和磁共振成像（MRI）扫描，寻找沿颅底骨髓炎的感染和感染扩散的证据。CT 扫描可见部分乳突气房内少量软组织影，外耳道皮肤增厚，可能是这种致命性感染的早期征象（**图 13.1**）。MRI 可显示沿颅底感染侵入颞下窝软组织和向颈静脉孔区神经部的实际范围（**图 13.2**）。

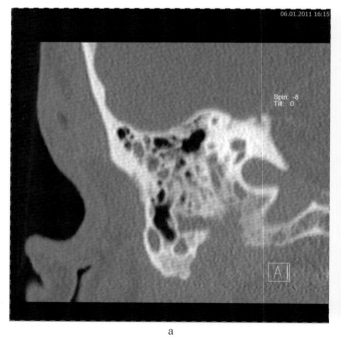
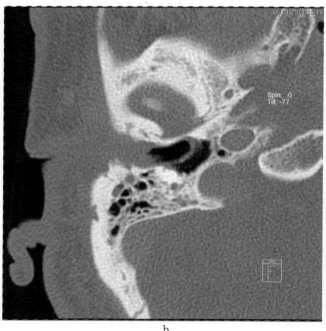

a　　　　　　　　　　　　　　　　　b

图 13.1 a，b　坏死性外耳道炎患者的轴位（**a**）和冠位（**b**）CT 图像，示乳突气房气化良好，气房内有少量软组织密度影，沿外耳道和乳突尖可见少量可疑骨质破坏。面神经骨管也被侵及

累及面神经是预后不良的标志。[9]进一步累及后组颅神经（IX - XII）或蔓延至岩尖（展神经麻痹）可预示致死结局。疑似或确诊（通过影像学或活检）坏死性外耳道炎的治疗，已经从首选手术逐步转变为联合长期使用静脉抗铜绿假单胞菌的抗生素治疗，使用时间长达 2~4 个月。环丙沙星作为可迅速诱导耐药株的药物，可使病情恶化。建议从外耳道或乳突采集样本做细菌培养，但由于已使用抗生素治疗，细菌培养结果可为阴性。关于手术清创和面神经减压术的争议仍然存在。[10]回顾文献，保守治疗仍以静脉抗生素治疗为主。在疾病进展的情况下（如乙状窦血栓形成、后组颅神经麻痹或面神经麻痹合并影像学上骨质破坏[10]），乳突根治术及对融合性乳突炎的外科引流似乎是适当的。开放神经外膜的面神经减压术并没有得到广泛采用，因其可能无法改善病程结局。这样看来，感染性疾病的完全康复，并不意味着面神经功能完全恢复。[10,11]

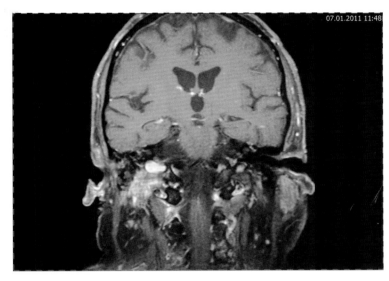

图 13.2　图 13.1 中患者的磁共振扫描 T1 图像，示沿颅底入颞下窝出现明显炎症反应（钆增强）

■ 慢性中耳炎

非胆脂瘤型慢性化脓性中耳炎引起的面瘫多发生于成人和青少年，而儿童少见。必须通过耳镜检查和影像学检查（CT 和最终的非平面回波弥散 MRI）来排除潜在的胆脂瘤可能。其他鉴别诊断包括结核、韦格纳病或组织细胞增生症 X。干性穿孔不损害面部功能；然而，间歇性或慢性消耗性（化脓性）穿孔可能并发急性或缓慢进展性面瘫。面瘫可能不是此种环境下的唯一症状。进展性中耳感染的症状还包括眩晕、迷路炎、感音神经性耳聋伴耳鸣等。CT 可有效评估颞骨内疾病进展程度，以及寻找是否存在面神骨管裂。常规建议应立即静脉注射广谱抗生素和类固醇治疗。不完全面瘫及早期停止耳漏，均预示面神经功能可迅速恢复至正常。这样，手术治疗基础疾病的计划可予以推迟，考虑择期手术。面神经麻痹若进展，则考虑尽早采取外科手段干预。术前行电生理检查（急性或亚急性面瘫使用神经电图，长期面瘫使用肌电图）可确定神经损伤的程度，对预后具有指导意义。若电反应完全丧失，则可能指向其预后不佳。病变程度的不同，所需面神经走行路径的暴露程度不同，在一定程度上影响外科手术术式的选择。若颞骨气化良好，完璧式乳突切除合并后鼓室切开和上鼓室切开 / 切除术就足够了；若气化欠佳，则可行开放式的乳突上鼓室切除术，可暴露由膝状神经节至茎乳孔的面神经全长。[12]

应在整个中耳腔和乳突处探查面神经。对于早期手术和急性面神经麻痹的病例，术中面神经刺激可帮助外科医生确认病变部位（通常沿鼓部、面神经骨管裂段）。近端刺激无任何反应的情况下，远端刺激仍可能显示有反应（通过监测设备可以听见）。从而可以定位，进行近端和远端暴露和减压。在大多数情况下，基于面神经损伤的长度和严重程度不同，及面神经全程（从茎乳孔至膝状神经节）均有骨管保护，行术中刺激可能不大。如果没有定位病变，则不必行面神经全程减压，否则可能存在过度治疗。[13] 早期行面神经减压、去除中耳内病变均提示良好预后，面神经功能可在数月内达到正常或接近正常水平（HB Ⅱ级）。长期面瘫或术前电生理测试无反应的患者，其最终结局可能并不理想。[14]

Schuknecht 主持的一项关于老年糖尿病患者尸检研究表明，患者存在溶骨性炎性改变，大范围骨炎侵蚀面神经骨管，压迫面神经，变性的面神经周围炎性细胞浸润。[15] 因此术中不论是探查面神经，还是移除任何溶解性肉芽组织和骨炎骨碎片，都需持谨慎态度。幸运的是在西方国家，不伴胆脂瘤的慢性中耳炎患者身上已经很少见到这种类型的病变。

合并胆脂瘤的慢性中耳炎

先天性和后天性胆脂瘤均可累及面神经，导致面瘫。根据其病变部位和症状的不同，可制定相应的手术方案以清除病变。

颞骨后天性胆脂瘤

慢性中耳炎伴胆脂瘤形成（原发或继发性胆脂瘤）可压迫面神经，甚至完全破坏神经，引起面瘫。解剖学研究发现常规尸检中约 30% 存在先天性面神经骨管裂。其中三分之一（15/44）均存在双侧面神经骨管裂，从而导致 19.7%（59/300）颞骨受到影响，骨管裂好发于卵圆窗龛处。[16] 一项包含 67 例患者的临床研究表明，33% 的患者存在骨性缺损。在此基础上，胆脂瘤到达上鼓室，以及外科医生在去除胆脂瘤基质时在面神经周围的解剖，使面神经处于被损伤的高风险中。[17]

以急性面瘫为主诉，有潜在胆脂瘤风险的患者需紧急处理。多数情况下，需急诊行面神经减压术来减少对神经的压迫，以达迅速恢复的目的。Quaranta 等的一项研究显示，7 天内手术与延迟手术的患者结局存在显著差异，前者面神经功能可完全恢复，而后者预后不一。[18] 急诊干预手段包括打开胆脂瘤囊壁，去除角蛋白内容物，数日后再考虑择期手术完全清除病变，行面神经减压术（**图 13.3**）。有时，患者转诊至耳鼻喉专科前可能为时已晚，已出现数月部分性面瘫情况。在部分性面瘫的情况下，可以希望获得面神经功能改善，尽管手术尽快进行也不能保证面神经功能恢复如常。[19] 首选手术方法为开放性乳突上鼓室切除术，其优势在于从膝状神经节至茎乳孔段可完全暴露面神经路径。外科医生不应为保留外耳道壁或维持外耳道解剖完整性而有所限制。病变最常累及面神经鼓室段和锥曲段，且镫骨上结构通常已被破坏。因此，听骨链重建并非首要任务。长期完全性面瘫患者多预后不良。多数情况下可保留面神经的完整性，而少数情况下，神经可被彻底压迫到一层薄薄的纤维，甚至被完全破坏。在这些情况下，通过面神经移植可有效改善预后，8 至 20 个月后，患者面神经功能可由 HB Ⅵ级提高至Ⅳ级，甚至Ⅲ级。

岩尖与面瘫

颞骨岩部胆脂瘤被认为是先天性或后天性胆脂瘤侵犯至岩尖中特殊的存在。即使在大型三级医疗转诊中心，这些胆脂瘤病例也非常罕见，每年仅有大约两至四个病例。因其扩散路径不同，可分为迷路上型和迷路下型胆脂瘤。其中岩尖部胆脂瘤以迷路上型胆脂瘤多见。[20] 后天性颞骨岩部胆脂瘤产生于中耳腔，侵犯岩骨前区并沿面神经向内到达膝状神经节。[21] 若临床医生不重视初始 CT 扫描，可能会在手术中忽略这部分胆脂瘤，残余的病变可致进展性面瘫（**图 13.4**），需要再次手术（**图 13.5**）。

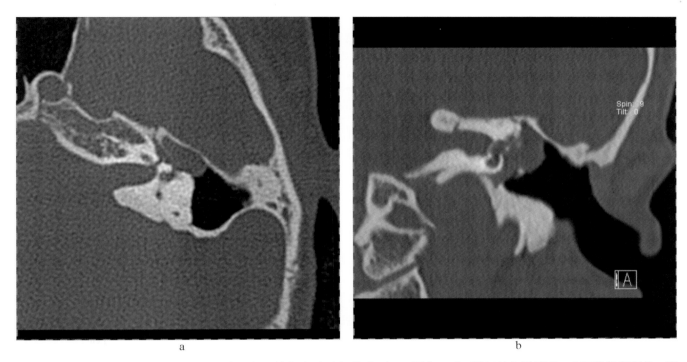

图 13.3 a，b　复发性胆脂瘤并发急性面瘫患者的轴位（a）和冠位（b）CT 图像，示面神经鼓室段暴露，表面胆脂瘤覆盖；胆脂瘤未侵犯至迷路上区。局麻下取出胆脂瘤囊内容物，数日后彻底清除病变，其面神经功能可在 1 个月内由 HB Ⅴ级提高至 HB Ⅱ级

　　岩尖胆脂瘤的扩散和侵犯决定了其首发症状。根据最新文献和自身经验，有半数的病例，最常见的症状之一是进展性或反复出现的面瘫，甚至完全性面神经麻痹（HB Ⅵ级）。[22,23] 病变若侵犯至耳蜗或内听道，可导致感音神经性聋甚至全聋。其引起的眩晕较少见。CT 扫描可见靠近膝状神经节，内听道上方的位置，上半规管内侧存在明显骨质缺损。非平面回波扩散 MRI 序列（**图 13.4d**）可明确诊断和区分鉴别诊断，包括岩尖胆固醇肉芽肿、膝状神经节血管瘤或其他涉及面神经膝部和迷路段的罕见病变。对这些病变的了解，和 CT 和 MRI 扫描仪的方便使用使诊断水平明显提高，早期诊断小病变的目标得以实现。[23]

　　这些病变带来的挑战在于：①手术入路；②面神经的处理。由于胆脂瘤蔓延至迷路上，经乳突根治术和上鼓室切除术仍不能像显露局限于中耳腔和鼓窦的胆脂瘤那样完全充分显示病变。单纯侧方入路需切除部分或全部迷路，如病变侵犯至前区，还需切除部分或全部耳蜗。因听力无法保留，可用经耳囊入路切除胆脂瘤（**图 13.6**）和脂肪填塞术腔的岩骨次全切除术，以充分和安全暴露病变。[24] 颞下窝入路 TYPE B 可用于胆脂瘤沿颈动脉水平段侵至岩尖，颞下窝入路 TYPE A 可用于存在颈静脉球侵犯的病例。对所有的病例来说，听力保护不是首要选择。术前，迷路或耳蜗瘘管情况已经明确，且患者已习惯中度或重度听力损失。[24] 在有些

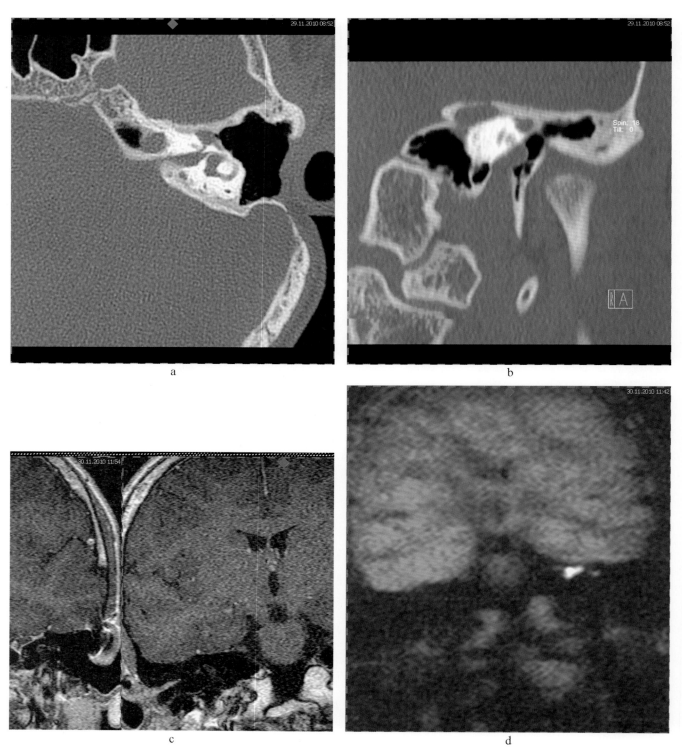

a

b

c

d

图 13.4 a-d　轴位和冠位 CT（**a**，**b**），和磁共振扫描（**c**，T1；**d**，非平面回波弥散序列）。首次手术未能完全清除胆脂瘤病变，中耳胆脂瘤已侵犯至迷路上。通过联合路径可完全清除导致面瘫、覆盖在面神经表面所有的胆脂瘤病变。（**a**，**b**）首次开放式术后，图示膝状神经节膨大，岩尖气房内少量病变。（**c**，**d**）冠位磁共振示典型胆脂瘤在膝状神经节上方侵犯至迷路上，岩尖气房内可见胆固醇信号

情况下，胆脂瘤延伸至膝状神经节内侧和内听道上方，而听力损失程度仅为轻微，此时可选择联合入路：经乳突 - 迷路上入路（或乳突根治术 / 中颅窝入路）可提供两种视野（**图 13.5**）：①经乳突上鼓室切除术，侧视可面神经鼓室段及膝段；和②颧弓根上方行开颅手术，将部分颞叶向外牵拉，在其上方可暴露中颅窝、迷路、和面神经内听道段，向前与上半规管呈 60 度角，紧邻耳蜗后方。[21,24,25] 外科医生的经验、术前 CT 和 MRI 影像学的细致分析、术前患者的面神经和听力情况决定手术入路。

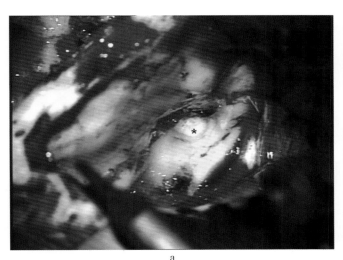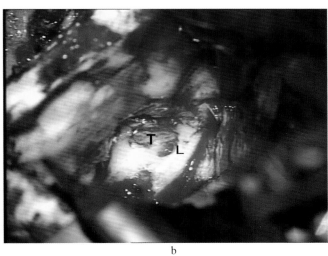

| a | b |

图 13.5 a,b　术中（中颅窝）视野显示胆脂瘤清除前（**a**）和清除后（**b**）。* 号显示清除前白色胆脂瘤团块。L，面神经迷路段；T，面神经鼓室段；胆脂瘤清除后，面神经功能迅速恢复

　　不完全或短期面瘫患者，其面神经功能通常可予以保留。沿着面神经受侵犯段仔细游离和清除胆脂瘤基质，沿着脑膜清理并保证它的完整性。打开内听道上方脑膜可导致短暂的脑脊液漏。术中刺激面神经压迫部位的远端是可能的，一旦胆脂瘤清除，近端刺激情况可迅速改善。近期术前出现面神经功能不全的患者，其面神经功能在数日内迅速提高，可在 2 个月至 4 个月内恢复正常或接近正常（HB Ⅰ~Ⅱ 级）。

　　一个巨大的挑战是面对长期面神经麻痹或接近完全面瘫（HB Ⅴ 级）长达数周或数月的患者，以及术后面瘫的患者。对这些患者而言，保留听力或分期听力重建并非首要考虑。[26] 通过对细小变薄的面神经段进行减压，面神经功能可能无法改善，或最终维持在 HB Ⅳ 级。外科医生必须决定是否需切断被挤压（有时是被浸润）的神经段，病损处采用耳大神经或腓肠神经移植吻合。最终面神经功能可达 HB Ⅲ a 级或 Fisch 评分达 60% ~ 75%。舌下神经 - 面神经吻合很少需要。通过充分暴露，胆脂瘤残留可能性不大。岩骨次全切除术消灭空腔或联合进路，术后第 1 和第 3 年随访需行 CT 和非平面回波扩散 MRI 检查，已证实病灶被彻底清除。这些岩骨迷路上型胆脂瘤充满挑战，应被转送至经验丰富的医疗中心，以避免病变残留或复发。

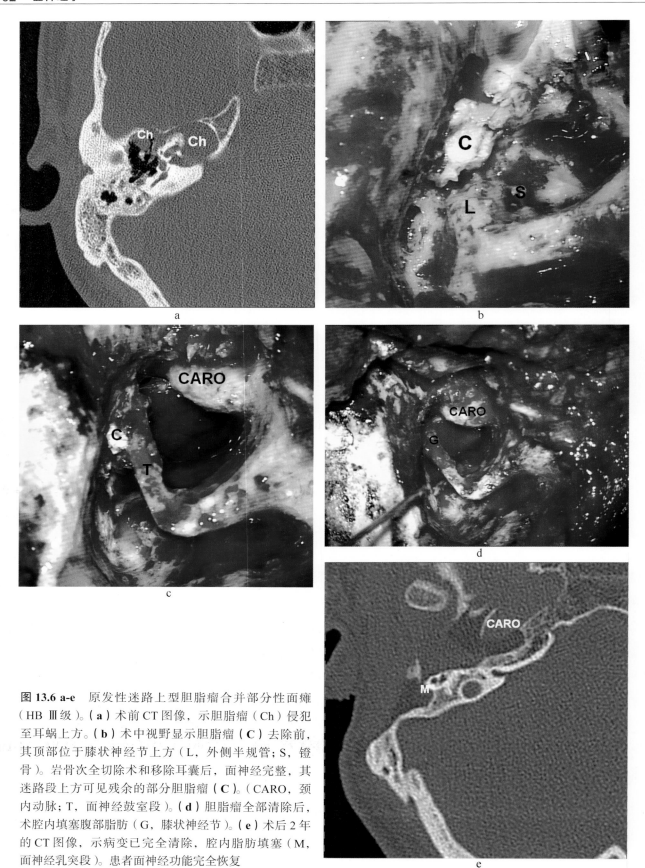

图 13.6 a-e　原发性迷路上型胆脂瘤合并部分性面瘫（HB Ⅲ 级）。（a）术前 CT 图像，示胆脂瘤（Ch）侵犯至耳蜗上方。（b）术中视野显示胆脂瘤（C）去除前，其顶部位于膝状神经节上方（L，外侧半规管；S，镫骨）。岩骨次全切除术和移除耳囊后，面神经完整，其迷路段上方可见残余的部分胆脂瘤（C）。（CARO，颈内动脉；T，面神经鼓室段）。（d）胆脂瘤全部清除后，术腔内填塞腹部脂肪（G，膝状神经节）。（e）术后 2 年的 CT 图像，示病变已完全清除，腔内脂肪填塞（M，面神经乳突段）。患者面神经功能完全恢复

■ 中耳和乳突的其他炎症

韦格纳肉芽肿

韦格纳肉芽肿是一种以坏死性小血管炎和肉芽肿性病变形成为主要病理特点的全身性疾病，多累及上、下呼吸道及肾脏。根据诊断和治疗的迟早，约20%～50%的病例出现耳部受累。耳部受累极少为韦格纳肉芽肿的首要表现，使得该病诊断陷入两难境地。自身经验与文献报道均显示：成人患者既往无耳病病史，出现亚急性分泌性中耳炎（早期为单侧，后累及双侧）。患者常表现为耳痛和明显听力下降。听力检查往往显示混合性听力损失，逐渐恶化甚至可能导致全聋。[27]CT扫描无特异性，显示部分或全部中耳腔和乳突内出现软组织密度影，而无骨质破坏（**图13.7**）。

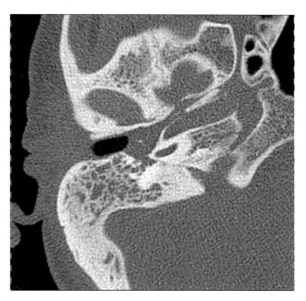

图13.7　韦格纳肉芽肿患者保守治疗前的CT图像，患者出现双侧混合性听力减退。图示其黏膜明显肿胀和炎性改变，伴少量渗出

部分患者行鼓膜切开术，鼓膜置管术和乳突引流术。术中可见，乳突气房内充满肿胀的黏膜，鼓窦通道受阻，鼓膜和中耳黏膜增厚，伴浆性分泌物渗出。细菌培养为阴性，不幸的是，黏膜活检显示非特异性炎症变化。外科手术并不能有助于改善患者的状况，往往也不能有助于诊断，因为活检结果并不显示为典型的韦格纳肉芽肿病。韦格纳肉芽肿有限的实验室检查结果也并不特异，早期通常仅有红细胞沉降率升高和C-反应蛋白水平增加。抗中性粒细胞胞质抗体（c-ANCA）特殊的免疫荧光染色早期可能仍为阴性。[28]据估计，局部病变活跃时，其灵敏度可下降至60%，而其整体可接近90%以上。[29]因此，在疾病的整个进程中需反复多次测定c-ANCA滴度。

韦格纳病累及颞骨引起的面瘫十分罕见，但可能延误诊断和导致不必要的手术治疗。多数病例报道描述为单侧，极少为双侧迅速进展性面瘫甚至面神经麻痹。

在出现分泌性中耳炎和面瘫数周至数月后，通过显示多发结节性病变的阳性胸片结果（最初的常规胸部X线检查中被忽略），阳性鼻咽部活检结果，整个病程中c-ANCA和p-ANCA滴度的监测，或患者一般情况的迅速恶化及肾脏受累，均有助于韦格纳病的确诊。因此，需对该病保持高度警惕。标准的治疗手段包括联合使用免疫抑制剂（环磷酰胺）和泼尼松龙治疗；偶尔使用甲氧苄啶/磺胺甲噁唑可改善中耳炎，但不一定提高感音神经性听力损失（虽然我们已经观察到在最近的一个病人有明显改善）。多数病例报道均描述面神经功能有所改善，但无法达到完全恢复。因此，应尽早考虑该病诊断，在面神经受累前开始治疗。乳突手术无法改善预后，需尽量避免。

系统性坏死性血管炎

有潜在致死风险的其他系统性坏死性血管炎包括结节性多动脉炎、显微镜下多血管炎和Churg-Strauss综合征。这些疾病极少因为中耳病变伴有面神经麻痹。这些血管炎与韦格纳肉芽肿在病理表现上难以分辨，其也与循环中 ANCA 自身抗体相关。结节性多动脉炎是一种以坏死性炎性改变为特征的疾病，主要累及中、小肌性动脉，可导致出血的微动脉瘤发生。它主要累及皮肤、关节、内脏和肾脏，也可沿外周神经累及。单、双侧面神经受累在临床报道和人类颞骨研究中均有描述。[30] 中耳黏膜组织学表现为慢性炎症细胞浸润，肉芽组织增生伴浆液脓性分泌物渗出，且骨管内与面神经伴行的血管病变更为严重。[31] 这些研究结果可在双侧颞骨上观察到，尽管面瘫发生于单侧且已部分恢复。显微镜下可见多血管炎可引起肺肾血管炎综合征，伴毛细血管和小静脉受累，极少累及动脉。Churg-Strauss 综合征常与哮喘、嗜酸性粒细胞增多有关。最常见的耳鼻喉表现为过敏性鼻炎和鼻息肉，仅有一例报道出现面瘫。[32]

全身性炎症性疾病的鉴别诊断

全身性感染，如人类免疫缺陷病毒、耳梅毒可导致中耳疾病和面瘫。[33] 病变部位位于核下区，可由于脑脊髓炎或淋巴细胞浸润，累及面神经桥小脑角段及内听道段而非颞骨内段。

这些患者也可进一步感染中耳结核。结核性中耳炎现在很少出现在西方国家，在非洲和亚洲报道更为频繁。来自韩国的一项回顾性研究显示，52 例患者中 5 例在结核分枝杆菌引起的中耳炎病程中出现面瘫。[34] 这些病人主要临床表现为慢性耳溢液，且对传统治疗无效。CT 扫描可见鼓膜多处穿孔和骨质吸收，与前文所说血管炎的病原学存在明显差异。

治疗通常以保守治疗为主，极少需考虑手术。脓肿形成需手术引流，但不必要行面神经减压术。

（朱晓晖 译 冯国栋 校）

参考文献

1. Makeham TP, Croxson GR, Coulson S. Infective causes of facial nerve paralysis. Otol Neurotol 2007;28(1):100–103
2. Fischer FT, Chandler JR, May M, Schaitkin BM. Infection: Otitis media, cholestatoma, necrotizing external otitis, and other inflammatory disorders. In: May M, Schaitkin B.M. The Facial Nerve. New York: Thieme; 2000: 383–385
3. Wang CH, Chang YC, Shih HM, Chen CY, Chen JC. Facial palsy in children: emergency department management and outcome. Pediatr Emerg Care 2010;26(2):121–125
4. Evans AK, Licameli G, Brietzke S, Whittemore K, Kenna M. Pediatric facial nerve paralysis: patients, management and outcomes. Int J Pediatr Otorhinolaryngol 2005;69(11):1521–1528
5. Popovtzer A, Raveh E, Bahar G, Oestreicher-Kedem Y, Feinmesser R, Nageris BI. Facial palsy associated with acute otitis media. Otolaryngol Head Neck Surg 2005;132(2):327–329
6. Leskinen K, Jero J. Complications of acute otitis media in children in southern Finland. Int J Pediatr Otorhinolaryngol 2004;68(3):317–324
7. Yonamine FK, Tuma J, Silva RF, Soares MC, Testa JR. Facial paralysis associated with acute otitis media. Braz J Otorhinolaryngol 2009;75(2):228–230
8. Redaelli de Zinis LO, Gamba P, Balzanelli C. Acute otitis media and facial nerve paralysis in adults. Otol Neurotol 2003;24(1):113–117
9. Lee S, Hooper R, Fuller A, Turlakow A, Cousins V, Nourei R. Otogenic cranial base osteomyelitis: a proposed prognosis-based system for disease classification. Otol Neurotol 2008;29(5):666–672
10. de Ru AJ, Aarts MCJ, van Benthem PPG. Malignant external otitis:changing faces. Int Adv Oto. 2010;6:274–276
11. Franco-Vidal V, Blanchet H, Bebear C, Dutronc H, Darrouzet V. Necrotizing external otitis: a report of 46 cases. Otol Neurotol 2007;28(6):771–773
12. Fisch U, May JS, Linder T. Tympanoplasty, Mastoidectomy, and Stapes Surgery. New York: Thieme; 2008
13. Ozbek C, Somuk T, Ciftçi O, Ozdem C. Management of facial nerve paralysis in noncholesteatomatous chronic otitis media. B-ENT 2009;5(2):73–77
14. Yetiser S, Tosun F, Kazkayasi M. Facial nerve paralysis due to chronic otitis media. Otol Neurotol 2002;23(4):580–588
15. Schuknecht HF. Pathology of the Ear. Cambridge, MA; Harvard University Press; 1974: 429
16. Di Martino E, Sellhaus B, Haensel J, Schlegel JG, Westhofen M, Prescher A. Fallopian canal dehiscences: a survey of clinical and anatomical findings. Eur Arch Otorhinolaryngol 2005;262(2):120–126
17. Selesnick SH, Lynn-Macrae AG. The incidence of facial nerve dehiscence at surgery for cholesteatoma. Otol Neurotol 2001;22(2):129–132
18. Quaranta N, Cassano M, Quaranta A. Facial paralysis associated with cholesteatoma: a review of 13 cases. Otol Neurotol 2007;28(3):405–407
19. Siddiq MA, Hanu-Cernat LM, Irving RM. Facial palsy secondary to cholesteatoma: analysis of outcome following surgery. J Laryngol Otol 2007;121(2):114–117
20. Fisch U. 'Congenital' cholesteatomas of the supralabyrinthine region. Clin Otolaryngol Allied Sci 1978;3(4):369–376
21. Steward DL, Choo DI, Pensak ML. Selective indications for the management of extensive anterior epitympanic cholesteatoma

via combined transmastoid/middle fossa approach. Laryngo-scope 2000;110(10 Pt 1):1660–1666

22. Omran A, De Denato G, Piccirillo E, Leone O, Sanna M. Petrous bone cholesteatoma: management and outcomes. Laryngoscope 2006;116(4):619–626

23. Magliulo G. Petrous bone cholesteatoma: clinical longitudinal study. Eur Arch Otorhinolaryngol 2007;264(2):115–120

24. Fisch U, Mattox D. Microsurgery ofthe Skull Base. New York: Thieme; 1988

25. Sanna M, Pandya Y, Mancini F, Sequino G, Piccirillo E. Petrous bone cholesteatoma: classification, management and review of the literature. Audiol Neurootol 2011;16(2):124–136

26. Linder T, Fisch U. Facial Nerve Disorders. In: Kirtane M.V., Brackmann D., Borkar D.M., de Souza Ch. Comprehensive text-book of otology. Mumbai, India: Bhalani Publishing House; 2010:417–437

27. Bohne S, Koscielny S, Burmeister HP, Guntinas-Lichius O, Wittekindt C. [Bilateral deafness and unilateral facial nerve palsy as presenting features of Wegener's granulomatosis: a case report]. HNO 2010;58(5):480–483

28. Banerjee A, Armas JM, Dempster JH. Wegener's granulomatosis: diagnostic dilemma. J Laryngol Otol 2001;115(1):46–47

29. Bibas A, Fahy C, Sneddon L, Bowdler D. Facial paralysis in Wegener's granulomatosis of the middle ear. J Laryngol Otol 2001;115(4):304–306

30. Vathenen AS, Skinner DW, Shale DJ. Treatment response with bilateral mixed deafness and facial palsy in polyarteritis nodosa. Am J Med 1988;84(6):1081–1082

31. Joglekar S, Deroee AF, Morita N, Cureoglu S, Schachern PA, Paparella M. Polyarteritis nodosa: a human temporal bone study. Am J Otolaryngol 2010;31(4):221–225

32. Bacciu A, Bacciu S, Mercante G, et al. Ear, nose and throat manifestations of Churg-Strauss syndrome. Acta Otolaryngol 2006;126(5):503–509

33. Linstrom CJ, Pincus RL, Leavitt EB, Urbina MC. Otologic neuroto-logic manifestations of HIV-related disease. Otolaryngol Head Neck Surg 1993;108(6):680–687

34. Cho YS, Lee HS, Kim SW, et al. Tuberculous otitis media: a clinical and radiologic analysis of 52 patients. Laryngoscope 2006;116(6):921–927

第 14 章　面神经肿瘤

Michael Hoa

Eric P. Wilkinson

DeraldE. Brackmann

　　面神经肿瘤虽然是面瘫的少见原因，但对于有面神经功能障碍的患者，应该警惕面神经肿瘤的可能性。在所有面神经肿瘤中，面神经本身来源的面神经鞘膜瘤（facial nerve schwannomas，FNSs）和神经外起源的面神经血管瘤（facial nerve hemangiomas，FNHs）最为常见。本章将重点阐述这两种肿瘤的临床表现、检查以及治疗。

■ 面神经鞘膜瘤

　　面神经鞘膜瘤在颞骨肿瘤中并不常见，自从 1930 年 Schmidt 首次报道面神经鞘膜瘤之后，截至到目前为止文献报道的病例尚不足 500 例，[1,2] 发病率约为 0.8% ~ 1.9%。[3-5]

面神经鞘膜瘤的解剖、病理及发病机制

　　面神经鞘膜瘤起源于神经鞘膜的施旺细胞，可累及面神经全长的任何节段，但以膝状神经节附近、鼓室段和乳突段发病率较高（**图 14.1**），[6,7] 跳跃性、多节段病变并不少见。虽然面神经鞘膜瘤大体上表现为多发而不连续的肿瘤，但组织病理学研究发现这些多发不连续的病变在神经内部是连续的。[8] 肿瘤大体上表现为面神经上弥漫性的突起，有时累及几个节段，瘤体呈均匀的褐色或灰色，体积较大者可能形成囊性区域。镜下观察发现，可能有完整的神经纤维穿行于肿瘤中，因此，肿瘤活检时可能引起面神经麻痹。[8] 典型的面神经鞘膜瘤包膜完整，且包含两种明显不同的组织学类型。Antoni A 区由含有长

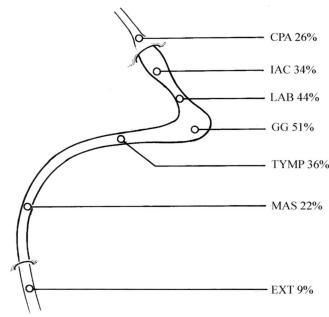

图 14.1　面神经鞘膜瘤累及各节段的比例
CPA，桥小脑角；EXT：颞骨外段；GG，膝状神经节；IAC，内听道段；LAB，迷路段；MAS，乳突段；TYMP，鼓室段

细胞核的梭形细胞交织带组成，多排列为波浪状或螺旋状，可在平行的纤维束末端见到细胞呈栅栏状排列的 Verocay 小体。Antoni B 区组织排列松散，黏液状基质中镶嵌有星形细胞或多形细胞，偶见多核巨细胞。

临床表现

与其他部位的神经鞘膜瘤类似，面神经鞘膜瘤（FNSs）生长缓慢。肿瘤较大时才引起症状，常以听力下降为首发症状。面神经鞘膜瘤引起的症状包括：慢性进行性面神经麻痹和听力下降，有时也可出现耳鸣、耳部疼痛、前庭症状、外耳道肿块等。[9] 对于中耳或外耳道肿块禁忌取活检，因为治检可能导致面瘫。Lipkin 等在 238 例面神经鞘膜瘤的综述研究中发现，患者年龄从 4 岁到 81 岁不等，平均年龄为 39 岁，无明显性别和侧别差异；最常见的症状有：面瘫（73%）、听力下降（50%）、耳鸣（13%）、外耳道肿块（13%），部分患者可出现疼痛（11%）、前庭症状（11%）和耳溢液（6%）。

面神经鞘膜瘤面神经症状的出现呈一个缓慢进行性的过程。Jackson 等提出，面神经麻痹进展到完全性面瘫超过 6～12 周时不是贝尔面瘫，[10] May 和 Hardin 则认为，面瘫进展的时间超过 3 周即提示有肿瘤的可能性。[11] 面肌痉挛后出现进行性面瘫是面神经鞘膜瘤的典型表现，应警惕面神经肿瘤。另外，如果面瘫症状在 6 个月内无恢复的迹象，应该排除贝尔面瘫的诊断。

但是，14%～21% 的面神经鞘膜瘤可表现为与贝尔面瘫极为相似的突发完全性面瘫。[9,12,13] 此外，反复出现的面神经麻痹应怀疑面神经鞘膜瘤的可能，而不要误诊为"复发性贝尔面瘫"。发生在内听道或桥小脑角的面神经鞘膜瘤可表现进行性感音神经性聋，与听神经瘤表现相似，需术中才能确诊。疑诊听神经瘤的患者出现面神经症状时，应警惕面神经鞘膜瘤的可能。病史中有面肌痉挛、慢性进行性面瘫、反复发生的单侧面瘫、非对称性听力下降以及外耳道、中耳或腮腺肿物等症状常提示面神经鞘膜瘤的可能，应进行进一步的影像学检查。

诊断

面瘫患者都应行听力学检查。贝尔面瘫不会导致听力损失，故任何纯音听阈异常都应进一步检查。面神经电图和面肌电图在诊断中的作用存在争议，操作是否标准化、检查中的误差以及仪器间的误差都可能造成检查结果不准确，但熟悉其操作流程的局限性、操作熟练的技术人员会使检查结果更加可靠。不完全性面瘫的患者面神经电图示潜伏期延长和（或）幅值明显减低，面肌电图同时出现肌纤维颤动和多相潜伏期则提示有进一步影像学检查的必要，后者符合神经受压的表现。[14] 这些信息有助于面神经鞘膜瘤和听神经瘤的鉴别诊断，同时让医师为患者咨询时更加从容和客观。

现代医学经常采用影像学检查如 CT 和 MRI。CT 能够很好地显示骨质结构，可见面神经管膨大或迷路段增宽（**图 14.2a**）、膝状神经节或耳囊骨质破坏或中耳肿物。增强 MRI 是影像学首选，能够更好地显示桥小脑角、颞骨外段腮腺内的病变以及肿瘤病变侵及的范围。面神经鞘膜瘤在 T_1 加权像表现为与脑组织相似的等信号或略低信号，钆剂增强后表现为均匀强化，T_2 加权像表现为与脑脊液相似的高信号，近端的面神经鞘膜瘤与听神经瘤相似（**图 14.2b**）。

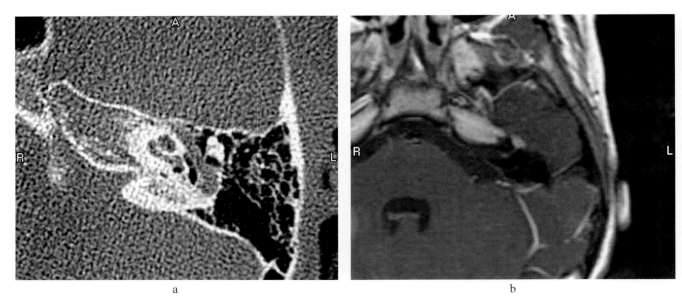

a　　　　　　　　　　　　　　　　　　　　b

图 14.2 a，b　面神经鞘膜瘤的影像学特征（**a**）左侧面神经鞘膜瘤轴位 CT 显示：面神经鼓室段扩大；（**b**）MRI T_1 增强加权像轴位显示：FNSs 常见的跳跃式病灶，位于内听道底和膝状神经节

■ 面神经血管瘤

面神经血管瘤发病率极低，但随着 MRI 技术的不断进步使得该病的检出率有所提高。1969 年 Pulec 报道了一例慢性进行性面瘫 3 年的患者，膝状神经节处发现直径 1cm 的海绵状血管瘤。[15]

面神经血管瘤的解剖、病理及发病机制

面神经血管瘤并非真性肿瘤，准确地说属于血管畸形的范畴，尤其是静脉血管畸形。[16]1982 年 Mulliken 和 Glowacki 根据临床表现、组织病理学和细胞学特征对血管病变进行了分类，此后进一步改进了分类（**表 14.1**）。[17,18] 改进后的分类系统认为，"血管瘤"一词应该用于由细胞增生形成的良性血管肿瘤，而"畸形"一词则应用于发生于胚胎期并持续到出生后的血管形成异常。Benoit 等认为该疾病虽然之前被命名为"面神经血管瘤"，但其临床表现、组织病理学和免疫组织化学特征都与静脉血管畸形一致。[16]

血管瘤大体外观为有弹性的红色或紫色团块，切面呈海绵状，组织学切片为由单层内皮细胞组成内壁的管腔，管腔中充满红细胞。Benoit 等描述其组织学特征为：由缺乏弹性内膜的平滑肌管壁围成的不规则的膨大血管，与血管或淋巴管畸形一致，[16] 同时发现，所有被检标本中受损的内皮细胞都处于有丝分裂非活跃期。与传统的血管瘤不同的是，面神经或膝状神经节血管瘤的葡萄糖转运蛋白 -1 和 Lewis Y 抗原染色阴性，而淋巴内皮标记物平足蛋白染色阳性。[16]

传统观点认为，面神经血管瘤起源于面神经周围的血管丛，在膝状神经节血管丛最为密集，其次是在面神经内听道段和乳突中段周围。[19] 由于起源于血管丛，面神经血管瘤通常呈外生性生长，也有神经内浸润性生长的可能性。[20] 因此面神经血管瘤通常发生于膝状神经节周围；有时会累及迷路段或鼓室段，但累及内听道段或超越匙突很少见。[16]

表 14.1　血管异常疾病的国际分类

血管瘤	血管畸形
婴儿期血管瘤（表浅型、深在型、混合形）	单纯血管畸形
先天性血管瘤 快速进展性或非进展性	毛细血管畸形（酒色痣）
卡波西样血管内皮瘤	静脉畸形
丛状血管瘤	淋巴管畸形（显微囊型或巨囊型）
小叶毛细血管瘤	动静脉畸形
血管外皮细胞瘤	复合畸形
	毛细血管 - 淋巴管 - 静脉畸形
	毛细血管 - 静脉畸形
	毛细血管 - 静脉畸形伴动静脉短路

临床表现

　　面神经血管瘤生长缓慢，常在早期出现明显的面神经功能障碍的症状，与肿瘤实际大小不相称。[21] 有学者认为这与"盗血"现象有关。House 耳研所发表的一篇关于膝状神经节血管瘤的综述表明，其最常见症状为进行性面瘫、面肌痉挛以及听骨链破坏或耳蜗破坏后出现的相应的听力下降（**图 14.3a，b**）。

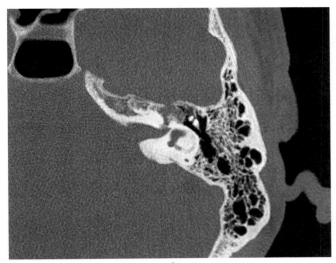

a

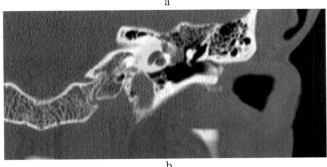

b

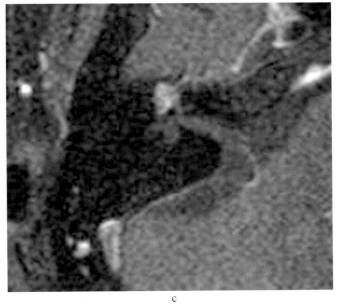

c

图 14.3a-c　面神经血管瘤的特征性 CT 影像（**a**）左侧面神经血管瘤轴位 CT，示肿瘤邻近部位边缘不锐利、不规则的骨质破坏伴病灶内钙化；（**b**）左侧面神经血管瘤冠状位 CT 图，可见耳蜗瘘；（**c**）面神经血管瘤 MRI 增强轴位 T_1 加权像

表 14.2 列出了 19 名面神经血管瘤患者常见临床表现的发生率，**表 14.3** 列出其中 House-Brackmann（HB）分级为 I/II 级 7 人（38%）、III/IV 级 5 人（28%）和 V/VI 级 6 人（34%）。

表 14.2   House 耳研所经验：20 多年间 19 名面神经血管瘤患者临床症状和体征

临床症状和体征	人数（百分比）
面瘫（进行性 / 突发性）	16（89）/1（5）
面肌痉挛	10（56）
联带运动	3（17）
听力下降	4（22）
平衡失调	1（5）
听觉过敏	1（5）
味觉障碍	1（5）
耳后疼痛	1（5）

引自 Semaan et al.[21]

表 14.3   House 耳研所经验：20 多年间 19 名面神经血管瘤患者面神经功能分级

House-Brackmann 分级	人数（比例）
I / II 级	1（5）/6（33）
III / IV 级	3（17）/2（11）
V / VI 级	3（17）/3（17）

引自 Semaan et al.

诊断

纯音测听和声反射检查对于面神经血管瘤无特异性，但对于决定手术方式和手术入路非常重要。由于面神经血管瘤体积小，不像其他血管病变那样有特异性的血管造影表现，所以血管造影对于面神经血管瘤几无诊断价值。

面神经血管瘤面神经电图可表现为振幅明显下降，面肌电图典型表现为再生和变性混合存在，同时出现肌颤电位和多相动作电位，这一结果的不同步性可以解释面神经电图表现振幅明显下降而患者仅表现为轻度面瘫的矛盾。

当怀疑有面神经血管瘤时，必须进行高分辨率薄层 CT 和 MRI 检查。CT 可发现面神经膝状神经节及迷路段远端、鼓室段近端扩大（**图 14.3a，b**）。CT 典型的表现为膝状神经节及其周围边缘不锐利、不规则的骨质破坏，病灶内可见点状钙化和骨刺形成。MRI T_1 加权像表现为与脑组织相似的等信号或略低信号，增强 MRI 表现为高度强化（**图 14.3c**）。

面神经血管瘤在 T_2 加权像信号比脑组织高，但比面神经鞘膜瘤信号低；有时可见肿瘤内钙化灶，MRI

表现为"盐和胡椒"征。Lo 等提出，增强 MRI 对于发现内听道面神经血管瘤更为敏感，但对于膝状神经节面神经血管瘤会造成 4/6 的漏诊率。[22] 虽然内听道钆增强 MRI 对于进行性面瘫的患者是首选，但如果 MRI 是阴性，则应行高分辨率 CT 以评估是否有膝状神经节部位的面神经血管瘤。

■ 鉴别诊断

在周围性面瘫患者中约 5% 是面神经肿瘤所致。[23] 通常患者病史很长、术前误诊率高，导致其诊断有一定困难。糖皮质激素反应阳性并不能排除其诊断，慢性进行性面瘫、面肌痉挛、伴随面神经功能减弱的耳部、眼部、面部疼痛提示面神经肿瘤的可能。一旦确诊为面神经肿瘤，鉴别诊断并不复杂，面神经鞘膜瘤和面神经血管瘤最为常见，但也应考虑其他类型肿瘤的可能，如果是发生在内听道和桥小脑角，首先考虑听神经瘤和面神经鞘膜瘤。需要特别注意的是：增强 MRI T_1 加权像迷路段强化伴桥小脑角肿物应高度怀疑面神经鞘膜瘤，因为听神经瘤不会表现出迷路段强化。膝状神经节肿物且肿物大小与面瘫严重程度的不成比例时则应高度怀疑面神经血管瘤的可能。

与面神经鞘膜瘤和面神经血管瘤需要鉴别诊断的其他疾病包括：脑膜瘤、胆脂瘤、面神经血管球瘤、恶性肿瘤以及转移癌。膝状神经节处孤立的脑膜瘤已有报道，[13] 发生于岩尖或中颅窝底的较大脑膜瘤可能累及面神经膝状神经节部位，但其引起面瘫非常少见，"脑膜尾"征有助于鉴别，但部分病例只有在术中才能够确诊。

胆脂瘤可表现为突发性完全性面瘫或慢性进行性面瘫。[12,13] 先天性胆脂瘤可起源于迷路上邻近膝状神经节的区域，一系列研究中 83% 的先天性胆脂瘤患者引起面瘫，[13] 胆脂瘤应注意与面神经血管瘤鉴别，CT 上胆脂瘤表现为边缘锐利的骨质破坏，而面神经血管瘤常表现为边缘不锐利的骨质破坏。

面神经血管球瘤虽然并不常见，但也有文献报道。[23] 面神经垂直段有少量的血管球体，因此面神经血管球瘤最常见于面神经垂直段，[24] 典型症状为面瘫或搏动性耳鸣，CT 特征表现为面神经垂直段的不规则增宽、血供丰富、周围穿凿样骨质透亮区。[24]

恶性肿瘤，尤其是发生于腮腺者，可表现为面瘫、面部疼痛或面肌痉挛，应进行认真细致的神经系统查体和腮腺、颈部触诊来寻找病因。

转移癌，当局部触诊未发现恶性病灶时应考虑远处病灶转移癌的可能，乳腺癌、肺癌、前列腺癌、恶性黑色素瘤和横纹肌肉瘤都应予以考虑，但应注意在这些疾病中出现孤立的面神经恶性肿瘤的可能性不大。

■ 手术治疗

面神经鞘膜瘤

手术理念

传统观点认为，手术切除是治疗面神经鞘膜瘤的金标准。过去 15 年来，随着新技术、新方法包括显微外科减压术、立体定位放疗的发展，面神经鞘膜瘤的治疗取得一定进步，使得患者能够长期保留良好的面神经功能。因此，学者们认为面神经鞘膜瘤治疗的首要目标是在没有其他手术指征存在的前提下，尽可能最大限度地、尽量长期地保留面神经功能，只有出现严重的面神经功能下降时才考虑手术切除。House 耳研所根据其经验提出了面神经鞘膜瘤治疗方案（**表 14.4**）。

表 14.4 面神经鞘膜瘤治疗方案

- 位于无骨质限制的部位，肿瘤大小稳定，面神经功能稳定在 ≤ HB Ⅲ 级，建议观察
- 有骨质限制部位的肿瘤，肿瘤进行性增大，面神经功能进行性下降（HB 任何级别），和 / 或面神经电图进展，应进行面神经减压术
- 发生于桥小脑角或中颅窝无骨质限制部位的肿瘤，且肿瘤不断增大，面神经功能 ≤ HB Ⅲ 级及以下，建议立体定位放疗
- 肿瘤增大，面神经功能 ≥ HB Ⅳ 级，或累及邻近结构，出现压迫症状，或立体定位放疗失败时，建议手术切除 + 神经移植术

缩写：HB，House-Brackmann. 引自 Wilkinson EP，Hoa M. Slattery WH Ill，et al. Evolution in the managementof facial nerve schwannoma. Laryngoscope 2011；121（1 0）：2065-2074.

肿瘤大小稳定，位于无骨质限制的部位，面神经功能稳定在 ≤ HB Ⅲ 级，建议观察；肿瘤进行性增大，面神经功能 ≤ HB Ⅲ 级，建议立体定位放疗；位于有骨质限制的部位，肿瘤增大，面神经功能进行性下降，和 / 或面神经电图进展，应进行骨质减压术；肿瘤增大，面神经功能 ≥ HB Ⅳ 级，或累及邻近结构，出现压迫症状，或立体定位放疗失败时，建议手术切除 + 神经移植术。

观察

与其他生长缓慢的肿瘤治疗方式存在争议类似，面神经鞘膜瘤患者是否需要治疗、治疗的时机也存在争议。有些患者没有症状，或是在针对听力学症状检查时发现的。切记肿瘤切除加神经移植最好疗效仅为 HB Ⅲ 级，但如果等到面神经变性才接受治疗，可能还达不到 HB Ⅲ 级。对于面神经功能良好且没有脑干压迫症状的患者，可以选择观察并定期行 MRI 检查。

面神经减压术

近 30 年来随着面神经鞘膜瘤治疗的进步，长期保留面神经功能显得尤为重要。因而从内听道到茎乳孔的面神经骨管减压技术重新获得关注。该手术方式采用中颅窝 - 乳突联合入路，根据我们的经验，当肿瘤进行性增大并且面神经功能恶化和 / 或面神经电图显示面神经功能下降、伴骨管限制时，应进行面神经减压术。

手术切除及手术入路

近年来面神经鞘膜瘤手术入路没有太大变化，应能够暴露从桥小脑角到茎乳孔的面神经全程。听力完全丧失的患者可以经迷路入路，大多数面神经鞘膜瘤累积范围广泛时需要中颅窝和乳突联合入路（**图 14.4**），面神经鞘膜瘤经中颅窝入路的术野如**图 14.5** 所示。

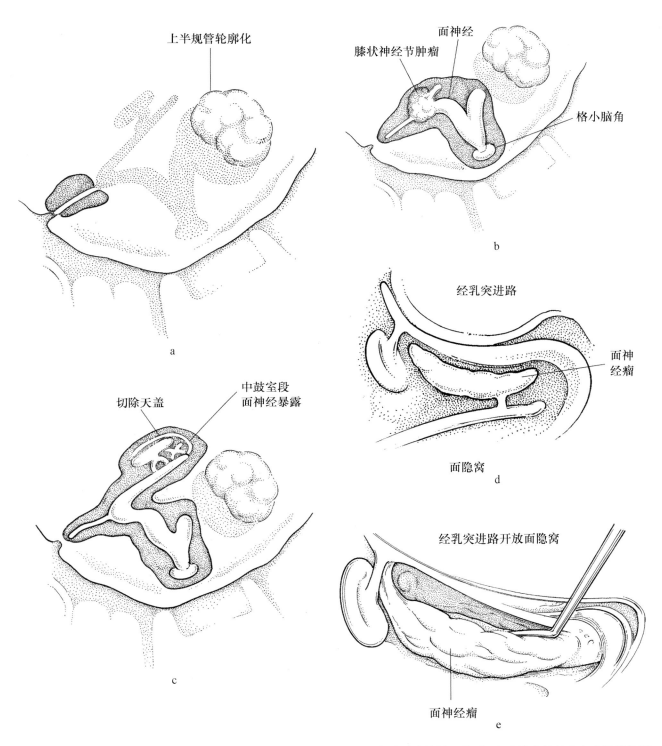

图 14.4a-e 面神经鞘膜瘤的中颅窝 - 乳突联合入路手术（**a**）从中颅窝暴露膝状神经节；（**b**）岩浅大神经和上半规管轮廓化，肿瘤位于膝状神经节；（**c**）面神经内听道段和面神经迷路段位于膝状神经节内侧；（**d**）去掉鼓室天盖后，可暴露至接近面神经鼓室段中部；（**e**）通过乳突入路暴露面神经鞘膜瘤，开放面隐窝便于暴露面神经远端

扩大中颅窝入路可暴露桥小脑角和面神经 REZ 段。去除鼓室盖可暴露面神经水平段。肿瘤远端累及中

鼓室时需要中颅窝－乳突联合入路，该入路可暴露从脑干到茎乳孔面神经全程。

放射外科治疗

立体定位放射外科治疗近年来较为流行，面神经鞘膜瘤立体定位放射外科治疗的一篇综述表明，有关的治疗经验正在逐年增加（**表 14.5**）。[25-30] 尽管该治疗的近期疗效良好，但目前尚需要长期随访结果和更严格的评估标准来评价该疗法的效果。根据我们的经验，立体定向放射外科治疗适用于肿瘤增大、同时面神经功能 HB Ⅲ级及以下的患者。

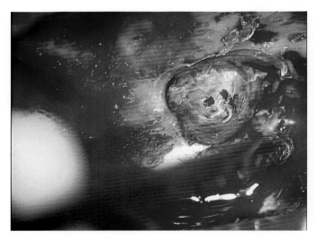

图 14.5　中颅窝入路暴露面神经鞘膜瘤术中所见

表 14.5　关于面神经鞘膜瘤立体定向放疗文献回顾

文献	病例数	平均年龄（岁）年龄范围	性别（男/女）	剂量范围(Gy)	HB 面神经功能分级	肿瘤大小
Litre et al，2009（25）	11	45.9（22～87）	4/7	10～16	3 名提高，8 名不变	4 名减小，6 名稳定，1 名增大
Kida et al，2007（26）	14	45.4（28～70）	6/8	11～16	5 名提高，8 名不变，1 名加重	8 名减小，6 名稳定
Nishioka et al，2009（27）	4	28.5（20～43）	1/3	FSR：共 50Gy	4 名不变	2 名减小，2 名稳定
Madhok et al，2009（28）	6	39.5（19～59）	3/3	12～12.5	1 名提高，5 名不变	3 名减小，3 名稳定
Hillman et al，2008（29）	2	52.0（51～53）	2/0	12，25 FSR	1 名提高，1 名不变	2 名稳定
House 耳研所（未发表）	6	47.3（21～65）	2/4	12.5～13	6 名不变	3 名减小，1 名稳定，2 名增大

缩写：FN，面神经；FSR，分割立体定向放疗；HB，House-Brackmann

结果

过去 30 年里，House 耳研所对于面神经鞘膜瘤的治疗不断发展。[30] 在 1995 年之前的 15 年时间里，大部分是手术切除（85%），其次是面神经管减压。自 1995 年以后治疗方式逐渐变为：面神经管减压术最多（占 34%），其次是显微手术切除（28%），观察（26%），立体定向放疗外科（12%）。这种变化反映了面神经鞘膜瘤治疗优选顺序的变化。长期随访（平均随访时间 4.6 年）结果显示，面神经功能维持不变或提高的比例：面神经减压术组为 77.8%，观察组和放射外科治疗组 100%，而手术切除组 54.8%。

面神经血管瘤

手术理念

尽管近年来有学者提出面神经血管瘤与面神经的附着关系密切，但面神经血管瘤位于面神经之外，[14.20.31]

切除肿瘤同时保留面神经的完整性是可以实现的。因此建议尽早手术以最大程度地保留面神经功能。提倡在条件允许的情况下尽可能完全切除肿瘤。我们的经验是，保留面神经的完整性对于面神经功能非常重要，而血管畸形的复发或进一步生长的概率很小。[21] 而且，保留神经完整性的患者术后面神经功能能够提高。[21] 因此，对于血管瘤与面神经粘连特别紧密时，为了尽量保留面神经的完整性允许残留小部分肿瘤。

手术及手术入路

　　如果不考虑听力，那么经乳突迷路入路能够暴露面神经全长，并且在膝状神经节需要切除时为神经移植提供最佳术野。对于大多数病例来说，经中颅窝硬膜外入路是最为理想的入路；少数情况下中耳受累广泛时，则需要中颅窝入路联合乳突入路。术前 CT 检查有助于最终手术入路的选择，尤其是当耳囊受肿瘤侵蚀破坏形成迷路瘘时，听力很可能已经严重受损，此时术者可以选择经迷路入路。

　　（1）中颅窝入路：颅骨开窗之后，用牵开器抬起颞叶，找到岩浅大神经和骨性上半规管。沿着岩浅大神经后部找到膝状神经节（**图 14.6**）。在此区域肿瘤可能导致正常解剖结构的改变，因此需要显微镜下仔细解剖的同时进行术中面神经监测。随后解剖内听道，暴露面神经迷路段，内听道开放的程度根据肿瘤范围以及是否需要神经移植来决定。

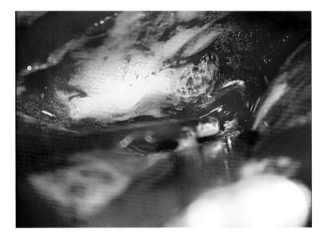

图 14.6　中颅窝入路暴露面神经膝状神经节血管瘤术中所见

　　（2）乳突入路：当需要暴露面神经远端时，可以采用经乳突入路。开放面隐窝，暴露面神经到茎乳孔，用金刚钻磨薄面神经骨管，注意此时需要足量的水冲洗钻头，然后用剥离子或钩针去除面神经表面磨薄后的"蛋壳样"骨质。如果需要进一步扩大术野，可以移除锤骨头和砧骨，减压完成后再行听骨链重建。

　　（3）肿瘤切除：由于大多数血管瘤与面神经都有不同程度的粘连，对于有些病例血管瘤与面神经之间存在包膜，在这种情况下切除肿瘤的同时可保持面神经的完整性。

　　（4）移植材料和神经移植：如果没能保住面神经的连续性，可以选择耳大神经或腓肠神经作为神经移植的材料。颞骨内的神经移植，将移植神经放置于接近面神经断端的位置，用不用胶原管包裹固定均可。切除的面神经残端需要术中进行冰冻病理检查，以确保肿瘤完全切净，保证不会有肿瘤残留阻碍轴索再生（有关这一问题将会在本书第 23 章进一步深入阐述）。

结果

　　House 耳研所纳入的 18 例面神经血管瘤患者中，有 15 例接受了手术治疗，其余 3 例拒绝手术而随访观察。15 例手术患者中，10 例肿瘤完全切除，4 例肿瘤部分切除，另有 1 例患者接受面神经减压手术。4 例患者不得不牺牲面神经，其中 3 例行耳大神经移植，1 例行腓肠神经移植。在 11 例保留面神经完整的患者中，8 例（73%）术后面神经功能达到 HB Ⅰ/Ⅱ级，另外 3 例患者（27%）面神经功能恢复到 HB Ⅲ级。4 例面神经切除、神经移植的患者中，1 例术后面神经功能恢复到 HB Ⅲ级，2 例术后面神经功能恢复到 HB Ⅳ级，另 1 例最后一次随访时面神经功能仍为 HB Ⅴ级。[21] 关于肿瘤增大和复发情况，观察组中，1 例患者肿瘤增大，其余 2 例患者肿瘤大小没有变化；手术组中，无论是肿瘤完全切除还是部分切除，都没有出现肿瘤复发或增大的情况。随访时间为 4～189 个月，平均 73 个月。[21]

■ 结 论

虽然面神经肿瘤相对罕见，但当出现慢性进行性面瘫和面肌痉挛时，仍应该警惕面神经肿瘤的可能性；了解其临床表现和治疗方式的复杂性有助于更好地对其进行治疗。

（田　旭　译　王　轶　校）

参考文献

1. Schmidt C. Neurinom des nervus facialis. Zentralblatt Hals-Nas-Ohrenheild 1930;16:329
2. Shirazi MA, Leonetti JP, Marzo SJ, Anderson DE. Surgical management of facial neuromas: lessons learned. Otol Neurotol 2007;28(7):958–963
3. Saito H, Baxter A. Undiagnosed intratemporal facial nerve neurilemomas. Arch Otolaryngol 1972;95(5):415–419
4. Symon L, Cheesman AD, Kawauchi M, Bordi L. Neuromas of the facial nerve: a report of 12 cases. Br J Neurosurg 1993;7(1):13–22
5. Gunther M, Danckwardt-Lilliestrom N. Gudjonsson O, Nyberg G, Kinnefors A, Rask Andersen H, Ekvall L. Surgical treatment of patients with facial neuromas-A report of 26 consecutive operations. Otol Neurotol 2010;31(9):1493–1497
6. O'Donoghue GM, Brackmann DE, House JW, Jackler RK. Neuromas of the facial nerve. Am J Otol 1989;10(1):49–54
7. Kertesz TR, Shelton C, Wiggins RH, Salzman KL, Glastonbury CM, Harnsberger R. Intratemporal facial nerve neuroma: anatomical location and radiological features. Laryngoscope 2001;111(7):1250–1256
8. Hajjaj M, Linthicum FH Jr. Facial nerve schwannoma: nerve fibre dissemination. J Laryngol Otol 1996;110(7):632–633
9. Lipkin AF, Coker NJ, Jenkins HA, Alford BR. Intracranial and intratemporal facial neuroma. Otolaryngol Head Neck Surg 1987;96(1):71–79
10. Jackson CG, Glasscock ME III, Hughes G, Sismanis A. Facial paralysis of neoplastic origin: diagnosis and management. Laryngoscope 1980;90(10 Pt 1):1581–1595
11. May M, Hardin WB Jr. Facial palsy: interpretation of neurologic findings. Trans Sect Otolaryngol Am Acad Ophthalmol Otolaryngol 1977;84(4 Pt 1):ORL-710–ORL-722
12. Schaitkin B, May M. In: May M, Schaitkin B, eds. Tumors involving the facial nerve. New York: Thieme; 2000
13. Fisch V, Ruttner J. Pathology of intratemporal tumors involving the facial nerve. In: Fisch U, ed. Facial Nerve Surgery. Birmingham, AL: Aesculapius; 1977:448–456
14. Shelton C, Brackmann DE, Lo WW, Carberry JN. Intratemporal facial nerve hemangiomas. Otolaryngol Head Neck Surg 1991;104(1):116–121
15. Pulec JL. Facial nerve tumors. Ann Otol Rhinol Laryngol 1969;78(5):962–982
16. Benoit MM, North PE, McKenna MJ, Mihm MC, Johnson MM, Cunningham MJ. Facial nerve hemangiomas: vascular tumors or malformations? Otolaryngol Head Neck Surg 2010;142(1):108–114
17. Mulliken JB, Glowacki J. Hemangiomas and vascular malformations in infants and children: a classification based on endothelial characteristics. Plast Reconstr Surg 1982;69(3):412–422
18. Chang MW. Updated classification of hemangiomas and other vascular anomalies. Lymphat Res Biol 2003;1(4):259–265
19. Balkany T, Fradis M, Jafek BW, Rucker NC. Hemangioma of the facial nerve: role of the geniculate capillary plexus. Skull Base Surg 1991;1(1):59–63
20. Eby TL, Fisch U, Makek MS. Facial nerve management in temporal bone hemangiomas. Am J Otol 1992;13(3):223–232
21. Semaan MT, Slattery WH, Brackmann DE. Geniculate ganglion hemangiomas: clinical results and long-term follow-up. Otol Neurotol 2010;31(4):665–670
22. Lo WW, Shelton C, Waluch V, et al. Intratemporal vascular tumors: detection with CT and MR imaging. Radiology 1989;171(2):445–448
23. Petrus LV, Lo WM. Primary paraganglioma of the facial nerve canal. AJNR Am J Neuroradiol 1996;17(1):171–174
24. Connor SEJ, Gleeson MJ, Odell E. Extracranial glomus faciale tumour. J Laryngol Otol 2008;122(9):986–989
25. Litre CF, Gourg GP, Tamura M, et al. Gamma knife surgery for facial nerve schwannomas. Neurosurgery 2007;60(5):853–859, discussion 853–859
26. Kida Y, Yoshimoto M, Hasegawa T. Radiosurgery for facial schwannoma. J Neurosurg 2007;106(1):24–29
27. Nishioka K, Abo D, Aoyama H, et al. Stereotactic radiotherapy for intracranial nonacoustic schwannomas including facial nerve schwannoma. Int J Radiat Oncol Biol Phys 2009;75(5):1415–1419
28. Madhok R, Kondziolka D, Flickinger JC, Lunsford LD. Gamma knife radiosurgery for facial schwannomas. Neurosurgery 2009;64(6):1102–1105, discussion 1105
29. Hillman TA, Chen DA, Fuhrer R. An alternative treatment for facial nerve tumors: short-term results of radiotherapy. Ear Nose Throat J 2008;87(10):574–577
30. Wilkinson EP, Hoa M, Slattery WH III, et al. Evolution in the management of facial nerve schwannoma. Laryngoscope 2011;121(10):2065–2074
31. Isaacson B, Telian SA, McKeever PE, Arts HA. Hemangiomas of the geniculate ganglion. Otol Neurotol 2005;26(4):796–802

第 15 章　面瘫的颞骨外病因

John P. Leonettiand

Sam J. Marzo

典型的贝尔麻痹造成的急性面瘫中约 85% 的患者表现为单侧完全性面肌无力。[1]"非典型"贝尔麻痹这个危险的诊断与以下不同的临床表现有关：波动性面神经麻痹、渐进性面肌无力、进行性面神经麻痹、和面神经周围支的麻痹。[2]实际上只要不是急性面瘫，其病因都具有伪装性、隐蔽性，必须进一步检查有无肿瘤的可能性。[3]本章旨在讨论面瘫的颞骨外病因的诊断与治疗。

■ 临床诊断

病史

在诊断面瘫的病因时最重要的是获得准确的面肌无力的发病史。导致面瘫的颞骨外病因通常与发病缓慢的面肌无力、面神经分支麻痹或者波动性面肌无力有关。[4]颞骨外肿瘤造成急性面瘫的可能性极小。局部疼痛、牵涉性耳痛或者张口困难提示面神经颞骨外段存在恶性肿瘤的可能性。局部疼痛是肿瘤累及三叉神经感觉支所致。[5]应询问患者面瘫之前有无头皮或面部皮肤癌的治疗史，因为皮肤癌累及深方或者出现淋巴结转移时会造成单侧面神经麻痹。

体检

准确记录面肌无力的范围。面部静态和动态照片作为病历记录内容之一，面肌动态表情的视频也保存在电子病历中。触诊颈部和腮腺，可以发现颈部淋巴结转移或者原发性腮腺肿瘤；检查面瘫同侧的耳郭、颞部头皮、面部有无皮肤癌，皮肤癌可直接侵犯深方的面神经或者转移至腮腺淋巴结；检查和触诊口腔，因为腮腺深叶肿瘤或者咽旁间隙的肿瘤均难以从口外看到和触及；当肿瘤侵犯翼肌或颞下颌关节，检查口腔时可以发现不同程度的张口困难。[6]

要进行显微镜、耳内镜检查，因为一些腮腺肿瘤或颞骨肿瘤可以经过外耳道软骨或骨侵犯外耳道。[7]要进行全部颅神经检查，因为隐蔽性的腮腺深叶肿瘤可能累及颈静脉孔，导致后组颅神经麻痹；肿瘤沿着三叉神经蔓延生长可能导致海绵窦扩大以及第Ⅲ、Ⅳ或Ⅵ颅神经功能障碍。

放射学诊断

明显的腮腺肿物合并面瘫的患者需要进行增强 CT 或 MRI 检查。[8]肿物沿神经蔓延生长在冠状位 MRI 显示更清楚，特别要注意三叉神经和海绵窦的部位（**图 15.1**）。[9] 肿物侵袭颞骨尤其茎乳孔时，高分辨率 CT 显示更清晰（**图 15.2**）。[9] 不明显的原发腮腺恶性肿瘤侵袭面神经、皮肤癌累及面神经只能通过 MRI 显示。[10] 脑部、胸部、腹部 CT 或者 MRI 检查，或全身 PET-CT 评估转移性疾病。外周骨、脊柱或者关节疼痛提示可能发生骨骼转移，通过全身放射性核素骨扫描进行评估。

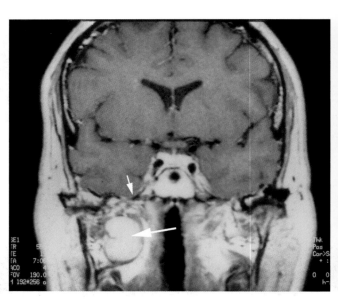

图 15.1　冠状位 MRI：腮腺恶性肿瘤（大箭头）导致面瘫且向上沿三叉神经下颌支（小箭头）蔓延

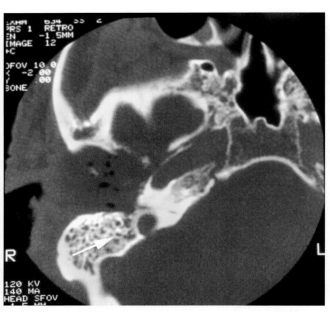

图 15.2　轴位 CT：腮腺恶性肿瘤导致面瘫同时侵袭颞骨（箭头）

组织活检

术前细针穿刺活检可以提供组织学诊断，尽管有时结果不精确可能导致不恰当的外科治疗。但是腮腺肿瘤禁用 Tru-cut 针活检或者中心活检，因可能造成肿瘤种植或者损伤未受累的面神经。腮腺切除术送病理学检查（非冰冻切片）是腮腺肿物明确诊断的最准确的方法。

■ 鉴别诊断

颞骨外的传染性、炎症性或肉芽肿性疾病极少导致面瘫。同样，良性腮腺肿瘤也极少造成面瘫。面神经肿瘤可能起源于面神经腮腺段，或者原发性颞骨肿瘤侵袭到腮腺。茎乳孔处的面神经受压可导致起病缓慢的部分性面瘫或者完全性面瘫。

许多涎腺恶性肿瘤包括但不限于以下这些：腺样囊性癌、黏液表皮样癌、鳞状细胞癌、腺癌和癌性多形性腺瘤可以导致面瘫。头皮和面部皮肤癌包括：鳞状细胞癌、黑色素瘤和基底细胞癌可以侵犯面神经。皮肤的任何恶性肿瘤侵入足够深就可以累及面神经周围支。

表 15.1 汇总了可以导致面瘫的颞骨外肿瘤。

表 15.1　面瘫的颞骨外病因

良性肿瘤
　　面神经瘤
　　血管瘤
　　异位副神经节瘤

腮腺恶性肿瘤
　　腺样囊性癌
　　黏液表皮样癌
　　鳞状细胞癌
　　腺癌
　　多形性腺瘤癌变

皮肤恶性肿瘤
　　鳞状细胞癌
　　黑色素瘤
　　基底细胞癌

颞骨恶性肿瘤
　　鳞状细胞癌
　　基底细胞癌

■ 治疗方法

局限性的腮腺肿瘤导致面瘫时标准治疗方法是腮腺切除术；如果是恶性腮腺肿瘤还要进行术后放疗。[11]是否进行神经移植由面神经切除的范围决定。肿瘤恶性程度高或颈部淋巴结转移者要进行颈淋巴结清扫术。有远处转移者或术后复发无论术后放疗或未行放疗均需要进行化疗。[12]

手术治疗

标准腮腺手术切口，切口起自耳前，向后弯向乳突尖表面，向下顺颈部褶皱切开皮肤，局限性腮腺肿瘤切口下端至少要达到距下颌骨缘两横指处（**图 15.3**）。这种切口既可进行腮腺切除术又保护了未受累的面神经分支不受损伤。如果茎乳孔处的面神经受累，需要将切开的软组织向后分离，进行单纯乳突切开术，显露面神经垂直段，切断受累的面神经，术中送冰冻检查确定切缘是否干净。然后根据肿瘤病理或颈部淋巴结情况决定是否进行颈淋巴结清扫术。颞骨或颞颌关节受累时应行耳后切口切断外耳道。[13]岩骨次全切除术，面神经切断越靠近膝状神经节区越好，这种进路也可切除下颌骨髁状突或整个关节窝。腮腺深叶肿物累及颞下窝时，在肿物切除术前要先识别颈静脉球和颈动脉岩骨段。如果临床证据表明有三叉神经受累，要沿着中颅窝底切断三叉神经的下颌支和上颌支。[14]

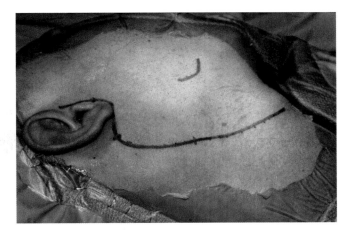

图 15.3　标准腮腺手术切口，也可用于面瘫经乳突面神经解剖术

面神经的处理

单一面神经周围支切除术不需要神经修复，因为吻合支足以维持面部基本运动。面神经断端近侧、远侧切缘干净无瘤，且其所支配的面肌未切除时，用腓肠神经桥接移植（interposition cable grafting）来修复面神经主干（**图 15.4**）。跨面神经移植（cross-facial grafting）仅用于面肌未萎缩者，使面瘫侧的面神经下级分支重生，维持静态面部对称和眼睑闭合。[15]

腮腺根治性切除术、面肌切除术和岩骨次全切术后的广泛缺损最好进行微血管游离组织移植重建。[16] 取腹直肌不需要术中改变患者的体位且很容易修复缺损，前锯肌可以达到既重建下面部又重建缺损的双重目的。眼部整形术可以恢复静态时上面部的对称性并协助眼睑闭合。

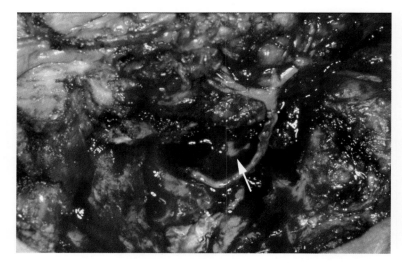

图 15.4　腮腺恶性肿瘤切除术后（箭头）腓肠神经 - 面神经移植术

放射治疗

腮腺恶性肿瘤术后放疗可以提高肿瘤局部控制率和患者的长期生存率。[17] 初始的放疗范围包括肿瘤同侧颈部和近端颅底。当腮腺的恶性肿瘤沿着面神经扩散至膝状神经节或者沿着三叉神经分支扩散至靠近半月神经节或海绵窦时，应该再追加立体定向放疗。

■ 结果

腮腺恶性肿瘤侵袭面神经颞骨外段导致的面瘫预后较差。[18] 对侧颅底恶性肿瘤且术前面瘫的 26 个患者最新的研究发现，总体上术后 1 年和术后 3 年无瘤生存率分别是 76% 和 35%。[19] 手术的目的要达到切缘干净，必要时需要切除受侵袭的面神经。

■ 结论

面瘫的颞骨外病因多数是腮腺肿瘤或者颞骨肿瘤。其临床症状和体征不应与典型的急性贝尔麻痹混淆。影像学检查有助于制定治疗方案，达到最佳的长期效果。

致谢

感谢 Renee Milani 在手稿的撰写和审校中提供的帮助。

（张永丽　译　王　轶　校）

参考文献

1. Gantz BJ, Rubinstein JT, Gidley P, Woodworth GG. Surgical management of Bell's palsy. Laryngoscope 1999;109(8):1177–1188
2. Eneroth CM. Facial nerve paralysis. A criterion of malignancy in parotid tumors. Arch Otolaryngol 1972;95(4):300–304
3. Marzo SJ, Leonetti JP, Petruzzelli G. Facial paralysis caused by malignant skull base neoplasms. Neurosurg Focus 2002;12(5):e2
4. Woods JE. The facial nerve in parotid malignancy. Am J Surg 1983;146(4):493–496
5. Matsuba HM, Thawley SE, Simpson JR, Levine LA, Mauney M. Adenoid cystic carcinoma of major and minor salivary gland origin. Laryngoscope 1984;94(10):1316–1318
6. Magnano M, gervasio CF, Cravero L, et al. Treatment of malignant neoplasms of the parotid gland. Otolaryngol Head Neck Surg 1999;121(5):627–632
7. Leonetti JP, Smith PG, Kletzker GR, Izquierdo R. Invasion patterns of advanced temporal bone malignancies. Am J Otol 1996;17(3):438–442
8. Schwaber MK, Zealear D, Netterville JL, Seshul M, Ossoff RH. The use of magnetic resonance imaging with high-resolution CT in the evaluation of facial paralysis. Otolaryngol Head Neck Surg 1989;101(4):449–458
9. Freling NJM, Molenaar WM, Vermey A, et al; Clinical Use of MRI and Histologic Correlation. Malignant parotid tumors: clinical use of MR imaging and histologic correlation. Radiology 1992;185(3):691–696
10. Horowitz SW, Leonetti JP, Azar-Kia B, Fine M, Izquierdo RCT. CT and MR of temporal bone malignancies primary and secondary to parotid carcinoma. AJNR Am J Neuroradiol 1994;15(4):755–762
11. Pedersen D, Overgaard J, Søgaard H, Elbrønd O, Overgaard M. Malignant parotid tumors in 110 consecutive patients: treatment results and prognosis. Laryngoscope 1992;102(9):1064–1069
12. Carrillo JF, Vázquez R, Ramírez-Ortega MC, Cano A, Ochoa-Carrillo FJ, Oñate-Ocaña LF. Multivariate prediction of the probability of recurrence in patients with carcinoma of the parotid gland. Cancer 2007;109(10):2043–2051
13. Leonetti JP, Smith PG, Anand VK, Kletzker GR, Hartman JM. Subtotal petrosectomy in the management of advanced parotid neoplasms. Otolaryngol Head Neck Surg 1993;108(3):270–276
14. Fisch U, Fagan P, Valavanis A. The infratemporal fossa approach for the lateral skull base. Otolaryngol Clin North Am 1984;17(3):513–552
15. O'Brien CJ, Adams JR. Surgical Management of the Facial Nerve in the Presence of Malignancies about the Face. Curr Opin Otolaryngol Head Neck Surg 2001;9(2):90–94
16. Izquierdo R, Leonetti JP, Origitano TC, al-Mefty O, Anderson DE, Reichman OH. Refinements using free-tissue transfer for complex cranial base reconstruction. Plast Reconstr Surg 1993;92(4):567–574, discussion 575
17. Paulino AC, Marks JE, Leonetti JP. Postoperative irradiation of patients with malignant tumors of skull base. Laryngoscope 1996;106(7):880–883
18. Hocwald E, Korkmaz H, Yoo GH, et al. Prognostic factors in major salivary gland cancer. Laryngoscope 2001;111(8):1434–1439
19. Mantravadi AV, Marzo SJ, Leonetti JP, Fargo KN, Carter MS. Lateral temporal bone and parotid malignancy with facial nerve involvement. Otolaryngol Head Neck Surg 2011;144(3):395–401

第 16 章　中枢性面瘫的病因

J. Gail Neely

中枢性面瘫是在颅内病变的对侧出现单侧性面瘫，典型表现：①面下部面神经麻痹，而面上部正常；②自主性表情麻痹，而非自主表情和情感表情不受影响；③发病时间通常较短。出现上述典型表现的中枢性面瘫的病因绝大多数为大脑中动脉血管意外。[1] 此外，位于大脑前动脉或其他部位弥漫性或局限性的病变可能出现不同的面神经麻痹表现。掌握神经解剖学与面部表情运动的知识，是深刻理解中枢性面瘫的基础。

■ 神经解剖学

面肌运动有两种不同的神经调控机制：自主运动的神经调控和非自主运动神经调控，早前的文献将可自主运动调控的称锥体系；可非自主运动的称锥体外系。[2] 锥体系是由运动神经元到面神经核的突触投射。[3,4] 锥体外系是多突触通道通过脑干皮层下核团和边缘系统（如基底神经节、丘脑、边缘系统杏仁体等）以及皮层运动中枢的综合作用，从而影响面肌运动。新近的文献则关注皮层运动中枢与面神经亚核之间的联系，阐述自主和非自主面部表情运动的调控机制。[1,5-9]

皮层运动中枢与面神经亚核以及面肌群之间的联系

大脑 5 个皮层区通过皮质延髓束与桥脑被盖区的 4 个面神经亚核直接联系。[7] 这 5 个皮层区与皮质延髓束和面神经亚核分别称为初级运动皮层（M1）、辅助运动皮层（M2）、喙部扣带回运动皮层（M3）、尾部扣带回运动皮层（M4）及腹外侧前运动皮层（LPMCv）。人们起初认为背外侧前运动皮层与面神经核存在着最重要的联系，然而近期的研究证实，其所起的作用较小而终被排除。[1] 这五个运动皮层均与双侧全部面神经亚核有联系，但是联系方式并不相同。每侧的 4 个面神经亚核选择性支配相应的面部表情肌群（**图 16.1** 和**图 16.2**）。[1-7] 皮层到面神经亚核的连接强度顺序依次为：M1、LPMCv、M2、M3 和 M4。

面神经核位于桥脑被盖，发出双侧面神经。每侧面神经核由 4 个面神经亚核组成，按照从上到下依次排列。在外侧和中间的两个亚核较大，位于前下方；在背侧及偏中的位置的两个亚核较小，位于后上方。外侧的亚核支配口周的肌肉。其中上部的神经元支配上唇肌肉，下部的神经元支配下唇肌肉。M1，LPMCv 和 M4 主要投射于对侧外侧神经核团。极少量的 M1 神经纤维走行至颜面上部。内侧的亚核支配耳部肌肉（人类的额肌及颈阔肌）。M2 投射至双侧中间亚核。背侧和偏中间的亚核支配额肌和眼轮匝肌。M3 投射至双侧背侧及偏中间的亚核（**图 16.3**）。

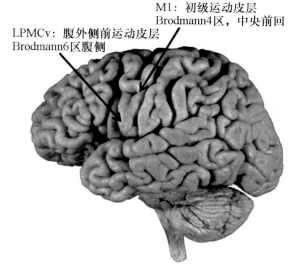

M1：初级运动皮层
Brodmann4区，中央前回

LPMCv：腹外侧前运动皮层
Brodmann6区腹侧

图16.1　大脑皮层外侧面照片（引自 Woolsey TA. Hanaw.IY J，Gada MH. The Brain Atlas.A VIsual Guide to the Human Central Nervous System. Hoboken，NJ：John Wiley & Sons，Inc；2008：20；使用经许可）

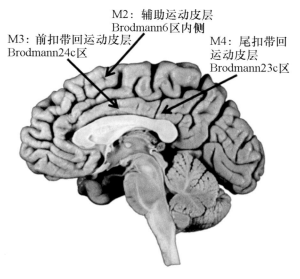

M2：辅助运动皮层
Brodmann6区内侧

M3：前扣带回运动皮层
Brodmann24c区

M4：尾扣带回
运动皮层
Brodmann23c区

图16.2　大脑皮层内侧面照片（引自 Woolsey TA. Hanaway J，Gada MH The Brain Atlas.A Visual Guide to the Human Central Nervous System. Hoboken，NJ：john Wiley & Sons，Inc；2008：24；使用经许可）

放射冠和内囊

在大脑皮层与皮层下结构之间存在双向投射纤维束连接。由皮层发出的纤维束从各个方向汇聚成宽阔的扇形的白质结构，称为放射冠，随后形成内囊并最终在大脑脚位置延续至脑干（**图 16.4 和图 16.5**）。[4] 过去人们认为，内囊膝部大多数皮质延髓束大部分终止于对侧的颅神经运动核团。然而，来自非人类的灵长类动物的数据显示：内囊区面神经纤维束的排列非常复杂。[6] 由面神经运动皮层发出的轴突止于高位脑干，位于内囊的前脚、内囊膝部以及内囊后脚的前份。这些纤维束按照从前到后的顺序依次为 M3、M2、LPMCv、M4 和 M1。而面神经运动皮层发出的轴突止于低位脑干，按照前后顺序分布于内囊后脚（**图 16.6**）。

来自大脑中动脉、大脑前动脉、颈内动脉和脉络膜前动脉的分支血管分别供应内囊的特定区域。[3] Morecraft 等 [6] 研究发现由于内囊面神经纤维束排列的差异，内囊越靠前部的小的病变，损伤小范围的面神经投射区域，恢复越容易；而由于内囊后部轴突排列紧凑，内囊越靠后部的病变，损伤面神经纤维束范围越大，恢复越困难。

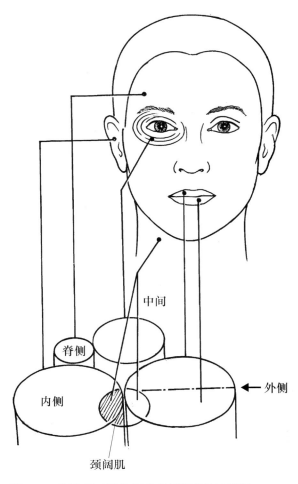

中间

脊侧

内侧

外侧

颈阔肌

图16.3　面神经亚核及相关表情肌手绘示意图

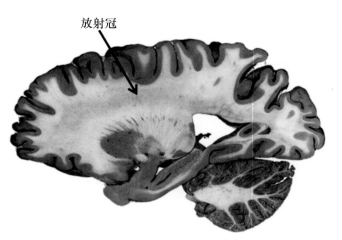

放射冠

图 16.4　放射冠照片（大脑矢状位）（引自 Woolsey TA，Hanaway J，GadaMH. The Brain Atlas. A Visual Guide to the Human Central NervousSystem. Hoboken，NJJohn Wlley&Sons，lnc：2008：96；使用经许可）

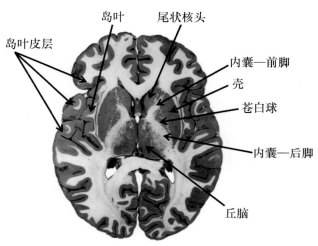

岛叶皮层　岛叶　尾状核头

内囊—前脚
壳
苍白球
内囊—后脚
丘脑

图 16.5　岛叶皮层、内囊与基底神经节之间的关系（大脑轴位照片）（引自 Woolsey TA，Hanaway J，Gada MH. The Brain Atlas.A Visual Guide to the Human Central Nervous System. Hoboken,NJ: John Viley&Sons,lnc；2008：122；使用经许可）

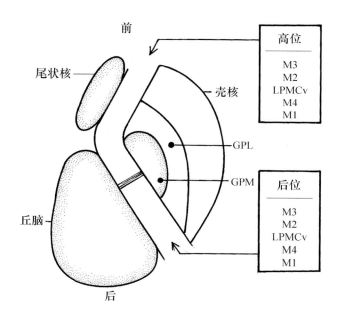

前

尾状核

壳核

GPL

GPM

丘脑

后

高位

M3
M2
LPMCv
M4
M1

后位

M3
M2
LPMCv
M4
M1

图 16.6　皮质脊髓束手绘示意图：从内囊前脚、后脚投射至脑干高位和低位

GPL. 苍白球外侧；GPM，苍白球内侧；LPMCv，腹外侧前运动皮层；M1，初级运动皮层；M2，辅助运动皮层；M3，前扣带回运动皮层；M4，尾扣带回运动皮层

脑干中的皮质延髓束（皮质面束）

按照从上到下的顺序简要回顾大脑分部，对理解脑干中的皮质延髓束和皮质脊髓束更加容易。由两个大脑半球组成的前脑分为端脑和间脑，前者包括皮层、基底核和放射冠，后者主要包括丘脑、上丘脑、下丘脑及内囊。中脑侧面的纤维束经内囊汇聚成为大脑脚（图 16.7）。中脑连接起前脑和后脑，是大脑中体积最小的部分，其顶端覆以四叠体（顶盖），主要包括红核、黑质。当皮质延髓束离开内囊时，在中脑的腹侧面形成两个大脑脚及大脑脚底（位于大脑脚中央）（图 16.8）。后脑位于脑干的末端，分为两个部分：桥脑和延髓。皮质延髓束在离开大脑脚底到达桥脑时，被横向的桥脑小脑束分离成簇状。

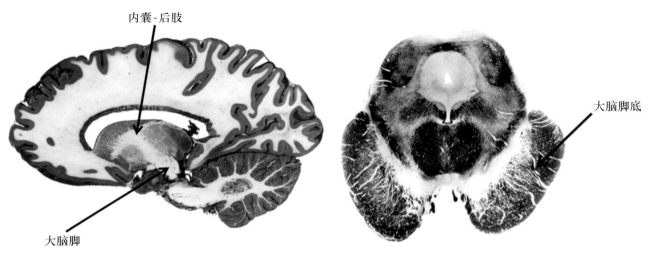

图 16.7　大脑脚（大脑矢状位照片）（引自 Woolsey TA，Hanaway j，GadaMH. The Brain Atlas. A Visual Guide to the Human Central NervousSystem. Hoboken，NJ：John Wiley & Sons，Inc；2008：98. 使用经许可）

图 16.8　大脑脚（中脑层面轴位切片照片）（引自 Woolsey TA，Hanaway J，Gada MH. The Brain Atlas. A Visual Guide to 1tte Human Central Nervous System. Hoboken，NJ：john Wiley & Sons，Inc：2008：140；使用经许可）

在桥脑到延髓之间，皮层发出的皮质面束通过 3 条路径到面神经核。[10]

（1）大部分的皮层面神经纤维束在面神经核层面通过桥脑基底腹侧正中跨过中线支配对侧面神经核团。

（2）在某些个体中，变异的皮层面神经纤维束在面神经核层面沿着桥脑基底背侧跨过中线支配对侧面神经核团。

（3）还有一些个体，皮层面神经纤维束先向下进入延髓上部的腹侧，跨过中线后向上进入延髓背外侧区域到达对侧面神经核团。[11]

非自主性与情感性的面部表情

一个复杂多突触调控系统调节非自主性与情感性的面部表情，这涉及丘脑、基底节、边缘系统以及位于大脑半球内侧的运动皮层，尤其是扣带回。[3,4] 丘脑与大脑皮层存在着大量的交互投射，是皮层与皮层下连接的主要途径。基底节（包括尾状核、壳、苍白球及杏仁体）负责调节动作和行为的激发。来自大脑其余部分的神经纤维束则主要通过尾状核和壳到达基底节，其余部分投射于苍白球和黑质。苍白球是最主要的输出系统，投射至丘脑。本系统病变可导致动作减少伴肌张力增高（如帕金森病）或者反常非自主运动（如运动障碍）。杏仁体呈环形围绕丘脑和基底节，连接着基底节与边缘系统。边缘系统整合外部和内部的感觉信息，同时连接大脑皮层感觉相关的区域及皮层下自主神经以及内分泌区域、情绪表达相关区域。此外边缘系统在记忆、食物摄取、觉醒、性行为和激励行为中起着重要的作用。

这些结构按照如下方式调节着面部表情：[5,8,9,12] 杏仁体整合感觉信息并产生相应的情绪反应如愤怒。情绪信息再传递到高一级学习与记忆皮层，以及皮层下的下丘脑和桥脑的层面，产生针对情绪信息的自主神经活跃、激素分泌及行为反应。这些信息接着被送到前扣带回运动皮层（M3），接着投射于双侧背侧及其间的面神经亚核，从而支配颜面上部，尤其是额肌和眼轮匝肌。因此，杏仁核—扣带回皮层面神经核投射系统控制情绪表达，情感成熟及社会适应。[9]此外，杏仁核传递信息到 M4，从而调节对侧颜面下部。总之，边缘系统在情绪、注意力和认知等方面起着重要的作用，[7,8]而 M3 和 M4 则是上述运动调节的重要靶点。[7,8]在此投射通路上的病变可能导致面部表情麻痹，然而却能保持正常的自主控制，这和常见的中枢性面瘫恰恰相反。

面神经在桥脑内的走行

桥脑由桥脑被盖和桥脑底两个部分组成。宽大的小脑中脚将桥脑分为两个部分：背侧（后方）灰质部分为桥脑被盖，腹侧（前方）白质部分为桥脑底。腹侧或桥脑底包含多个桥脑核团，投射于小脑皮质之后分散成簇，形成皮质延髓束和皮质脊髓束。面神经核团位于桥脑被盖侧方的下部。面神经从面神经核团发出后向上呈襻状向内向前绕着展神经核逐渐靠近紧贴中线的内侧纵束。当面神经向上到达展神经核，向第四脑室底突出的部分称为面神经丘。而当面神经越过展神经核后，其向前弯曲后向下，于桥脑底上方的桥脑脊髓连接处发出（**图 16.9**）。

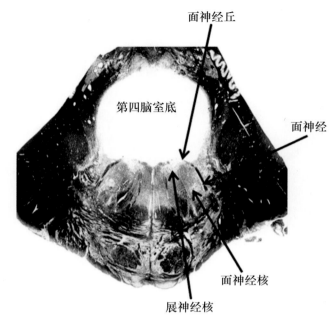

图 16.9　桥脑轴位照片，显示在顶盖的面神经核、展神经核以及下降的面神经后核横穿桥脑基部

（ 引自 Woolsey TA，Hanaway J，Gada MH. The Brain Atlas. A Visual Guide to 1tte HumanCentral Nervous System. Hoboken，NJ: john Wiley & Sons，Inc: 2008：143 ；使用经许可）

岛叶皮层与岛叶

岛叶位于大脑皮层侧面的深方，主要负责味觉、嗅觉及其他躯体感觉。外面被额部、额顶部及颞部的一部分覆盖，即岛叶皮层（**图 16.5**）。[4]岛叶皮层的病变可能引起某种综合征，这将在下文中描述。

■ 引起中枢性面瘫的病变

与中枢性面瘫伴发的神经系统的症状、体征有利于病变的定位和定侧。中枢性面神经通路起源于广泛的皮层，向下逐渐汇聚。病变位置越靠下，面神经核团和神经束排列越紧密。大脑皮层的血供来源广泛，而大脑深方的血供则较为集中。转移灶比较局限，根据转移灶部位不同，既可能不引起症状，也可能引起多种症状（**表 16.1**）。

表 16.1　病变部位与相关症状

病变部位	中枢性面瘫
大脑皮层外侧（大脑中动脉）[1, 35]	对侧、颜面下部、自主性面瘫
相关症状：对侧面部、上肢、下肢感觉缺失、运动麻痹，言语障碍，视觉和双眼共轭障碍	

续表

病变部位	中枢性面瘫
大脑皮层内侧（大脑前动脉）[1, 35]	双侧（稍偏对侧），颜面上部及下部，情绪性"表情迟钝"
相关症状：对侧下肢感觉缺失、运动麻痹，尿失禁，有强握、吸吮等原始反射及精神症状	
桥脑和桥脑中脑连接处（大脑脚中央处）[10]	对侧、颜面下部、自主性
桥脑基底（在桥脑的上部和中部，病变位于桥脑基底中央，在桥脑的下部，病变位于桥脑基底腹正中近中线处）[10]	对侧、颜面下部、自主性
相关症状：根据病变部位及病变程度定义了 6 个临床综合征[36]。总结：面肌运动及发音障碍（桥脑顶部及内侧基底部）；双手协调能力障碍（桥脑顶部及中部、内侧和腹侧）；上肢功能障碍（腹侧和外侧）；下肢协调障碍（桥脑底部，侧面）；吞咽障碍（桥脑顶部的多个区域）；步态障碍（贯穿桥脑的内侧和外侧）；较高级功能失调：运动性忽视，言语错乱，病态大笑（桥脑顶部和中部）	
延髓上部（腹正中侧）[10, 17]	对侧、颜面下部、自主性
延髓上部（延髓外侧）[10]	同侧、颜面下部、自主性
相关症状：旋转性眼震、眩晕、呕吐、吞咽困难、步态不稳、声音嘶哑、Horner 征	

岛叶皮层病变（Foix-Chavany-Marie 综合征）

Foix，Chavany 和 Marie 首次描述了此综合征，由第 V、VII、IX、X 和 XII 组颅神经控制的双侧肌肉随意运动突然失控，而非随意运动则完全不受影响。[13]患者不能咀嚼、讲话或是自主活动两侧的面部，但是却可以哭、笑、打哈欠，或是当食物在进入口腔后部引起吞咽反射时可以吞咽。[14]尽管这属于中枢性面瘫，带有典型的自主和非自主运动分离特征，然而常常同时影响颜面上部和颜面下部，与周围性面瘫表现相似。偶尔此综合征只影响一侧面部，易与贝尔面瘫混淆。[15]

Foix-Chavany-Marie 综合征病理生理为双侧岛叶皮质功能失调。病因可能有如下 5 个：①双侧脑血管卒中最常见；②亚急性中枢神经系统感染；③先天性发育异常；[16]④患有癫痫的儿童中可观察到此病征；⑤罕见的神经变性。[14]

脑干血管性病变

桥脑是脑干中最常见的缺血性梗死的部位。只有半数多一些的病变会表现为中枢性面瘫。Urban 等[10]在观察了伴有脑干局部缺血性病变患者 53 例，其中 28 名患者伴有中枢性面瘫，而另外 25 名患者不伴有中枢性面瘫。伴有中枢性面瘫患者的病变常见位置：桥脑（17 / 28）、延髓（5 / 28）、桥脑延髓交界（3 / 28）、中脑（2 / 28），以及桥脑中脑交界（1 / 28）。[10]通常病变都会导致对侧颜面下部面神经麻痹，影响随意动作，不影响情绪化表情。

中脑病变

中脑及中脑桥脑连接区域的缺血性病变非常少见。而一旦发生，则会引起中枢性面瘫。病变一般位于中脑的中央、中脑桥脑连接区域以及大脑脚。[10]

桥脑病变

桥脑的缺血性损伤常见于桥脑上部和中部，还会扩展到桥脑基底的中心处。而低位的桥脑病变位于内下靠近中线处。[10]

延髓病变

延髓上部病变可导致中枢性面瘫的典型表现：颜面下部面肌麻痹而颜面上部正常。延髓上部病变可能导致对侧颜面下部随意性运动麻痹。[10] 然而，一些面神经麻痹可能发生于病变同侧，推测可能损伤跨过中线之后的皮层面神经纤维束襻所致。如果病变进一步向上发展，侵犯到桥脑被盖的最下方，病变将不单影响上升的神经束襻，同时还会影响位置较低的支配颜面下部的面神经亚核。这就导致了上运动神经元和下运动神经元混合性损伤。[17]

先天性面神经麻痹

婴儿出生时即有面神经麻痹，一类是产伤引起，另一类则伴有先天性病变。越来越多的研究表明，先天性面神经麻痹患者，伴或不伴其他综合征，面神经亚核存在异常。[18,19] 伴有面神经麻痹的综合征有 Mobius 综合征，Goldenhar 综合征 Poland 综合征。Mobius 综合征分四型。1 型：脑干中第 VI、VII、III、V、VIII、IX、XI 颅神经核体积小或神经核缺失，偶尔第 XII 组颅神经核团变小或缺失。2 型：外周面神经的神经元变性。3 型：神经元和其他脑细胞变性、脑干中神经核团组织变硬。4 型：颅神经无病变而肌肉功能失调。[20] Goldenhar 综合征包含第一、第二腮弓畸形导致的大量疾病，包括副耳、小耳畸形、单侧上颌骨和下颌骨发育不良、眼部上皮样囊肿以及脊柱畸形。大约 1/3 的患者伴有周围性面瘫。[21] 由于存在明确的颅神经发育畸形，Goldenhar 综合征导致的面神经麻痹此前一直归因于下运动神经元异常，而没有归因于更有可能的神经核团畸形。Poland 综合征包括单侧胸肌缺失、上肢畸形以及少数伴有先天性面神经麻痹。[18]

多发性硬化

脱髓鞘病变有多种，本章只讨论最为常见的一种即多发性硬化。多发性硬化（MS）是一种中枢神经系统自身免疫性脱髓鞘疾病。初次发病年龄在 20-40 岁。起始症状包括复视，红绿色觉异常或视物模糊，症状进展出现不同程度的感觉和 / 或运动障碍、头晕、站立不稳以及认知障碍。[22] 没有一种特异性的症状、体征或实验室检查可以明确地诊断多发性硬化，脑脊液 IgG 升高及寡克隆带可以支持本病的诊断。多发性硬化诊断的基本标准包括：①中枢神经系统两个或两个以上部位（大脑、脊髓、和 / 或视神经）出现功能障碍；②疾病每次发作间隔至少 1 个月；③排除其他可能的病因。[23] 头和 / 或脊髓的 MRI 有助于发现及定位多发性硬化病灶。多发性硬化的诊断标准见于 2005 年修订版 McDonald 诊断标准。[24,25] 病变可发生于中枢神经系统的任何部位，最常见的受累部位是视神经、脊髓、脑干及脑室周围区域。主要的病理表现为脱髓鞘，轴索缺失导致的传输障碍也不少见。近来发现皮层灰质和脊髓灰质也有大面积病变。早期病灶的病理表现为炎症及脱髓鞘，晚期病灶主要为神经变性，提示早期、晚期病变的病理机制不同。[26] 经尸检证实的多发性硬化中累及面神经者多达 52%。[27] 发病 4 年以后约 20% 的病例出现面神经受累。[28] 多发性硬化患者多数病例同时出现多处神经受累的症状和体征。在疾病的早期仅出现单一颅神经功能障碍或疾病复发时只有单一颅神经症状者约 10%，单一颅神经受累时大部分累及第 V 或第 Ⅶ 颅神经，极少累及第 Ⅲ、第 Ⅵ 或第 Ⅷ 颅神经。[29] 初始时仅有孤立性面神经下运动神经元功能障碍发生率约 5%，大约半年到 3 年后才出现其他神经的多发性硬化症状，这使得多发性硬化的面瘫与贝尔面瘫较难鉴别。[28] MRI 显示病变主要位于同侧桥脑被盖的面神经核团内。[28] 偶尔病变可能发生在髓内面神经发出处。[30,31] 激素治疗有效，几天后面神经麻痹可以恢复正常。一篇文献报道了一例伴有同侧极重度听力下降的患者，一周内完全恢复正常。[30] 还有文献报道单侧面神经麻痹伴双侧先后听力下降的患者，两个月内先发听力下降侧耳的听力自愈。[32] 这两篇文献讲到的疾病自发恢复至正常，不是值得庆祝的原因，而"危险信号"应该促进对本病的深入研究。

吉兰 - 巴雷综合征

吉兰 - 巴雷综合征是一种外周神经系统自身免疫性疾病，在数天及数周内病情迅速进展，且在前两周内症状最重。需要强调的是，吉兰 - 巴雷综合征并不是中枢神经系统疾病，[33] 首发症状常位于腿部，出现感觉异常，肌无力，呈向心性进展，最后发展为全身运动肌肉麻痹，需呼吸机维持机械通气。目前尚无有效的治疗手段，然而可以自发恢复至完全正常或是接近正常。血浆置换和（或）免疫球蛋白治疗对疾病有所帮助。部分病例表现为双侧同时或急速连续发展的面神经下运动神经元麻痹，类似贝尔面瘫。[34]

■ 总结

5 个中枢运动皮层，2 个位于外侧，3 个位于内侧，皮质延髓束汇聚投射到双侧 4 个面神经亚核。每个面神经亚核都投射到特定的面部表情肌。皮质脊髓束主要控制自主性运动，而情绪性和非自主表情主要由与边缘系统、杏仁核联系紧密的扣带回运动皮层调控。这些解剖学知识有助于理解中枢性面瘫中不同的面肌运动异常。

中枢性面瘫，通常外侧皮层或是与其有关的通路受损，主要影响颜面下部，而颜面上部、情绪性和非自主表情不受影响。而内侧皮层和 / 或边缘系统连接受损，可影响情绪性表情，而自主表情不受影响。相关的症状和体征有助于定位中枢神经系统病变部位。

致谢

作者对 Thomas A Woolsey，MD 和 Joseph T.Black，MD 参写与审阅本章节表示感谢。

（张文阳 译 王 轶 校）

参考文献

1. Morecraft RJ, Stilwell-Morecraft KS, Rossing WR. The motor cortex and facial expression: new insights from neuroscience. Neurologist 2004;10(5):235–249
2. Van Gelder RS, Van Gelder L. Facial expression and speech: neuroanatomical considerations. Int J Psychol 1990;25(2):141–155
3. Afifi AK, Bergman RA. Functional neuroanatomy, 2nd ed. New York: Lange Medical Books/McGraw-Hill; 2005: 168
4. Standring S. Gray's Anatomy. The anatomical basis of clinical practice, 40th ed. London, UK: Churchill Livingstone: Elsevier; 2008: 223–394
5. Ghashghaei HT, Barbas H. Pathways for emotion: interactions of prefrontal and anterior temporal pathways in the amygdala of the rhesus monkey. Neuroscience 2002;115(4): 1261–1279
6. Morecraft R, Louie J, Herrick J, et al. Organization of face representation in the internal capsule of the rhesus monkey. Neuroscience 2001;27:825–827
7. Morecraft RJ, Louie JL, Herrick JL, Stilwell-Morecraft KS. Cortical

innervation of the facial nucleus in the non-human primate: a new interpretation of the effects of stroke and related subtotal brain trauma on the muscles of facial expression. Brain 2001;124(Pt 1):176-208

8. Morecraft RJ, McNeal DW, Stilwell-Morecraft KS, et al. Amygdala interconnections with the cingulate motor cortex in the rhesus monkey. J Comp Neurol 2007;500(1):134-165

9. Yuasa S. [Somatotopy in the emotional exression by the amygdala]-article in Japanese. Brain Nerve 2009;61:1395-1404

10. Urban PP, Wicht S, Vucorevic G, et al. The course of corticofacial projections in the human brainstem. Brain 2001;124(Pt 9):1 866-1876

11. Cavazos JE, Bulsara K, Caress J, Osumi A, Glass JP. Pure motor hemiplegia including the face induced by an infarct of the medullary pyramid. Clin Neurol Neurosurg 1996;98(1):21-23

12. Holstege G. Emotional innervation of facial musculature. Mov Disord 2002;17:812-Sl6

13. Foix C, Chavany J, Marie J. Diplegie facio-linguo-masticatrice d'origine cortico souscorticale sans paralysie des membres. Rev Neurol (Paris) 1926;33:214-219

14. Weller M. Anterior opercular cortex lesions cause dissociated lower cranial nerve palsies and anarthria but no aphasia: Foix-Chavany-Marie syndrome and "automatic voluntary dissociation" revisited. J Neurol 1993;240(4):199-208

15. Crumley RL. The opercular syndrome—diagnostic trap in facial paralysis. Laryngoscope 1979;89(3):361-365

16. Nisipeanu P, Rieder I, Blumen S, Korczyn AD. Pure congenital Foix-Chavany-Marie syndrome. Dev Med Child Neurol 1997;39(10):696-698

17. Urban PP, Wicht S, Fitzek S, et al. Ipsilateral facial weakness in upper medullary infarction-supranuclear or infranuclear origin? J Neurol 1999;246(9):798-801

18. Jemec B, Grobbelaar AO, Harrison DH. The abnormal nucleus as a cause of congenital facial palsy. Arch Dis Child 2000;83(3):256-258

19. Verzijl HT, van der Zwaag B, Lammens M, ten Donkelaar HJ, Padberg GW. The neuropathology of hereditary congenital facial palsy vs Möbius syndrome. Neurology 2005;64(4):649-653

20. Office of Communications and Public Liaison. NINDS Moebius syndrome information page. Bethesda, MD: National Institute of Neurological Disorders and Stroke; 2008

21. Berker N, Acaroğlu G, Soykan E. Goldenhar's Syndrome (oculo-auriculo-vertebral dysplasia) with congenital facial nerve palsy.

Yonsei Med J 2004;45(1):157-160

22. Office of Communications and Public Liaison. NINDS Multiple Sclerosis information page. Bethesda, MD: NIH-National Institute of Neurological Disorders and Stroke/Disorders; 2010: 1-4

23. National multiple sclerosis society. The criteria for a diagnosis of MS. 2010. Available at http://www.nationalmssociety.org/about-multiple-sclerosis/what-we-know-about-ms/diagnosing-ms/index.aspx

24. Fox RJ, Sweeney P. Multiple Sclerosis. In: Disease management project. Cleveland, OH: The Cleveland Clinic Center for Continuing Education; 2009: 1-13

25. Polman CH, Reingold SC, Edan G, et al; International Panel on MS Diagnosis. Diagnostic criteria for multiple sclerosis: 2005 revisions to the "McDonald Criteria". Ann Neurol 2005;58(6):840-846

26. Stadelmann C, Wegner C, Brück W. Inflammation, demyelination, and degeneration - recent insights from MS pathology. Biochim Biophys Acta 2011;1812(2):275-282

27. Carter S, Sciarra D, Merritt HH. The course of multiple sclerosis as determined by autopsy proven cases. Res Publ Assoc Res Nerv Ment Dis 1950;28:471-511

28. Fukazawa T, Moriwaka F, Hamada K, Hamada T, Tashiro K. Facial palsy in multiple sclerosis. J Neurol 1997;244(10):631-633

29. Zadro I, Barun B, Habek M, Brinar VV. Isolated cranial nerve palsies in multiple sclerosis. Clin Neurol Neurosurg 2008;110(9):886-888

30. Commins DJ, Chen JM. Multiple sclerosis: a consideration in acute cranial nerve palsies. Am J Otol 1997;18(5):590-595

31. Schnorpfeil F, Braune HJ. Nuclear facial palsy in multiple sclerosis: a case report. Electromyogr Clin Neurophysiol 1997;37(4):207-211

32. Oh Y-M, Oh D-H, Jeong S-H, Koo JW, Kim JS. Sequential bilateral hearing loss in multiple sclerosis. Ann Otol Rhinol Laryngol 2008;117(3):186-191

33. Office of Communications and Public Liaison. NINDS Guillain-Barre Syndrome Information Page. Bethesda, MD: National Institute of Neurological Disorders and Stroke; 2010

34. Narayanan RP, James N, Ramachandran K, Jaramillo MJ. Guillain-Barré Syndrome presenting with bilateral facial nerve paralysis: a case report. Cases J 2008;1(1):379

35. Adams RD, Victor M, Ropper AH. Principles of Neurology, 6 ed. St. Louis: McGraw Hill; 1997: 777-873

36. Schmahmann JD, Ko R, MacMore J. The human basis pontis: motor syndromes and topographic organization. Brain 2004;127(Pt 6):1269-1291

第 17 章　半面痉挛

Jacques Magnan

Claire-Lise Curto Faïs

半面痉挛是发生于一侧面部的突发性、不自主、孤立性面肌痉挛。本病少见，综合不同的报道，发病率为 1~15 人 /10 万。左右两侧发病率没有统计学差异，女性罹患率更高。很长一段时间内，半面痉挛没有得到充分的认识。其实半面痉挛像其他面部运动障碍一样，对患者的社交和职业影响很大，因此对半面痉挛的治疗不容忽视。以前很多年来一直认为半面痉挛的病因为特发性，目前被广泛接受的病因是在血管襻与面神经根穿出桥脑小脑角处存在神经血管性压迫。

■ 病理生理学

半面痉挛的病理生理学理论主要有两个。第一个是假突触理论，假突触是指两个相邻的神经纤维，刺激一条神经纤维的神经冲动同时传导到两条神经。在这个理论中，由于血管与神经相贴并对神经产生长期的压迫，导致神经局部脱髓鞘，由此产生假突触传导。

假突触理论[1-3]具有下列肌电图数据作为理论基础：对于健康受试者，刺激面神经分支时仅能诱发由这一分支支配的相应的面肌运动纤维的收缩；而对于半面痉挛的患者，同样刺激面神经分支，不仅可诱发该神经纤维支配的相应的肌肉收缩，而且可以引起非该神经纤维支配区域的肌肉收缩。这种肌肉收缩区的扩展称为横向扩散运动反应（**图 17.1**）。

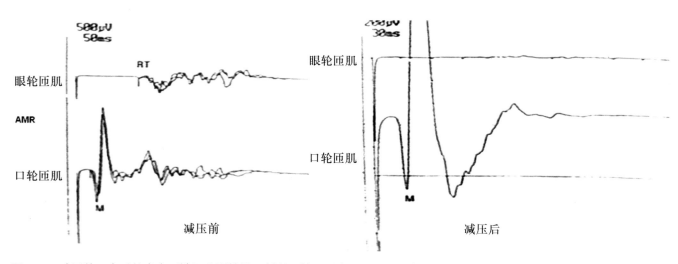

图 17.1　减压前、术后的术中面神经监测结果。刺激面神经下支后，记录到半面痉挛的眼轮匝肌的异常肌肉反应。反应潜伏期 10ms，当责任血管从面神经移开后该反应消失。术中监测异常的肌肉反应是确定责任血管减压术是否充分的一种可靠测试方法

半面痉挛的第二个理论是神经核理论,[4-8] 血管对面神经的长期刺激导致神经冲动以顺行向周围肌肉传递,也可以逆行向面神经核传递,这就导致了面神经核过度兴奋。这个理论可以解释有些患者在血管神经减压术后治愈时间延迟的原因。

目前,最合理的假说是将以上这两个理论结合到一起:

● 在神经受压部位血管随脉搏收缩引起异位的神经刺激。这种刺激可归因于血管压迫本身,也可归因于由血管攀或粥样硬化的血管内血流变化而诱发的生物电改变。

● 受压的神经逐渐脱髓鞘,诱发了假突触传导。

● 神经冲动逆向传导引起面神经核过度兴奋,并逐渐进展。

● 面神经核过度兴奋可解释发生于周围刺激(自主或非自主面部运动)或源于网状结构的情绪刺激后出现的半面痉挛。

面神经根的进入区或者穿出区(REZ)对应面神经从桥脑到小脑桥脑角的走行区域,又叫作 Obersteiner-Redlich 区。在这一区域内,面神经Ⅶ的隆起内突触纤维非常表浅,此区距离神经核也非常近,大约 1 毫米。因此,在这一水平的任何压迫都可以影响面神经的中枢和外周部分以及面神经核。

而且,在此区域内中枢神经鞘(少突胶质细胞)生理性过度为外周神经鞘(施万细胞)。由于此区域血管较少,以至于此区域对任何损伤都表现的非常脆弱,成为面神经走行过程中最薄弱的环节。[9,10]

■ 诊断

半面痉挛属于面部运动障碍的范畴。诊断以临床检查为基础。半面痉挛肌肉收缩有以下特点:

● 单侧性:半侧面部肌肉皱缩、眼睑半闭、口角偏向患侧、鼻尖弯曲。

● 不自主性:面部肌肉收缩不受意识控制。可发生于夜间,引起睡眠障碍。没有明确的诱发因素,但压力大、过度劳累和/或焦虑期间常容易发作。

● 突发性:为强直性收缩或强直阵挛性收缩。90% 的患者以眼睑痉挛开始,数周、数月或数年后,患侧所有面肌出现痉挛性收缩,持续数秒,痉挛快速出现,也很快消失。本病始于眼轮匝肌的阵挛性收缩,逐渐发展为半侧面肌的痉挛性收缩(**图 17.2**)。随着时间的推移,发作变得更为频繁和剧烈。

● 孤立性:在发作间期没有面肌肌力异常和运动障碍。总之,没有面肌持续收缩和面肌无力的表现。

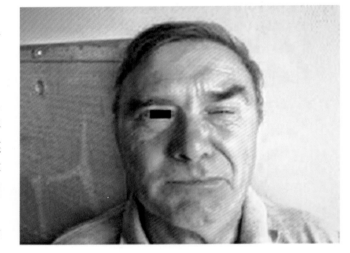

图 17.2　男性,53 岁,23 岁开始左侧半面痉挛

半面痉挛严重影响患者的生活质量,大部分患者对面部外观和面部功能障碍产生焦虑。这些面部功能障碍与不受控制的面肌痉挛有关。许多患者需要抗焦虑药物进行治疗。

■ 特殊的临床类型

● 双侧面肌痉挛:比较罕见,并且鉴别诊断困难。

● 半面痉挛合并三叉神经痛：又称为疼痛性抽搐，很少见。

■ 鉴别诊断

半面痉挛最常见的病因是由于 REZ 区的血管压迫面神经所致。通过全面的评估发现，还有如下一些少见的（1%～2%）但十分重要的原因也可以出现半面痉挛的症状，需要进行鉴别诊断：

● 蛛网膜囊肿
● 血管病变：Arnold-Chiari 综合征，椎基底动脉瘤，桥脑缺血
● 肿瘤：脑干或桥脑小脑角肿瘤
● 佩吉特病
● 多发性硬化

面神经麻痹后面肌痉挛：患者面肌痉挛之前有面瘫的病史。这种面肌痉挛以安静时面肌挛缩、眨眼时阵挛性收缩、随意运动异常、功能协调性丧失以及面肌无力为特征。

神经肌肉张力失常：为中枢的病变，影响双侧面部。这种神经肌肉张力障碍的病因如下：

● 原发性眼睑痉挛导致眼睑完全或部分闭合。
● 口腭肌张力异常或梅杰氏综合征，引起双侧眼睑痉挛伴随面下部肌肉的周期性收缩。
● 颈部肌张力障碍或痉挛性斜颈，会影响肩部和颈部肌肉。
● 面肌抽搐，主要影响儿童，在睡觉或自主控制时消失。
● 部分性局限性癫痫
● 肌纤维颤搐，大部分时间为局限性的，多为口轮匝肌或眼轮匝肌的颤动或痉挛。常见于焦虑的病人，医生必须寻找病因如代谢性疾病或多发性硬化。

■ 影像学检查 [11-15, 25]

CPA 的影像学评估以 MRI 为基础。MRI 只能对神经和血管的结构进行显影。MRI 检查的目的是：
● 通过显示神经血管压迫证实临床诊断。
● 在鉴别诊断时帮助排除其他病因。
● 术前确定责任血管。

通常首先进行脑 MRI，帮助鉴别诊断并明确诊断。通常选择检查的顺序如下：

● 高分辨率 T_2 相：这一序列得到 CPA 的脑池影像，脑脊液显示为高信号，血管为低信号。脑脊液与神经血管之间具有极佳的对比度（图 17.3）。

● 三维 T_1 加权钆剂增强序列：这个序列可以很好地显示神经和血管轮廓，并能识别责任静脉对神经的压迫。

● 磁共振血管造影序列，比如"时间飞逝法"序列，使血管结构变亮，亮度由血管内的血流速度决定。这一序列能够显示是动脉信号还是静脉信号。

● 时间飞逝法融合序列：T_2 加权高分辨序列。

神经血管压迫影像学有三个特点：①在 REZ 区必须有神经血管的接触；②责任血管垂直于神经；③可观察到神经或桥脑的畸形。

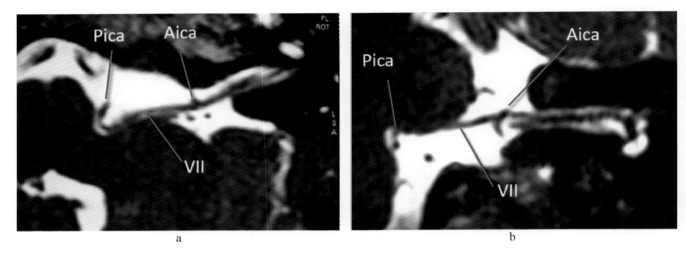

图 17.3 a，b　高分辨率 MRI T$_2$ 像。小脑后下动脉（Pica）为责任血管压迫面神经，Pica 垂直压迫脑干 REZ 区并造成其扭曲变形。小脑前下动脉（Aica）围绕听面神经束，没有引起第Ⅶ颅神经脑池段的变形（正常血管襻）

　　患者没有的相关的临床病史时不能单独依靠 MRI 做出诊断。因为 MRI 发现神经血管接触的患者中，高达 3% 的患者无症状；0.5% 无症状患者存在神经畸形。

■ 半面痉挛的治疗

　　许多患者接受不同的药物治疗，例如抗抑郁药、抗焦虑药、精神安定类药等，但这些药物对半面痉挛均无效。只有两种治疗方法可以真正地治疗半面痉挛。

　　● 半面痉挛治疗方法之一是肉毒素，它可阻止在神经肌肉接头处神经信号的传递，因此可以阻止注射区域的面部肌肉收缩。Botox（治疗用 A 型肉毒毒素）广泛用于治疗自发性眼睑痉挛。对一些经过选择的患者，Botox 可用于控制半面痉挛导致的肌肉挛缩。对一些患者来说，Botox 疗效虽然非常令人满意，但疗效维持时间短，肉毒素类型不同和注射剂量不同，疗效维持期大约 2～4 个月不等。因此肉毒素并非半面痉挛的根治性疗法，它仅仅是阻止或减慢肌肉痉挛，一旦神经肌肉接头自行修复、以前的神经传导恢复、痉挛症状复发。更详细的解释参见第 26 章。

　　● 半面痉挛第二个治疗方法为神经血管减压术：这一技术 1959 年由 WJ. Gardner 首次报道，最早用于治疗三叉神经痛；1962 年 Gardner 和 Sava 采用该技术成功治疗了半面痉挛。由于 Jannetta 使用了手术显微镜后神经血管减压术开始被广泛采用。Jannetta 对微血管减压术进行了非常详尽的介绍。[26]20 世纪 90 年代，Magnan 对手术进行了改进，采用内镜技术并改经微创的乙状窦后入路。对于持续性、重症半面痉挛的患者进行手术，无论是立即手术还是肉毒素注射后再手术都不影响手术的预后和手术效果。

■ 半面痉挛的神经血管减压术

　　男性和女性均可发病，女性更多见。我们的数据显示平均手术年龄是 57.2 岁（19-84 岁），与其他学者的数据一致。神经血管减压可以采用乙状窦后入路，该入路 1974 年由 Bremond、Gardn 和 Magnan 详述，[16,17] 此入路的优点为安全、直接进入 CPA，通过安全通道到达面听神经束，并且易于对穿行于 CPA 的所有结构进行操作。由于切开颅骨骨瓣范围比较小（小于 2 cm²）而且也不需要小脑牵开器，因此通过这一手术入路到达 CPA 被称为"锁孔手术"（**图 17.4**）。麻醉过程中使用过度通气模式，可降低术后不良反应，尤其降低是听力损害的概率。

全麻，患者仰卧位，行面神经监测。也可进行耳蜗神经监测，但客观上听神经监测并没有任何益处，因为任何听性脑干反应的变化都会比损伤出现的晚，这种检测技术只能用于手术结束时检查听力保存的情况。

开颅手术的解剖标志是乙状窦后缘（前界），枕线即相当于 Frankfurt 线向后延伸（上界），以及二腹肌沟（下界）（**图 17.5**）

耳后两指弧形切开皮肤，向前分离皮瓣、向后分离肌骨膜瓣，暴露乳突枕骨区的骨质。乳突导静脉位于乳突后方开颅手术区的中心。

深度复合麻醉和辅助过度通气可以使 P_{CO_2} 达到 25，在暴露乙状窦后缘蓝线后方的硬脑膜时，这是获得足够的自发性小脑回缩的关键技术。切开硬脑膜，并拉起蒂在前方的硬脑膜瓣，用一块人工硬脑膜保护小脑。术者可进一步向下方通过安全通道进入颅后窝，安全途径的边界如下：前界为颞骨的后壁、后界为被保护的小脑、在后组颅神经水平一直进到并开放后脑池。脑脊液流出，小脑塌陷没有任何压力。

在手术显微镜下切开包绕颅神经的蛛网膜、开放 CPA 后，首先使用 30 度 4 毫米长的硬性耳内镜对 CPA 进行观察。通过耳内镜可以观察 CPA 的全部结构，也为观察 REZ 区提供了的最佳视野，而且神经血管的关系没有改变（**图 17a**）。耳内镜下可以清晰、准确地分辨责任血管（30% 患者存在多条责任血管），而不需要牵拉压迫小脑或脑干使其后缩来观察。

微血管减压术开始是在上方的听神经和下方的舌咽神经之间创造一个手术区。手术开始，将压迫面神经 REZ 区的血管襻轻柔地抬起。这一操作可能对面神经监护仪造成超刺激，操作后几分钟应该就

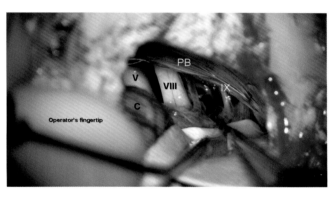

图 17.4 右侧"锁孔"开颅手术所见。注意开颅术的范围与术者指尖进行比较。C，小脑；PB，颞骨岩部；V、VIII、IX 颅神经

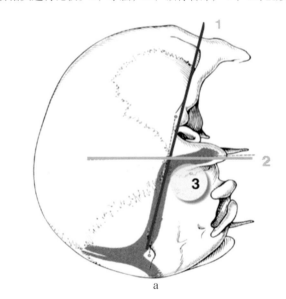

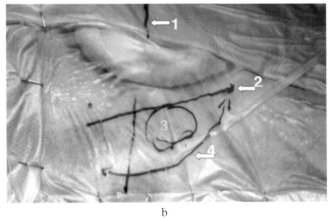

图 17.5 a，b 手术的解剖标志：圆圈标记了开颅术范围（3），二腹肌嵴（2），法兰克福平面（1），以及耳后弧形切口（4）

能恢复正常。除了数据不稳定外，这一操作是很好的。使用手术胶使责任血管隔离。使用小片特氟龙泡沫板（Bard PIFE，Tempe，AZ）保护神经受压区域，并使神经与血管相互隔离不与任何血管接触。当特氟龙泡沫板放置在目标位置后，再次使用耳内镜查看，确保将其放在合适的位置。

将局部脂肪组织与硬脑膜缝合，并用纤维蛋白胶密封缝合处。用钻骨时收集备用的骨粉回填修补颅骨骨质缺损。然后缝合肌腱膜和皮瓣。患者无论年龄大小，手术当天送返病房，一般术后 3 ~ 7 天出院。

术中可以观察到不同类型的血管压迫神经的情况：

●大部分血管压迫出现在面神经 REZ 区，多见小脑后下动脉（PICA）和 / 或椎动脉的压迫，原因是这两个动脉在解剖上靠近面神经（**图 17.6 和图 17.7**）。

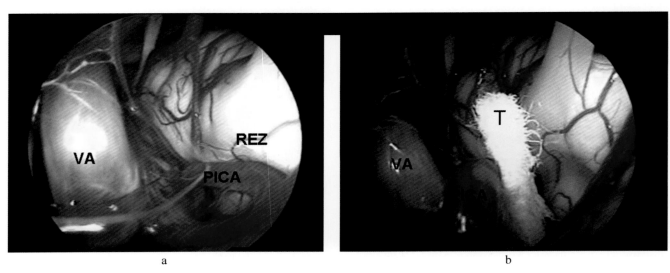

a   b

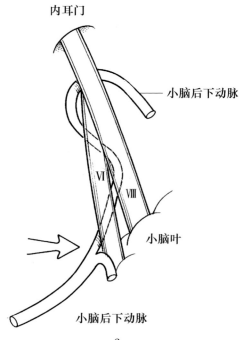

内耳门

小脑后下动脉

Ⅶ

Ⅷ

小脑叶

小脑后下动脉

c

图 17.6a-c 最常见的责任血管：小脑后下动脉（PICA）。**(a.b)** 左耳神经血管减压术前和术后内镜照片：注意由于 PICA 压迫造成的 REZ 区变形。VA，椎动脉。T，特氟龙。**(c)**PICA 为主要责任血管 REZ 区的 PICA 与Ⅶ、Ⅷ颅神经关系。此种情况最常见

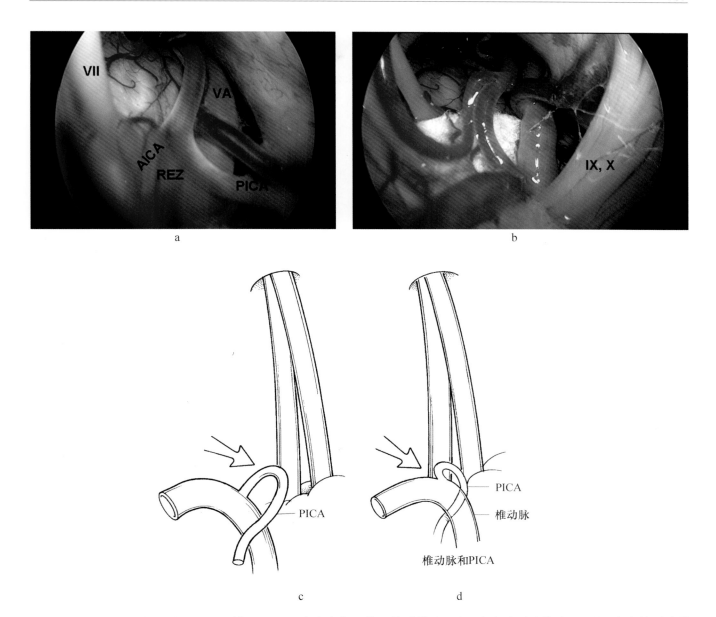

图 17.7a-d **(a, b)** 右侧内镜照片。面神经 REZ 区多个责任血管：椎动脉（VA），小脑后下动脉（PICA），小脑前下动脉（AICA），Ⅶ、Ⅺ、Ⅹ颅神经。**(c，d)** REZ 区受椎动脉和 / 或小脑后下动脉压迫

- 小脑前下动脉（AICA）会对面神经脑池段造成压迫（**图 17.8**）。当小脑前下动脉走行于面神经和前庭蜗神经之间时，手术难度增大，因为手术移动动脉位置的过程中不造成任何听力损失非常困难。

- 一部分 AICA 造成面神经内听道段的压迫，这就需要磨开内听道充分暴露面神经（**图 17.9**）。大多数情况下，因特氟龙片太大而难以放置其中，此时可以改用神经补片（Braun，科隆，德国）。

- 小脑后下动脉占优势的病例中，在面神经 REZ 区小脑前下动脉起于 PICA，小脑前下动脉成为主要的责任血管（**图 17.10**）。

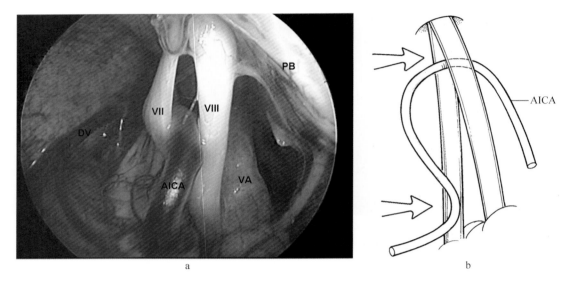

图 17.8 a, b　**(a)** 右侧内镜照片。Ⅶ、Ⅷ颅神经之间小脑前下动脉穿行。DV，Dandy 静脉；PB，岩骨；VA，椎 A。**(b)** 小脑前下动脉穿行于蜗神经和面神经之间，与后两者均有接触

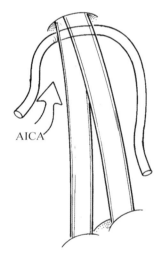

图 17.9　内耳孔区的小脑前下动脉（AICA）。小脑前下动脉对面神经的压迫有时住于内听道，此时需要磨开内听道才能更好显露面神经

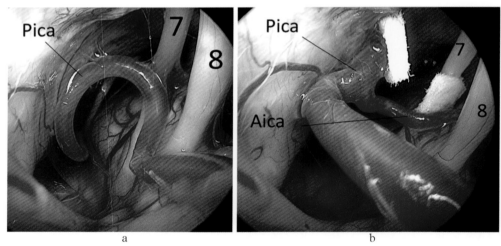

图 17.10 a, b　右侧内镜照片，减压术前与术后。小脑后下动脉主要走行方式。注意小脑前下动脉起源于小脑后下动脉，并作为责任血管压迫面神经。（7）面神经（8）蜗神经

其他神经血管压迫类型包括：

● 年轻人半面痉挛：半面痉挛的发生与年龄相关，老年人多见。年龄大、动脉粥样硬化、高血压以及糖尿病可以改变血管壁和血管内的血流，压迫神经造成异常的神经刺激。尽管如此，半面痉挛也可见于年轻人（比如 30 岁以下），年轻人发病可能的原因有：蛛网膜厚、后颅窝狭窄、连接松弛，或者面神经异常（丛状小神经根）。

● 静脉的压迫：单独的静脉压迫比较少见（0.4% ~ 4.1%）。难点在于如何辨别责任静脉以及如何处理责任静脉，是采用减压术还是插入特氟龙片、电凝使静脉闭合还是保留静脉之间很难做出选择。

■ 手术疗效

手术对半面痉挛患者是有效的，并发症发生率低。有效率介于 83%% ~ 97%。[18-21] 在一个 553 例半面痉挛患者的报道中，93.6% 的患者术后症状完全消失，但有 11% 的患者再次手术后症状缓解。第一次手术后，有 20.8% 的患者出现手术疗效的时间可能延迟，平均为术后 6 个月。这种手术疗效延迟与面神经核过度兴奋后兴奋性下降所需时间相一致。[18-22,24]

图 17.11 显示的是手术疗效，对手术治疗的 326 名患者进行术前和术后生活质量评估，术后随访至少两年。生活质量下降分数[23] 分为 0 ~ 4 分（对生活质量没有影响为 0，生活质量严重影响为 4），用来评估生活质量相关的 8 个指标：开车、阅读、看电视、情绪抑郁、回避眼神接触、身体状况产生的尴尬、担心旁人的反应以及睡眠障碍。

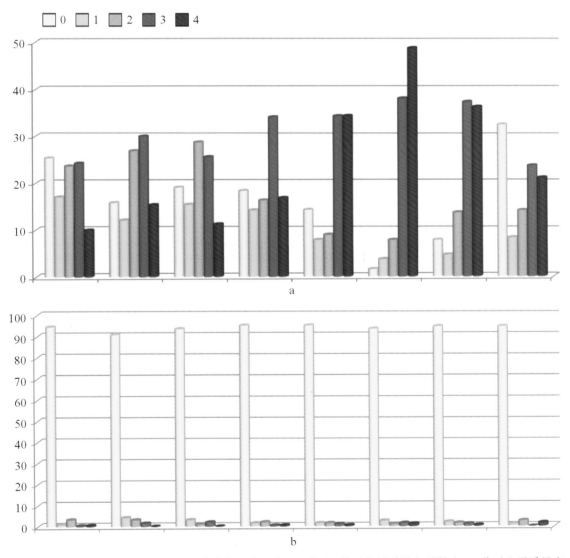

图 17.11 a, b　患者报告的生活质量下降分数，从 0 分至 4 分（0 分时生活质量毫无影响，4 分对生活质量有严重的影响）**(a)** 减压术前生活质量。**(b)** 减压术后生活质量

手术并发症发生率低，大约 4%；脑脊液漏发生率 3%（326 例患者中有 11 例），听力下降至全聋发生率 0.3%。术后 10~14 天由于病毒复苏出现继发性短暂性面肌力弱以及术后头痛或阿诺德神经痛（不常见）。我们的手术没有发生死亡的病例。[27-29]

■ 结论

半面痉挛是一种致残性疾病，严重影响患者的自身形象和生活质量。其病理生理学机制仍然不清，可能由于周围血管的压迫造成神经变形、局灶性脱髓鞘、血管壁的实质性改变引起的面神经异位刺激以及面神经核的过度兴奋。

如果临床上已经诊断半面痉挛，MRI 检查可以帮助鉴别诊断，高分辨率 MRI T2 序列和 MRA 为术者提供了 CPA 精确的血管走行。大部分的压迫发生于桥脑处面神经 REZ 区，责任血管为椎动脉或小脑后下动脉。

手术是唯一能治愈面肌痉挛的方法。以神经血管减压术为基础，结合使用显微镜和内镜，疗效显著，并发症发生率低，长期效果良好。患者可以很快重返社会，重获期望的职业。

（谭　杰　译　王　轶　校）

参考文献

1. Nielsen VK, Jannetta PJ. Pathophysiology of hemifacial spasm: III. Effects of facial nerve decompression. Neurology 1984;34(7):891–897

2. Krishnan AV, Hayes M, Kiernan MC. Axonal excitability properties in hemifacial spasm. Mov Disord 2007;22(9):1293–1298

3. Montero J, Junyent J, Calopa M, Povedano M, Valls-Sole J. Electrophysiological study of ephaptic axono-axonal responses in hemifacial spasm. Muscle Nerve 2007;35(2):184–188

4. Møller AR, Jannetta PJ. Hemifacial spasm: results of electrophysiologic recording during microvascular decompression operations. Neurology 1985;35(7):969–974

5. Møller AR, Sen CN. Recordings from the facial nucleus in the rat: signs of abnormal facial muscle response. Exp Brain Res 1990;81(1):18–24

6. Møller AR. Interaction between the blink reflex and the abnormal muscle response in patients with hemifacial spasm: results of intraoperative recordings. J Neurol Sci 1991;101(1):114–123

7. Wilkinson MF, Kaufmann AM. Monitoring of facial muscle motor evoked potentials during microvascular decompression for hemifacial spasm: evidence of changes in motor neuron excitability. J Neurosurg 2005;103(1):64–69

8. Yamakami I, Oka N, Higuchi Y. Hyperactivity of the facial nucleus produced by chronic electrical stimulation in rats. J Clin Neurosci 2007;14(5):459–463

9. De Ridder D, Møller A, Verlooy J, Cornelissen M, De Ridder L. Is the root entry/exit zone important in microvascular compression syndromes? Neurosurgery 2002;51(2):427–433, discussion 433–434

10. Campos-Benitez M, Kaufmann AM. Neurovascular compression findings in hemifacial spasm. J Neurosurg 2008;109(3):416–420

11. Girard N, Poncet M, Caces F, et al. Three-dimensional MRI of hemifacial spasm with surgical correlation. Neuroradiology 1997;39(1):46–51

12. Sarrazin JL, Marsot-Dupuch K, Chaÿas A. [Pathology of the cerebellopontine angle]. J Radiol 2006;87(11 Pt 2):1765–1782

13. Naraghi R, Tanrikulu L, Troescher-Weber R, et al. Classification of neurovascular compression in typical hemifacial spasm: three-dimensional visualization of the facial and the vestibulocochlear nerves. J Neurosurg 2007;107(6):1154–1163

14. Sindou M, Keravel Y. [Neurosurgical treatment of primary hemifacial spasm with microvascular decompression]. Neurochirurgie 2009;55(2):236–247

15. Girard N, Magnan J, Caces F, Chays A, Raybaud C. Imagerie de l'angle pontocérébelleux et du-conduit auditif interne normal et pathologique. EMC Oto-Rhino-Laryngologie 1998;20-047-A-80: 25p

16. Bremond GA, Garcin M, Magnan J, Bonnaud G. L'abord a minima de l'espace ponto-cerebelleux. Cah ORL 1974;19:443–460

17. Bremond GA, Garcin M. Microsurgical approach to the cerebellopontine angle. J Laryngol Otol 1975;89(3):237–248

18. Goto Y, Matsushima T, Natori Y, Inamura T, Tobimatsu S. Delayed effects of the microvascular decompression on hemifacial spasm: a retrospective study of 131 consecutive operated cases. Neurol Res 2002;24(3):296–300

19. Samii M, Günther T, Iaconetta G, Muehling M, Vorkapic P, Samii A. Microvascular decompression to treat hemifacial spasm: long-term results for a consecutive series of 143 patients. Neurosurgery 2002;50(4):712–718, discussion 718–719

20. Moffat DA, Durvasula VS, Stevens King A, De R, Hardy DG. Outcome following retrosigmoid microvascular decompression of the facial nerve for hemifacial spasm. J Laryngol Otol 2005;119(10):779–783

21. Cheng WY, Chao SC, Shen CC. Endoscopic microvascular decompression of the hemifacial spasm. Surg Neurol 2008;70 (Suppl 1):S1, 40–46

22. Sindou MP. Microvascular decompression for primary hemifacial spasm. Importance of intraoperative neurophysiological monitoring. Acta Neurochir (Wien) 2005;147(10):1019–1026, discussion 1026

23. Tan EK, Fook-Chong S, Lum SY, Thumboo J. Validation of a short disease specific quality of life scale for hemifacial spasm: correlation with SF-36. J Neurol Neurosurg Psychiatry 2005;76(12): 1707–1710

24. Badr-El-Dine M, El-Garem HF, Talaat AM, Magnan J. Endoscopically assisted minimally invasive microvascular decompression of hemifacial spasm. Otol Neurotol 2002;23(2):122–128

25. Elaini S, Miyazaki H, et al. Correlation between Magnetic Resonance Imaging and surgical findings in vasculoneural compression syndrome. Int Adv Otol 2009;5(3):1

26. Jannetta PJ. The cause of hemifacial spasm: definitive microsurgical treatment at the brainstem in 31 patients. Trans Sect Otolaryngol Am Acad Ophthalmol Otolaryngol 1975;80(3 Pt 1):319–322

27. Magnan J, Caces F, Locatelli P, Chays A. Hemifacial spasm: endoscopic vascular decompression. Otolaryngol Head Neck Surg 1997;117(4):308–314

28. Magnan J, Sanna M. Endoscopy in Neuro-otology. New York: Thieme; 1999

29. Miyazaki H, Deveze A, Magnan J. Neuro-otologic surgery through minimally invasive retrosigmoid approach: endoscope assisted microvascular decompression, vestibular neurotomy, and tumor removal. Laryngoscope 2005;115(9):1612–1617

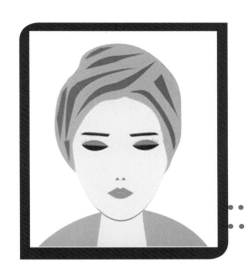

第四篇

其他问题

第18章 面神经监测

Emily Z. Stucken

Kevin D. Brown

Samuel H. Selesnick

面神经损伤是显微耳科手术和耳神经外科手术中最可怕的并发症之一，可以造成灾难性的后果。面神经在颞骨内和桥小脑角区曲折的走形是其易于被损伤的原因。为了减少面神经损伤的风险，面神经监测应运而生。

■ 面神经监测指征

桥小脑角区肿瘤

是否应用面神经监测根据外科医生和病例的不同而不同。[1,2] 在所有的耳科手术和耳神经外科手术中均有应用面神经监测的报道。所有桥小脑角区和内听道肿瘤均推荐使用面神经监测。[3] 这些区域面神经监测得以广泛应用是因为这些区域肿瘤的术区视野显露有限，面神经由于肿瘤压迫移位而改变走行，加之该区域神经缺乏神经外膜而更易于受损。面神经外形改变，如从正常的圆柱形变成薄带状并不少见，更加大了手术解剖的危险性，尤其是当肿瘤较大时。在这些情况下，借助电生理监测可以比依靠眼睛能更早的识别面神经。

中耳手术

中耳手术是否使用面神经监测取决于手术医生。有一些医生提倡所有的手术均使用，无论是复杂的中耳手术还是常规手术。[1] 他们认为对于选择性的使用面神经监测和处理未使用监测病例出现的面神经损伤并发症所需的花费，作为常规每一例手术均使用面神经监测有更好费用效率比。[4] 其他医生则只在慢性病或复发病例中选择应用面神经监测。对于慢性中耳炎、中耳胆脂瘤或二次手术的病例，解剖标志可能模糊或者缺失。在这些手术中使用面神经监测使术者在胆脂瘤、肉芽组织和瘢痕组织中解剖面神经更为安全。[1,5] 对面神经骨管不全和骨管裂这种情况，面神经监测亦能比肉眼更早发现。[1,6-8]

小儿耳科

儿童的面神经从 4 岁到 9 岁仍持续在发育和变化，乳突尖在这段时间也在不断地发育变大，面神经从相对外侧的位置逐步移行至和成人一样更靠内侧的位置。需要行耳科手术的儿童患者可能有内耳、中耳或外耳的先天畸形，并伴有面神经的解剖变异。[10] 先天性外耳道闭锁的患儿发生更多的面神经解剖变异，尤其是面神经垂直段常处于更靠前和更浅的位置。[11] 在这些病例使用面神经监测可以有助于确定面神经位置以预防神经损伤。

■ 面神经监测的种类

历史

1898 年 Krause 首先发表有关面神经监测的文章，描述了神经电刺激反应。在蜗神经的一个层面，Krause 记录到"对神经主干给予单极感应电刺激后，引起了右侧面部肌肉收缩，尤其是眼轮匝肌，以及口鼻周围的分支。"[12] 此时的面神经监护的监测接收部分仍由手术单下的观察助手完成。随着科技的进步，面神经监护逐渐从需要人工辅助变成仅需人工操作。在过去，面神经监测依赖于感受面肌收缩的监测设备。目前最常用的监测设备是肌电图（EMG）系统。但其他监测系统如视频监测和神经冲动监测也是可选的。

肌电图

肌电图通过检测面肌反应作为评价面神经连续性和完整性的指标。[13] 术中使用面肌电图监测可以在手术接近面神经的时候提示术者。它也可用于手术区域解剖操作前的勘测。神经刺激可以识别神经的位置及其在术区的走行。在手术结束时，神经刺激可用来判断神经的完整性并根据面神经功能状态提供预后信息。另外，即使不依靠神经刺激，也可以获得其他的重要信息。比如，在解剖过程中，神经刀引起的电活动可视为即将造成神经损伤的警告。值得注意的是，面肌电图检测的是复合肌肉动作电位（CMAP），即面肌收缩时产生的电活动，它反映的是所检测面肌的支配神经的健康状况。肌电图并不直接监测复合神经动作电位（CNAP），后者由神经冲动直接产生。

系统设置

面神经监测系统有许多不同的上市产品可供选择。将患者摆好体位后，即可将电极插入面肌，作者的典型设置如**图 18.1**。作者在眼轮匝肌、口轮匝肌和额肌分别放置两个电极。Guo 等前瞻性研究确定了可得到最佳复合肌肉动作电位波形的电极放置位置。眼轮匝肌电极应放置在眼眶边缘和上睑，两个电极针距为 1.5cm。口轮匝肌电极应放置在口角外侧 5mm，离下唇 2cm。[14] 地极和刺激回路电极应插入斜方肌。电极用胶布固定，注意导线勿跨越眼睛上方。所有的导线梳理向术区的对侧，并通过接线盒与主机建立连接。在工具包内有无菌的刺激电极，将其亦连接至接线盒。此时可进行消毒和铺手术巾。如果面部也在手术区中，则将电极区域也消毒。有

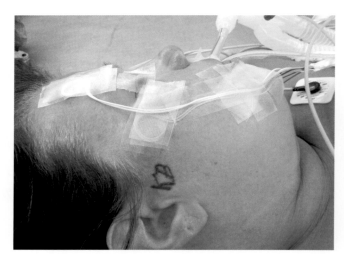

图 18.1　插入电极

的术者喜欢通过扬声器的提示音来判断面神经受到的电刺激或机械刺激，但作者选择让神经生理医生来专人监测。

麻醉

在麻醉诱导或维持阶段常使用的去极化和非去极化神经肌肉阻滞剂都会影响肌电图神经监测。因此，在需要行肌电图神经监测的病例，除诱导时使用琥珀胆碱外，应避免使用其他肌松药。琥珀胆碱是半衰期为 3.5 分钟的短效肌松药，在 15 分钟后完全失去神经肌肉阻滞效果。[15] 在这诱导后的 15 分钟内，其影响并不重要。部分学者发现使用部分神经肌肉阻滞剂可监测到肌肉颤动。[16,17] 但作者认为对耳科和神经耳科手术病例，部分麻痹不是必需的或有帮助的。有的研究者甚至发现部分麻痹降低了自发的和机械刺激诱发的肌电图活动性。[18] 值得注意的是，肌电图神经监测不受吸入性或静脉麻醉药影响。所以可以在不使用神经肌肉阻滞剂的情况下达到充分的麻醉深度。[18] 局部麻醉常用于切口处和外耳道内。应避免在茎乳孔附近过量注射局麻药或将药物注射入鼓室以防止在局麻药渗入面神经周围。

术中使用

在手术开始时应谨慎地测试肌电图监测的回路完整性。操作开始前应记录面肌电图的基线水平。如果手术操作允许，在解剖面神经前，可以通过刺激另一个运动神经以验证肌电图监测回路的有效性。比如，在桥小脑角区肿瘤的颅底手术中，可以在颈静脉孔区刺激 CN XI 以判断刺激回路是否有效。任何肌电图系统的功能异常都应在解剖肿瘤前解决。但这样的运动神经测试在中耳手术的术区无法完成。

刺激电极可用于确认面神经在术区的位置。刺激电极可为单极或双极。双极刺激电极理论上的优势是刺激的范围更小，但需要电极和面神经间精确的定位。在某些解剖结构限制下这较难达到。单极刺激电极使用更为广泛，[15] 单极电极可用于定位神经走行，以及鉴别面神经和周围的其他组织，如蛛网膜、肿瘤、胆脂瘤、肉芽组织或纤维化组织等。当确定了面神经的位置后，电极刺激量应调小至接近刺激阈值的范围，既足以产生神经肌肉兴奋，又不会产生潜在的神经损伤。刺激模式有两种，恒定电流模式和恒定电压模式。虽然两种模式理论上有不同之处，但临床上无明显优劣之分。[19] 目前两种模式均有应用。

肌电图描记

肌电图系统能提供反映手术区域面神经状态的数据。须注意的是有许多来自术区的信号干扰源。四种不同的描记波形（**图 18.2，表 18.1**）反映了面神经及其相关面肌的活动状态。[20] 在肌电图描记波形包括随机肌肉活动的背景基线，可形成脉冲反应的波形，重复性活动（队列式）波形和非重复性活动（突发式）波形。随机肌肉活动性的统一增强提示麻醉影响的减少。使用刺激电极刺激神经时可产生脉冲反应，以此来确定术区中的有无面神经。肌电图上队列波形提示神经兴奋性增高，可能是由于神经牵拉，压迫或热刺激造成。队列波形间隔延长提示

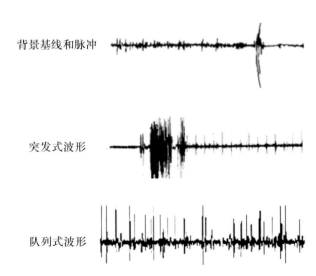

背景基线和脉冲

突发式波形

队列式波形

图 18.2　面神经监测的肌电图描记波形

可能有神经损伤。

表 18.1　面神经监测的肌电图描记波形

肌电图波形	神经肌肉活动
背景基线	随机肌肉活动
脉冲波形	电极刺激
队列波形	牵拉、压迫或热刺激
突发波形	手术操作刺激

突发式肌肉活动通常见于手术操作刺激神经时产生，提示应注意解剖的位置和操作的手法。应注意的是没有突发波形不代表面神经是安全的，这也可能是神经不传导信号造成的。在定位术区内的面神经时，应使用最低的强度来刺激神经，这就是神经反应阈值。被牵拉过或损伤过的面神经可能需要提高刺激强度才能产生神经反应。很多学者做了面神经刺激强度、神经肌肉反应和术后面神经功能预后相关性的研究。[21-26]Morton 等检查了立即出现面神经麻痹，迟发性面神经麻痹或无面神经麻痹病例的术后转归，发现刺激强度和面神经功能预后成负相关，刺激强度越小，预后越好。[27]Isaacson 等也发现术中面神经监测的参数（近端刺激阈值和近端刺激与远端刺激波幅比）是预测面神经预后的可靠依据。[28]但 Axon 等的前瞻性研究发现在术后面神经功能不佳的病例中，术中刺激阈值并不能准确的预测术后面神经功能。[29]

面肌电图易出现的错误

面肌电图对耳科和耳神经外科是一种技术上的辅助，但绝不能替代充分的外科知识和技术。术中面神经监测提示的信息有可能和术者临床发现的结果完全相反。术者需应用合理的解剖知识作为最重要的判断依据。值得关注的是，面神经监测系统可能会给经验不十分丰富的手术医生带来错误的自信，导致不正确的过度解剖操作。[2]此外，肌电图监测系统有其固有的不可靠性，从而出现模棱两可的结果。手术室其他电子设备和电凝止血产生的干扰会影响肌电图监测系统使其不能准确监测。

其他类型的面神经监测系统

肌电图是目前最常使用的面神经监测系统，但其他类型的监测系统也在研究和使用中。复合神经动作电位（CNAP）监测技术是直接将电极连接至被监测神经，信号直接反应的是被监测神经信号传导能力。[30-33]CNAP 监测具备提供神经连续监测的能力。并且 CNAP 监测不受神经肌肉阻滞药物的影响。但 CNAP 电极放置时涉及神经本身，增加了额外的神经损伤风险。基于面部运动视频分析的神经监测系统也在研发中。[34,35]该系统的优势在于不受电凝操作的干扰。

■ 面神经监测的预后影响

自从面神经监测系统问世以来，众多的对照研究证实了面神经监测在神经耳外科手术中的有效作用。[36-43]

Hammerschlag 和 Cohen 发现使用面神经监护后可以明显减少在桥小脑角手术中的面神经麻痹的发生率。之前未使用面神经监护前面神经麻痹的发生率为 14.5%，使用后降低至 3.6%。[36] 一些研究表明，在听神经瘤切除手术的病例中，使用面神经监测后，术后面神经功能更好，术后预后差的病例也减少了。[38,39]

Kwartler 等使用面神经监测的患者在术后和出院时的面神经功能预后明显有提高，但在术后 1 年时没有了明显的统计学差异。值得注意的是，如果数据分析时考虑到肿瘤大小后，当肿瘤小于 2.5cm 时，是否使用面神经监测预后没有区别。[40]

Nissen 等认为使用面神经监测后会没有明显提高面神经功能预后的趋势，尤其是在肿瘤较大的病例。[41]Morikawa 等认为术中面神经监测不仅可以提高术后面神经功能预后，还可以提高肿瘤的可完整切除率。[42]Kartush 的研究认为，通过使用面神经监测也可能对蜗神经有保护作用，因为术者在内听道解剖时更为仔细。[43]

■ 总结

在耳显微外科和耳神经外科手术中使用面神经监测已广为使用。术中监测提高了桥小脑角手术的面神经功能预后，尤其是在较大肿瘤的病例。众多的医生认为其在中耳乳突手术和在儿童病例中是有用的。面神经监测技术在不断进步，未来我们将看到包括肌电图系统和其他监测系统的改进完善。即使有良好的解剖知识和充分仔细的术前准备，手术医生仍将发现面神经监测在耳显微外科和耳神经外科手术病例中对提高面神经预后有积极作用。

（查　洋　译　吴海燕　校）

参考文献

1. Silverstein H, Smouha EE, Jones R. Routine intraoperative facial nerve monitoring during otologic surgery. Am J Otol 1988;9(4):269–275
2. Jackler RK, Selesnick SH. Indications for cranial nerve monitoring during otologic and neurotologic surgery. Am J Otol 1994;15(5):611–613
3. The Consensus Development Panel. National Institutes of Health Consensus Development Conference Statement on Acoustic Neuroma, December 11-13, 1991. Arch Neurol 1994;51(2):201–207
4. Wilson L, Lin E, Lalwani A. Cost-effectiveness of intraoperative facial nerve monitoring in middle ear or mastoid surgery. Laryngoscope 2003;113(10):1736–1745
5. Leonetti JP, Matz GJ, Smith PG, Beck DL. Facial nerve monitoring in otologic surgery: clinical indications and intraoperative technique. Ann Otol Rhinol Laryngol 1990;99(11):911–918
6. Noss RS, Lalwani AK, Yingling CD. Facial nerve monitoring in middle ear and mastoid surgery. Laryngoscope 2001;111(5):831–836
7. Pensak ML, Willging JP, Keith RW. Intraoperative facial nerve monitoring in chronic ear surgery: a resident training experience. Am J Otol 1994;15(1):108–110
8. Choung YH, Park K, Cho MJ, Choung PH, Shin YR, Kahng H. Systematic facial nerve monitoring in middle ear and mastoid surgeries: "surgical dehiscence" and "electrical dehiscence". Otolaryngol Head Neck Surg 2006;135(6):872–876
9. Schaitkin BM, Shapiro A, May M. Disorders of the facial nerve. In: Lalwani AK., Grundfast KM., eds. Pediatric otology and neurotology. Philadelphia, PA:Lippincott-Raven;1998:457–475
10. Jahrsdoerfer RA. The facial nerve in congenital middle ear malformations. Laryngoscope 1981;91(8):1217–1225
11. Schuknecht HF. Congenital aural atresia. Laryngoscope 1989;99(9):908–917
12. Krause F. Surgery of the brain and spinal cord, Vol. II. New York, NY: Rebman; 1912
13. May M, Wiet RJ. Iatrogenic injury: Prevention and management. In: May M, ed. The facial nerve. New York, NY: Thieme; 1986:549–560
14. Guo L, Jasiukaitis P, Pitts LH, Cheung SW. Optimal placement of recording electrodes for quantifying facial nerve compound muscle action potential. Otol Neurotol 2008;29(5):710–713
15. O'Malley MR, Moore BA, Haynes DS. Neurophysiologic intraoperative monitoring. In: Bailey BJ, Johnson JT, Newlands SD. Head and neck surgery-Otolaryngology 4th Ed. Vol II. Philadelphia, PA: Lippincott Williams & Wilkins;2006:1943–1960

16. Ho LC, Crosby G, Sundaram P, Ronner SF, Ojemann RG. Ulnar train-of-four stimulation in predicting face movement during intracranial facial nerve stimulation. Anesth Analg 1989;69(2):242–244

17. Lennon RL, Hosking MP, Daube JR, Welna JO. Effect of partial neuromuscular blockade on intraoperative electromyography in patients undergoing resection of acoustic neuromas. Anesth Analg 1992;75(5):729–733

18. Yingling CD, Ashram YA. Intraoperative monitoring of cranial nerves in neurotologic surgery. In: Cummings CW. Otolaryngology head and neck surgery, 4th Ed. Philadelphia, PA: Elsevier Mosby; 2005:3877–3911

19. Prass R, Lüders H. Constant-current versus constant-voltage stimulation. J Neurosurg 1985;62(4):622–623

20. Prass RL, Kinney SE, Hardy RW Jr, Hahn JF, Lüders H. Acoustic (loudspeaker) facial EMG monitoring: II. Use of evoked EMG activity during acoustic neuroma resection. Otolaryngol Head Neck Surg 1987;97(6):541–551

21. Magliulo G, Zardo F. Facial nerve function after cerebellopontine angle surgery and prognostic value of intraoperative facial nerve monitoring: a critical evaluation. Am J Otolaryngol 1998;19(2):102–106

22. Berges C, Fraysse B, Yardeni E, Rugiu G. Intraoperative facial nerve monitoring in posterior fossa surgery: prognostic value. Skull Base Surg 1993;3(4):214–216

23. Zeitouni AG, Hammerschlag PE, Cohen NL. Prognostic significance of intraoperative facial nerve stimulus thresholds. Am J Otol 1997;18(4):494–497

24. Beck DL, Atkins JS Jr, Benecke JE Jr, Brackmann DE. Intraoperative facial nerve monitoring: prognostic aspects during acoustic tumor removal. Otolaryngol Head Neck Surg 1991;104(6):780–782

25. Silverstein H, Willcox TO Jr, Rosenberg SI, Seidman MD. Prediction of facial nerve function following acoustic neuroma resection using intraoperative facial nerve stimulation. Laryngoscope 1994;104(5 Pt 1):539–544

26. Goldbrunner RH, Schlake HP, Milewski C, Tonn JC, Helms J, Roosen K. Quantitative parameters of intraoperative electromyography predict facial nerve outcomes for vestibular schwannoma surgery. Neurosurgery 2000;46(5):1140–1146, discussion 1146–1148

27. Morton RP, Ackerman PD, Pisansky MT, et al. Prognostic factors for the incidence and recovery of delayed facial nerve palsy after vestibular schwannoma resection. J Neurosurg 2011;114(2):375–380

28. Isaacson B, Kileny PR, El-Kashlan HK. Prediction of long-term facial nerve outcomes with intraoperative nerve monitoring. Otol Neurotol 2005;26(2):270–273

29. Axon PR, Ramsden RT. Intraoperative electromyography for predicting facial function in vestibular schwannoma surgery. Laryngoscope 1999;109(6):922–926

30. Colletti V, Fiorino FG, Policante Z, Bruni L. New perspectives in intraoperative facial nerve monitoring with antidromic potentials. Am J Otol 1996;17(5):755–762

31. Colletti V, Fiorino FG. Advances in monitoring of seventh and eighth cranial nerve function during posterior fossa surgery. Am J Otol 1998;19(4):503–512

32. Richmond IL, Mahla M. Use of antidromic recording to monitor facial nerve function intraoperatively. Neurosurgery 1985;16(4):458–462

33. Schmid UD, Sturzenegger M, Ludin HP, Seiler RW, Reulen HJ. Orthodromic (intra/extracranial neurography to monitor facial nerve function intraoperatively. Neurosurgery 1988 22(5):945–950

34. Filipo R, Pichi B, Bertoli GA, De Seta E. Video-based system for intraoperative facial nerve monitoring: comparison with electromyography. Otol Neurotol 2002;23(4):594–597

35. De Seta E, Bertoli GA, De Seta D, Covelli E, Filipo R. New development in intraoperative video monitoring of facial nerve: a pilot study. Otol Neurotol 2010;31(9):1498–1502

36. Hammerschlag PE, Cohen NL. Intraoperative monitoring of facial nerve function in cerebellopontine angle surgery. Otolaryngol Head Neck Surg 1990;103(5 (Pt 1):681–684

37. Harner SG, Daube JR, Ebersold MJ, Beatty CW. Improved preservation of facial nerve function with use of electrical monitoring during removal of acoustic neuromas. Mayo Clin Proc 1987;62(2):92–102

38. Leonetti JP, Brackmann DE, Prass RL. Improved preservation of facial nerve function in the infratemporal approach to the skull base. Otolaryngol Head Neck Surg 1989;101(1):74–78

39. Silverstein H, Rosenberg SI, Flanzer J, Seidman MD. Intraoperative facial nerve monitoring in acoustic neuroma surgery. Am J Otol 1993;14(6):524–532

40. Kwartler JA, Luxford WM, Atkins J, Shelton C. Facial nerve monitoring in acoustic tumor surgery. Otolaryngol Head Neck Surg 1991;104(6):814–817

41. Nissen AJ, Sikand A, Welsh JE, Curto FS, Gardi J. A multifactorial analysis of facial nerve results in surgery for cerebellopontine angle tumors. Ear Nose Throat J 1997;76(1):37–40

42. Morikawa M, Tamaki N, Nagashima T, Motooka Y. Long-term results of facial nerve function after acoustic neuroma surgery-clinical benefit of intraoperative facial nerve monitoring. Kobe J Med Sci 2000;46(3):113–124

43. Kartush JM, Larouere MJ, Graham MD, Bouchard KR, Audet BV. Intraoperative cranial nerve monitoring during posterior skull base surgery. Skull Base Surg 1991;1(2):85–92

第 19 章 面神经麻痹副反应的急性期处理

Michael B. Gluth

Marcus D. Atlas

急性面神经麻痹的相关临床处理可以分为 3 类。第 1 类包括针对造成面神经麻痹的基础疾病（如感染、肿瘤）处理。第 2 类是针对功能异常的面神经本身（如神经炎、创伤）及其分支。[1,2] 最后一类，也是干预措施最可能有帮助的一类，则是针对急性面神经麻痹所产生的负反应进行的临床应对和预防。这些负反应包括眼科病如角膜暴露损伤，[3,4] 心理影响如焦虑或抑郁，口轮匝肌关闭不全。本章主要涉及最后一类的临床处理：急性和亚急性面神经麻痹的不良后遗症。前两类问题以及面神经麻痹晚期并发症的处理将在 21 章至 26 章介绍。

■ 眼部处理

眼轮匝肌麻痹在多个方面对眼睛有负面影响。首先，兔眼症（不能闭眼）导致角膜暴露在干燥环境和受外界刺激的时间变长。第二，由于失去下睑肌肉张力，加之眼睑重力，频繁擦眼，过度拉伸等因素，可导致麻痹性睑外翻。下睑和泪点的外翻扰乱了正常的泪液流动机制，同时也会增加角膜暴露。这也会损害容貌，让人烦恼的流泪也会妨碍社会交往。

如果眼轮匝肌麻痹合并有三叉神经感觉减退，即通常有保护作用的角膜感觉功能消失（如贝尔现象消失，瞬目反射不存在）也会增加角膜暴露的风险。另外，面神经病变的位置也可能对角膜损伤产生影响，膝状神经节之前的病变可能会影响岩浅大神经的功能，从而减少泪腺的分泌。

角膜暴露、泪液分泌减少，尤其是合并有角膜感觉减退时，可导致最可怕的面神经麻痹相关的眼部并发症，称为引起视力下降的暴露相关性角膜病。这一组病包括角膜上皮散在点状缺失、上皮糜烂和累及深层的溃疡。他们可以导致角膜血管化或角膜基质瘢痕化，并伴有视野缺损。如果继发感染，角膜溃疡和瘢痕化会更严重。面神经麻痹的眼部处理方式受面神经麻痹的病因和预后所影响。暂时性面神经麻痹（数周或几个月）可以保守治疗。但长期的面神经麻痹更多的需要能最终解决问题的方案，通常是手术治疗，如上睑的金箔植入、下睑手术和各种形式的面容整复。

在病程早期，多数的患者可以用本章所述的非手术方法进行处理，但如果角膜暴露持续存在，也可以在面神经麻痹的病程早期选择如金箔植入这样的手术干预。[5,6] 相对于眼睑缝合术，金箔植入从美学角度来说更好，如果需要的话还可以取出。

滴眼药 / 眼药膏

无菌的人工泪液（无防腐剂最佳）的推荐用法是清醒时段每 1 到 2 个小时使用 2 滴以预防角膜干燥（**表 19.1**）。最常见的人工泪液主要包含甲基纤维素成分，但也还有许多其他的成分。夜间睡觉前应使用温和的眼药膏涂抹于下眼睑内。此外，如果使用滴眼液后眼部充血仍持续存在则推荐在白天也每 4 小时使用一次眼药膏。但不幸的是，使用眼药膏后，眼部会显得比较脏并且一段时间内会模糊视线。

表 19.1　各种无菌眼用润滑剂

美国商品名	生产厂家	成　　分
人工泪液		
BionTeaB	Alcon Laboratories（Fort Worth，TX）	0.3% 羟丙甲纤维素，0.1% 右旋糖酐
Genteal	Novartis（Basel，Switzerland）	0.3% 羟丙甲纤维素
GenteaiGel	Novartis	0.3% 羟丙甲纤维素，0.25% 羧甲基纤维素
IsoptoTears	Alcon Laboratories	0.5% 羟丙甲纤维素
Hypotears PF	Novartis	1% 聚乙烯醇
Refresh Plus	Allergan（Irvine，CA）	0.5% 羧甲基纤维素
Refresh Celluvlsc	Allergan	1% 羧甲基纤维素
Refresh Classic	Allergan	1.4% 聚乙烯醇 0.6% 聚维酮
Systane Ultra	Alcon Laboratories	0.4% 聚乙二醇
Tears Naturale	Alcon Laboratories	0.3% 羟丙甲纤维素，0.1% 右旋糖酐
Theratears Preservative Free	Advanced Vision Research（Ann Arbor，Ml）	0.25% 羧甲基纤维素钠
眼药膏		
Duolube	Bausch & Lomb（Rochester，NY）	矿物油，白凡士林
Lacrllube	Allergan	矿物油，白凡士林，非离子羊毛脂衍生物（含防腐剂）
Refresh PM	Allergan	矿物油，白凡士林
Systane Ointment	Alcon Laboratories	矿物油，白凡士林，无水羊毛脂
Tears Naturale PM	Alcon Laboratories	矿物油，白凡士林，无水羊毛脂

胶带封闭法

如果使用得当，眼部的胶带封闭法联合眼部润滑可以治疗兔眼症和麻痹性睑外翻。白天和睡觉时间段有不同的技术方法。清醒时，推荐患者在上睑粘贴半月形胶带（优先选择使用更易于与较薄且敏感的皮肤相粘贴的纸胶带），在下睑粘贴长方形的胶布。睡觉时，则将眼睑调整为闭眼位后在眼的外侧部分进行胶带粘贴

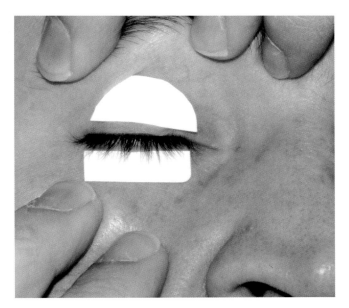

图 19.1　正确的胶带封闭法。在上睑粘贴半月形胶带，在下睑粘贴长方形的胶布

封闭，范围从额部经上下眼睑至颊部（**图 19.1**）。

尽管眼部的胶布封闭法是有益的辅助方法，但也有潜在的失败可能。应注意确保胶布没有与眼球直接接触，否则会导致接触性擦伤。特别是在角膜感觉功能受损的患者，由于同时使用的眼药膏可能导致胶布相对的缺乏粘贴力，使得胶布封闭法在夜间较难应用。由于这个原因，夜间的胶布封闭常常被放弃。此外，粘贴胶布是应避免过度的张力或剪切力作用于下睑，否则会加重下睑外翻。

湿润舱 / 加湿法

有几种工具和技术可以用来改善湿润的眼部环境。最简单的办法是在家中和工作环境使用空气加湿器并避免使用风扇。清醒时可佩戴较大镜片的眼镜或浅色的太阳镜以减少风和空气的暴露。基于同样的目的，也可同时在眼镜两边佩戴特制的塑料风挡。

睡觉时则有几种方法可供选择。当没有特殊工具可用时，可以在眼部涂抹一层薄薄的眼膏后，再予以头面部轻轻地缠绕包裹。尽管睡眠期间身体活动时易于脱位，但这种包裹是有帮助的。较松的泳镜可以当作一个湿润舱使用，但难以整夜佩戴。

市场上销售的眼部气泡加湿舱也可以达到这样的效果。他们通过薄的塑料带或周围的自粘胶布固定于眼部。由于有擦伤的风险，不建议夜间使用带有压力的眼罩（**图 19.2**）。

软接触镜

软接触镜具有保护和湿化眼部的作用，所以一些医生提倡佩戴软接触镜。但是对于有下睑外翻和兔眼症的患者来说，软接触镜容易移位。另外，软接触镜比较昂贵。因此，软接触镜可能更适合在面神经麻痹前为了矫正视力已经在佩戴接触镜的患者。

泪点塞

当麻痹性下睑外翻很严重时，结膜的刺激和表皮化可导致泪小点狭窄并阻挡泪液流出。此时可行泪小点扩张后放置支架塞。这种方法有帮助但不常用。

眼睑缝合

虽然单纯临时眼睑缝合技术被提倡使用，但多

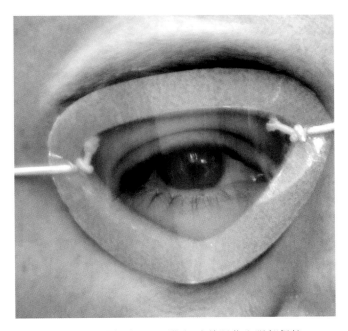

图 19.2　气泡眼罩有助于睡眠期间改善湿化和眼部保护

数角膜暴露的患者通过前述的保守方法得以解决问题，若角膜暴露持续存在，则选择永久的手术治疗方法。故该方法适合预估面神经麻痹能恢复的患者。单纯临时眼睑缝合技术其术语为"临时睑裂缝合术"，是在不去除眼睑边缘软组织的情况下使用非可吸收线进行缝合，或者使用其他方法使上下睑相对应的边缘持久的粘贴在一起。缝线可以几周后拆除，通常不会有副反应。通常在灰线处或眼睑缘外侧使用 5.0 号缝线缝合，针距 5mm。虽然内侧缝合技术，旁正中缝合技术和外侧缝合技术都有报道，但外侧缝合技术最为常见。作为替代方法，一些医生也选择仅穿透缝合上睑后将其牵拉粘贴至颊部。如果眼睑的运动功能有部分恢复，通常最好将临时缝线拆除，以避免过度的牵拉或不适。

■ 精神支持

面神经麻痹在社会心理上的负效应非常严重。[7-10] 但有一些医护人员有的时候会忽视这个问题。和其他的疾病不同，患者很难在社交活动中掩饰面神经麻痹引起的问题。不幸的是，当其他人遇到面容损毁的人时，极其可能有抵触情绪或感到不适。结果就是患者常常行成自我意识和变得孤僻。重要的是即使在急性期也要考虑到这一遭遇造成的精神上的后果。面神经麻痹的病人在发病后短期内易于出现严重的焦虑心理，尤其是当病情预后不确定的时候。首先，掌握不同原因造成面神经麻痹的自然病程的知识，正确解读电生理检查结果的能力对于临床医生来说是很重要的，不能被忽视。能够从预后角度为患者提供建议，有时能让患者安心。其次，在急性期使用药物治疗焦虑是恰当的，尤其是患者以前本身就有焦虑疾病，或者是当其性格特点、职业要求有特别的需求时。

多数的病人经历了数周的面容缺陷后几乎都经历了不同程度的抑郁。解决焦虑和抑郁应与处理面神经麻痹问题协同进行。当面神经损伤的方式和电生理检查结果提示面神经麻痹完全恢复或早期康复的预后不佳时，大力推荐让急性期的患者找精神科医生会诊。可能患者最重要的需求是同情，感同身受和代表医护人员的个体化照顾。比如，提倡为女性患者组织有化妆美容人员参加的专业咨询会，帮助她们使面瘫面容不那么的明显。[11] 从医生这里得到这样的咨询建议，显示了医生对患者的关心，使患者可以在这种无助的境遇里获得一点点掌控感。

■ 闭口不全的处理

口周骨骼肌，尤其是口轮匝肌的麻痹，可导致口括约机制的功能障碍。尽管面神经麻痹发生后急性期内主要的社会心理上的困境主要是闭眼功能障碍引起的，但闭口不全常常是患者面神经麻痹亚急性期和晚期时主要关心的问题。闭口不全表现为流涎，进食水时漏出，咬颊症，不能吹口哨、鼓起，咬字不清，面容受损。当患者面神经麻痹预后不确定时，在亚急性期进行言语治疗有助于改善患者闭口不全，[12] 尤其是既往本身有吞咽困难或相关风险因素的患者。会诊的目的是促进患者获得适应性动作，有助于发音、吞咽和建立优化的饮食计划。

对于从面神经损伤机制上判断康复预后不良的患者，早期的理疗会诊特别重要。专门的面神经麻痹理疗康复计划可能包括肌电生物反馈，可以大大地促进功能性面肌运动行程过程的再训练并减少闭口不全。[13,14] 越早进行这样的再训练，效果可能越好，甚至在运动再支配尚在初期就可以开始训练了。关于特殊的理疗康复方案将在第 25 章介绍。

  如果流涎是主要问题，那么使用抗胆碱能药物是有效的。但是，需权衡使用这类药物的益处和可能存在的减少泪液分泌的风险。可以尝试使用胶布粘贴提拉口角，但和眼部的粘贴相比，效果欠佳。对于考虑预后不佳或康复较慢的患者，尽早进行面部静态功能恢复手术可能是解决闭口不全最好的方法。[15]

（查　洋　译　吴海燕　校）

参考文献

1. Adour KK. Medical management of idiopathic (Bell's) palsy. Otolaryngol Clin North Am 1991;24(3):663–673
2. Salinas RA, Alvarez G, Daly F, Ferreira J. Corticosteroids for Bell's palsy (idiopathic facial paralysis). Cochrane Database Syst Rev 2010;3(3):CD001942
3. Lee V, Currie Z, Collin JRO. Ophthalmic management of facial nerve palsy. Eye (Lond) 2004;18(12):1225–1234
4. Jelks GW, Smith B, Bosniak S. The evaluation and management of the eye in facial palsy. Clin Plast Surg 1979;6(3):397–419
5. Atlas MD, Talbot A, Delaney M, Chang A. Gold weight Implants in Facial Paralysis. Aust J Otolaryngol 1995;2:193–195
6. Catalano PJ, Bergstein MJ, Biller HF. Comprehensive management of the eye in facial paralysis. Arch Otolaryngol Head Neck Surg 1995;121(1):81–86
7. Brach JS, VanSwearingen JM, Delitto A, Johnson PC. Impairment and disability in patients with facial neuromuscular dysfunction. Otolaryngol Head Neck Surg 1997;117(4):315–321
8. Coulson SE, O'dwyer NJ, Adams RD, Croxson GR. Expression of emotion and quality of life after facial nerve paralysis. Otol Neurotol 2004;25(6):1014–1019
9. Hirschenfang S, Goldberg MJ, Benton JG. Psychological aspects of patients with facial paralysis. Dis Nerv Syst 1969;30(4):257–261
10. Neely JG, Neufeld PS. Defining functional limitation, disability, and societal limitations in patients with facial paresis: initial pilot questionnaire. Am J Otol 1996;17(2):340–342
11. Kanzaki J, Ohshiro K, Abe T. Effect of corrective make-up training on patients with facial nerve paralysis. Ear Nose Throat J 1998;77(4):270–274
12. Brach JS, VanSwearingen JM. Physical therapy for facial paralysis: a tailored treatment approach. Phys Ther 1999;79(4):397–404
13. Cronin GW, Steenerson RL. The effectiveness of neuromuscular facial retraining combined with electromyography in facial paralysis rehabilitation. Otolaryngol Head Neck Surg 2003;128(4):534–538
14. Ross B, Nedzelski JM, McLean JA. Efficacy of feedback training in long-standing facial nerve paresis. Laryngoscope 1991;101(7 Pt 1):744–750
15. Hadlock TA, Greenfield LJ, Wernick-Robinson M, Cheney ML. Multimodality approach to management of the paralyzed face. Laryngoscope 2006;116(8):1385–1389

第 20 章　听神经瘤和面神经麻痹

Mark Brandt Lorenz

William H. Slattery III

听神经与面神经毗邻，听神经病变对面神经的完整性和功能有着显著影响。因此，听神经瘤（更准确的命名是"前庭神经鞘膜瘤"）的治疗方式的选择，应遵循尽可能减少病人症状，同时保留残余面神经功能及并发症最少的治疗原则。随着放射影像学的进步，我们能够发现体积小且症状轻微的听神经瘤病变，这使听神经瘤的治疗方案的选择更加复杂。

只有 5% 的面神经功能减退和肿瘤有关，面神经麻痹极少成为听神经瘤的首发症状。事实上，典型的听神经瘤引发的面神经麻痹，只有当狭窄的内听道内存在着体积巨大、压力较大的病变时才出现。这些肿瘤可以通过减少神经血供、阻断脑脊液或直接压迫，引起神经功能障碍。事实上，以面神经功能障碍为首发症状时，临床医生应该警惕，病变可能不是听神经瘤，而可能是面神经鞘瘤或其他桥小脑角肿物。进展性的面神经麻痹可以是听神经瘤的晚期症状。在 1992 年的一项研究中，大部分患有听神经瘤的病人在确诊前 4 年开始出现听力下降、耳鸣、眩晕的症状。而面神经麻痹症状一旦出现，同年即可确诊。[1]

通常认为，缓慢进展或反复发作的面神经麻痹预示着面神经肿瘤或压迫面神经的外在病变的存在。检查者应该从面神经麻痹病人的面肌抽搐症状中察觉到面神经的受刺激状态，并更加怀疑肿瘤存在的可能性。总体上，面神经的运动纤维因为丰富的血供和密集的覆盖筋膜，而较能耐受渐进的外部压迫，但是神经可能被压散在肿瘤表面，几乎没有弹性。

在疾病确诊时，听力损失、耳鸣、平衡失调、头痛和面部麻木比面神经功能减退要常见的多。面部疼痛，常见于拉姆塞·亨特综合征或侵犯面神经的恶性肿瘤，而较少见于听神经瘤。但耳道和耳甲腔的麻木，在临床发现可以和听神经瘤有关。这一点在 1966 年由 Hitselberger 和 House 最早报道，表现为针刺麻木，同时在当时有限的影像学技术下，该症状用作判断肿瘤存在的一个早期临床表现。[2] 进一步的研究确认：面神经通过感觉纤维的耳支实现的躯体感觉传入，存在于外耳道的后部、耳甲腔的下部。[3] 随着影像学技术的进步，"Hitsellberger 征"的实用性降低了，但仍可以帮助确认放射影像学的发现。

面神经鞘瘤相对罕见，生长缓慢，可以表现出面神经功能减退，是桥小脑角或内听道肿瘤的鉴别诊断之一。当这些肿瘤主要限于内听道、没有出内听道或进入面神经骨管时，容易被误诊为听神经瘤。McMenomey 等报道的 32 例原发性面神经肿瘤中，38% 在术前误诊为听神经瘤。[4] 不幸的是，目前没有临床的测试或术前影像能区分内听道内的听神经瘤和面神经鞘瘤。最重要的影像学特征是面神经迷路段肿瘤的存在，这可以区分面神经肿瘤和听神经瘤。

神经电图涉及面神经颞骨外段的活动刺激，还不是一个可靠的诊断性测试。面神经颞骨内段因为面神经骨管的狭窄，一旦出现肿瘤，特别容易出现神经功能障碍。面肌抽搐和痉挛会加深临床医师对面神经瘤存在的怀疑，而病人应该被告知手术中的发现，这些发现有助于确定选择减压术还是切除术。

■ 降低面神经麻痹的风险

对于听神经瘤的治疗存在许多争论和多种实践模式。选择何种治疗方式需要考虑极其多的因素，比如病人的年龄、总体健康状况，肿瘤引起的症状，以及肿瘤相关症状的进展。[5] 如果一名病人和外科医生选择了显微手术，治疗相关的决定必须考虑肿瘤的位置、术前听力以及解剖特点。病人必须被充分被告知手术的风险，这些风险也是以上各因素的主要部分。对所有良性肿瘤，治疗措施选择的重点是获取良好疗效的同时，尽量减轻并发症和并发症发生率。

对许多患有听神经瘤的病人来说，适当的做法是观察而不进行干预。多个荟萃分析提到了这一点，特别是在内听道内，许多听神经瘤是处于静止期的，并且肿瘤的症状与大小、病人年龄无关。[6] 最近的一些研究引用了一个事实：在长期的随访中，只有大约少于 1/3 的内听道内肿瘤在影像学上发现生长，而听力衰退与生长没有关系。[7-10] 在一项 70 例超过 65 岁听神经瘤病人的随访中，其平均随访期是 4.8 年，70 例中 42% 的病例没有发现肿瘤的增长或缩小。[11] 在没有听力、前庭和面神经症状的病人，进行手术干预的主要推动力是病人对颅内肿物的焦虑。了解这些肿瘤的自然病程非常重要，同时病人必须被告知一旦出现症状，或影像学出现特征性的变化，进行手术干预才可能是正当的。

但观察不总是完全无害，因为有可能出现突发的全聋或面神经功能减退。面神经功能减退是一个不利的预兆，说明随着肿瘤的生长，病人有可能出现突发性面瘫，因此需要积极治疗。听神经瘤出现面神经功能减退症状的概率只有 5%，虽然出现概率很低，但是一旦出现，随之而来的面瘫非常严重，并且无法恢复。尽管进行了听神经瘤自然病程的多因素分析，还是没有发现能够预测肿瘤行为的临床或影像指标。

听神经瘤的放射治疗具备很多优势，是一个不错的选择。放疗比较简短，不需要全身麻醉，并且避免了手术切除带来的许多并发症。一开始，放疗被认为是外科切除不净的辅助治疗，但最近它已成为一种主要的治疗方法。放疗和手术治疗的目标有很大不同。越来越多的文献表明，辐射能限制前庭神经鞘膜瘤的生长，可能是通过放疗引起的纤维化和放疗对肿瘤脉管系统的损伤。病人必须知道在放疗之后，肿瘤还有残留，并且听力损伤、平衡失调、耳鸣症状有可能会进展。[12]

由于这些肿瘤缓慢生长的特性，以及疗效评估的异质性（比如，影像学评估生长的标准、听力测试法、前庭症状和耳鸣障碍），放疗对这些肿瘤的有效性很难准确评估。对这些肿瘤自然病程的描述存在很大差异，并且放疗的应用正转向主要针对有影像学生长证据的那些肿瘤。在 16% 的病例中，放疗后出现了 6～12 月的短暂肿瘤扩大期，这可能是由于肿瘤中心坏死引起的水肿，进一步混淆了影像学的测量结果。基于可用设备和人员，各放疗中心的放疗方法多种多样。[13] 对这些不同的放疗技术，已经开展了研究以明确远期优势和疗效，包括伽马刀（Elekta，Stockholm，Sweden）、Cyber 刀（Accuray，Sunnyvale，California）、LINAC（直线加速器放疗）以及分级放疗。公开发表的研究结果显示肿瘤控制率达到了一个极高的水平（＞95%），同时即可副反应轻微。

放疗的临界剂量对放疗引起的面部轻瘫是一个关键性的预测因素。早期的研究描述了当伽马刀的平均临界计量达到 16Gy 时，约 21% 的病人出现面神经轻度瘫痪。[14] 目前，大部分放疗中心的临界肿瘤剂量设定在 12～14Gy 之间；面神经受损的情况也好转了很多。伽马刀和直线加速器放疗的报道中，放疗后面神经功能减退的几率现在已经降低到小于 1%。[14,15] 同样的，随着临界剂量的降低，三叉神经病变出现的几率由 16% 降低到 4.4%，同时三叉神经极少会被针对管内肿瘤的放疗影响。[16] 放疗的并发症还包括眩晕、耳鸣、脑积水、干眼症、突发性耳聋、放疗诱导恶性肿瘤的风险，以及促进椎基底动脉粥样硬化，但它们在低剂量放疗中的发生率还不明确。

如果放疗无效，肿瘤继续生长，文献指出在这种情况下外科切除变得更加困难，并且会引起更差的面神经功能状态。在 Friedmen 和其同事最近的综述中，抢救性显微手术治疗的病例中，46% 在第一次术后随访时即出现完全性面瘫。[17] 组织学研究显示放疗后出现显著的肿瘤坏死和面神经粘连，支持 Friedman 的结论。[18,19] 随着放疗技术的进步，放疗对面神经和周围结构的损伤可能会进一步降低。

■ 显微手术

听神经瘤的切除有三种常用的手术入路：经迷路入路、经颅中窝入路、经乙状窦后入路。每种方法提供了一个不同的桥小脑角的视野，各有优劣势。随着影像学和神经监测技术的进步，面神经功能的保留得到了提高。磁共振成像技术提高了临床医师检测微小、轻微症状听神经瘤的能力。术中面神经监测对手术技术有了显著提高。

有文献报道以来，术中面神经监测在保护面神经功能上起到了至关重要的作用，面神经完整保留率从最开始的 67% 提高到了目前研究报道的 >98%。[20] 多个研究表明术中监测指标同时有助于即时和远期的面神经功能。[21,22] 这些监测可以进一步有助于术中决策确立，以及指导重建操作，这些重建可以避免暴露性角膜炎。如果手术中肿瘤切除近端面神经刺激阈值小于等于 0.04mA，术后 8 天有 77% 的可能面神经功能维持在 HB Ⅰ 或 Ⅱ 级。[23] 面神经神经电生理检测已被证实比观察或视频捕捉技术更敏感，是听神经瘤手术中最小化面瘫可能的一个有用的工具。[24]

经迷路入路

自从 20 世纪 70 年代早期 William F. House 教授发展了经迷路入路治疗桥小脑角肿瘤，这个入路至今几乎没有什么改动，仍然是听神经瘤外科处理的主要选择。面神经监测和听觉脑干诱发电位监测使肿瘤切除术更加安全，提高了临床疗效。这个入路的一个优势是它对内听道、脑干的广泛暴露，同时小脑牵拉很有限。这个入路提供了相对浅的术野便于手的操作，使得外科医生的操作过程非常舒服。面神经在颞骨内的走行十分直观，提供了切除肿瘤时保护面神经的足够视野。

早期的研究表明经迷路入路是内听道保留面神经的显微手术的金标准，尽管更多的近期研究表明有经验的外科医生可以通过中颅窝入路达到相似的效果。[25,26] House 门诊开展的研究表明，1984 年到 1989 年间，经迷路入路治疗的病例中，98.5% 的病例术后毫无面神经功能损伤。[27] 这个入路允许在切除肿瘤时识别面神经近端和远端，具有连贯的术中标志，并且提供了足够的视野，适合切除较大的肿瘤（**图 20.1，20.2，20.3，20.4，20.5 和 20.6**）。

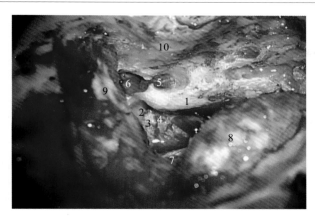

图20.1 经迷路入路。右耳，手术体位，切除一个小听神经瘤（1.5cm）。（1）面神经垂直段。（2）垂直嵴（Bill嵴）。（3）前庭上神经。（4）横嵴。（5）砧骨已移除，耳咽管已被颞肌填塞。（6）鼓室上隐窝。（7）后颅窝硬脑膜。（8）乙状窦，表面有一层薄骨（Bill岛）。（9）中颅窝。（10）外耳道

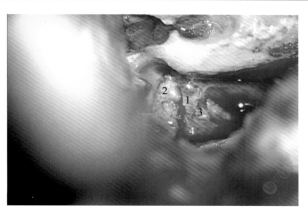

图20.2 经迷路入路，右耳，内听道高倍数放大视野。（1）横嵴。（2）前庭上神经。（3）前庭下神经。（4）肿瘤

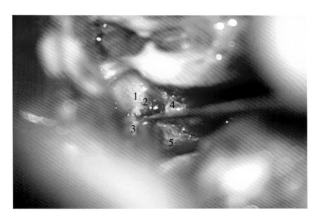

图20.3 经迷路入路，右耳，解剖首先接近并识别面神经。（1）垂直嵴（Bill隆起）。（2）面神经迷路段。（3）前庭上神经，向后反折。（4）横嵴。（5）肿瘤，向后反折

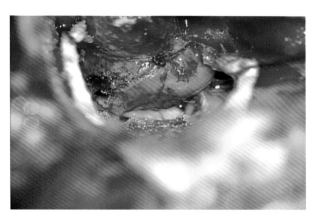

图20.4 经迷路入路，右耳。邻近的面、听神经复合体被识别。囊内减瘤有助于暴露神经

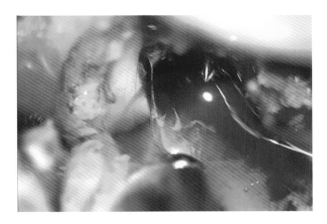

图20.5 经迷路入路，右耳，识别并追踪面神经和肿瘤间的间隔，钝性和锐性分离相结合。吸引冲洗器洗净小出血后有助于暴露

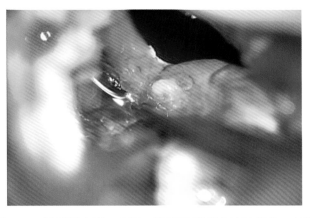

图20.6 经迷路入路，右耳，注意肿瘤表面的结节状。在这个病例，肿瘤这个区域和面神经粘连十分紧密，锐性解剖两者之间的间隔

这个入路中面神经切断十分罕见，但面神经感觉功能的损伤很常见（Fig：20.7）。224例行听神经切除术的病例回顾发现，术前很少（2%~6%）出现进食流泪、干眼症或味觉异常，术后44%的病例描述了进食流泪。72%病例的流泪减少，48%病例提到味觉改变。这项研究中，恢复情况不一，作者建议中间神经功能异常应该列在手术疗效的评估中。[28]

高位的颈静脉球，或显著前置的乙状窦，不是经迷路入路的禁忌证。但是，活动期的慢性中耳炎的，是手术禁忌，可能需要封闭外耳道。

经迷路入路独有的最显著的缺点是，内耳结构破坏会牺牲听力。有一些报道通过局部迷路切除术来保留听力，同时术中小心翼翼地用骨蜡封闭半规管重建半规管表面，这种尝试还不多见。[29] 也有保留耳蜗和蜗神经同时植入人工耳蜗的报道，但是能满足这种做法的情况非常罕见。[30] 通常，肿瘤切除时可以放置一个骨传导的种植体，但是需要考虑避免和乳突腔的交通，以及可能随之而来的脑脊液漏。这可以帮助病人获得双侧听觉感知，但是无法进行听觉定位，因为声音只是简单的导入对侧有功能的耳蜗。

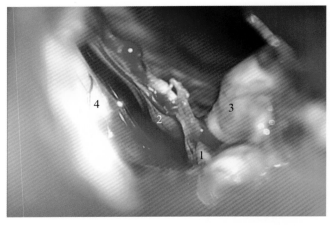

图20.7　经迷路入路，右耳，接近完全切除肿瘤。注意肿瘤与中间神经粘连。（1）中间神经。（2）面神经。（3）肿瘤。（4）三叉神经

在经迷路入路的术式出现的早期，医学会担忧这个入路有可能带来耳源性细菌，引起脑膜感染和颅内感染的风险。在大部分病例中脑膜炎非常罕见，占大约1%。但是脑脊液漏提高了脑膜炎的风险，大致14%。[31] 一个600例的大样本回顾中提到了经迷路入路后脑脊液漏的发生率，或是经切口漏出，或是经咽鼓管从鼻漏出，发生率在1.8%。[32] 展神经麻痹，后组颅神经损伤，颅内大血管损伤，脑实质损伤非常罕见。并发症引起的致死率非常低（<1%），但是和任何大手术一样，医疗合并症必须在术前充分的处理。术后前庭恢复期必须进行特别注意，有可能出现数天的恶心、视觉定位困难，需要卧床休息。

我们医院，病人术后需要在ICU观察一晚，并鼓励早期进行下地行走。面神经监测是必备的，围手术期的抗生素要持续到术后24小时；常规进行取腹部脂肪移植和耳咽管填塞。术前合并脑水肿和颅内高压病人，脑脊液漏风险高，需要进行腰穿。

中颅窝入路

内听道的中颅窝入路也是William F. House教授首先描述的，尽管这个入路一开始是用来治疗耳蜗性耳硬化症。随着影像学技术的进展，临床医师能够检测到听力正常的微小肿瘤，这个入路才被用来治疗听神经瘤。它相对经迷路入路的主要优势在于，它能够保留听力，并且非常理想地适合切除微小的管内听神经瘤。（图20.8和20.9）

操作首先行5cm×5cm的高于颧骨的颞骨开颅切口，病人为仰卧位，最好颧骨与手术台平行。甘露醇和呋塞米被应用来减低硬脑膜张力。中颅窝底被找到后，外科医师必须注意约15%病例的膝状神经节是开裂的，有可能在抬高硬脑膜时被损伤。当暴露颞骨天盖时，硬脑膜抬高须从向后向前以减少对膝状神经节的牵拉损伤。抬高硬脑膜后，可以发现标志性的岩浅大神经，并向后追踪到膝状神经节。通过逆向传导，岩浅大

神经可以被刺激到，以确认其位置。[33]

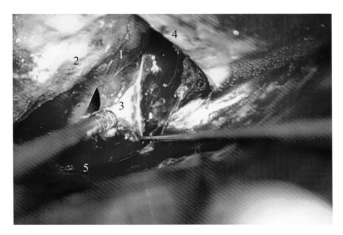

图 20.8　经中颅窝入路，左耳。硬脑膜自内听道反折。内听道旁边为听神经瘤。House-Urban 牵开器放置在耳门的边缘。病人使用了利尿剂并且过度换气以帮助牵拉。（1）肿瘤。（2）弓状隆起。（3）内听道的硬脑膜。（4）耳蜗。（5）中颅窝硬脑膜

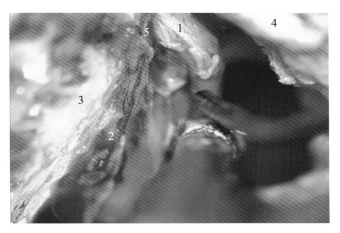

图 20.9　经中颅窝入路，左耳。硬脑膜自内听道反折，面神经已显露。耳蜗神经在这个解剖层面不可见。（1）面神经。（2）肿瘤。（3）弓状隆起。（4）耳蜗。（5）垂直嵴（Bill 隆起）

暴露内听道的钻孔应该在岩部后表面进行以避免对面神经的直接或热损伤。接着可以从旁边迷路和耳蜗中间的孔开始轮廓化内听道。接着在后面打开内听道处的硬脑膜，向前反折。得到面神经在内听道内的上部位置，面神经有可能处于不利肿瘤切除的位置。不幸的是，术前无法确定这一点，切除肿瘤需要耐心、一丝不苟的技术和对解剖关系的仔细理解。

除了能在外科医生和肿瘤之间明确面神经位置的解剖学考虑，多个系列研究证实了该入路有利于面神经功能保护，与经迷路入路比较，超过 96% 的病例 HB 评分 I 到 II 级。[34, 35]影像学和电生理评估后，确定手术入路之前，解剖和技术的挑战必须公平的呈现给病人。大样本的研究表明这种听神经瘤显微手术的入路可以达到 60%~73% 的听力保留率。[34, 36]尽种入路一般可以保留蜗神经，但走行在蜗神经上表面的耳蜗动脉可能会在切除肿瘤时损伤。耳蜗和迷路是内听道骨性解剖的前界，如果这些标志很难看清楚，它们非常容易被损伤。

中颅窝入路暴露硬脑膜范围更大，需要牵拉颞叶，非常挑战外科解剖技术。术中应注意病人体位，这样可以缓和脑牵拉，以避免压迫颈静脉；同时应用甘露醇，快速而果断的暴露肿瘤。这样的话，包括静脉梗死、脑梗的并发症是非常少见的。脑脊液漏的发生率比经迷路入路高一点，但也很罕见，这是由于气化良好的岩尖、乳突盖、鼓膜裂开带来的挑战。[36]幸运的是，脑膜炎的概率也很罕见，硬膜外血肿的概率可以通过放置开颅皮瓣下的 Penrose 引流管来避免，引流管可以在术后第一天拔除。

我们医院常规使用冷热试验来帮助做决定，因为前庭下神经来源的肿瘤对保留听力提出了更多挑战。良好的听觉脑干反应，磁共振 T2 像上内听道基底部脑脊液的显像，是决定是否进行保听手术需要考虑的因素。在中颅窝手术中，内听道基底部脑脊液预示着更高概率保留听力的可能（77%），而那些内听道远端被肿瘤堵塞病例保留听力的可能只有 52%。[37]和经迷路入路类似，病人需要在 ICU 一个晚上观察神经科的相关症状，鼓励病人早期下地活动和前庭恢复。一般术前不进行腰穿，除了一些特别的情况。

■ 经乙状窦后入路

经乙状窦后入路可以用来切除几乎任何听神经瘤。但是微小、位置靠外的肿瘤需要损伤迷路，才能通过这个入路切除（**图 20.10**）。这个入路最适合位置居中和有实用听力的肿瘤。整个颞骨的后表面都可以显露，同时因为迷路没被扰动，这个入路可用于保留听力的手术。同时，颈静脉孔可以被暴露，这使经乙状窦后入路成为桥小脑角神经纤维瘤病 2 型手术治疗的万能入路，这些病例有可能同时并发颈静脉孔病变。这个入路最大的缺点是前部暴露较差、对硬脑膜的损伤、小脑的牵拉，以及一定概率的术后头痛。术后头痛可能持续数月甚至数年，理论上头痛是无菌性脑膜炎的表现，这种无菌性脑膜炎可能与硬膜内骨

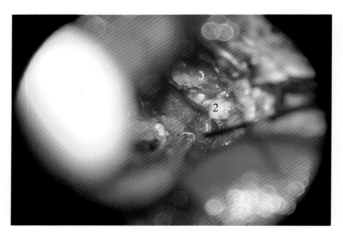

图 20.10　经乙状窦后入路，左耳。直到肿瘤接近切除面神经方可显露。蜗神经被止血用的 peldgets 遮挡。（1）面神经；（2）肿瘤

粉、硬脑膜缝合过紧有关。打开硬脑膜前仔细的冲洗可以减少骨粉，但即使这样做，该入路头痛的发生率依然高于其他入路（10%）。病人在术前必须被告知这个风险。[38]

经乙状窦后入路，进行次全切除和部分切除术，面神经功能状态可以达到经迷路入路和中颅窝入路的效果。[39] 听力的保留率高达 73.2%，尽管近期另外一个 meta 分析报道的是 47%。[40,41] 蜗神经经常被肿瘤掩盖，蜗神经的血供走行在它上内侧表面，靠近面神经。因为直到手术结束才能鉴别出面神经和蜗神经，大部分中心报道的蜗神经功能预后较差。内镜可以用来暴露内听道侧面，并且有报道可以降低复发率。不幸的是，如果病人的听力在术后即刻变得很差（比如用 Weber 试验评估），听力恢复的预后不佳。

■ 远期面神经预后

在所有显微手术的病例中，鉴别面神经相对肿瘤的近端和远端有助于决定解剖深度，并且提供了肿瘤切除前的一个基线刺激阈值。听神经瘤显微手术后大部分面神经功能减退的病例，表现为结构完整的神经失用症。术中刺激良好的面神经，90% 术后一年面神经功能为 HB Ⅰ~Ⅱ级。[42] 数篇文献报道了一个固定的时间点，可以确定面神经恢复的预后。Arriaga 等[27] 建议，如果术后面神经功能很差（HB Ⅴ~Ⅵ级），术后一年恢复到可接受的面神经功能（HB Ⅳ级）的可能性仍有 69.8%。Fenton 等的工作支持这一点，他们评估了术后即刻面神经功能，并发现如果术后即刻面神经功能达到或好于 HB Ⅲ级，有 77% 的可能性在术后 2 年达到 Ⅱ 或 Ⅲ级。[43] 中颅窝入路和乙状窦后入路中术后面神经功能减退更常见，但术后 1 年的预后差别不大。[44]

肿瘤大小和病人年龄，而不是入路，看起来是影响远期面神经功能最重要的因素。[45, 46] Wiet 等报道，术后 1 年小肿瘤（<1.5cm）有超过 90% 的机会达到 HB Ⅰ/Ⅱ级，中等大小的肿瘤（1.5 ~ 3.0cm）有 75% 的机会达到 HB Ⅰ/Ⅱ级，而巨大肿瘤（>3.0cm）有 30% 的机会达到 HB Ⅰ/Ⅱ级。[46] 我们认为，随

着他们积累经验，面神经预后会进一步改善。毋庸置疑，大肿瘤趋向于压散面神经，使得分离更具有挑战性。如果肿瘤和神经粘连严重，常见的做法是残留一小部分面神经表面的肿瘤，而不是造成永久性的面神经功能障碍。这些病例在 6 个月后再次行钆增强的磁共振进行随访，以评估残余的肿瘤，并在 1 年后再次扫描以评估肿瘤生长。残余小于 2 ~ 3mm 的肿瘤极少增长到需要再次手术切除的大小，部分原因是作为手术入路的一部分，进行了广泛的内听道减压。肿瘤生长变慢也可能和初次手术中的肿瘤血供阻断有关，只有 11% 的次全切除的病例需要修正的操作。[47] 在需要再次手术切除的一小部分病例中，通常需要对相同入路的手术进行修正。因为解剖平面通常还保留着，即使存在瘢痕组织。高龄也是远期术后面神经功能减退的危险因素，可能由于神经的血供较差。

外科医生的经验和医院规模和术后总体预后密切相关，在大型医疗机构手术获得稳定良好效果的可能性要高 15 倍。[48] 这种效果只是一家之言，正如其他外科领域一样，外科医生的经验是能够改善预后的。[49-52]

如果病人术后出现面神经功能减退，但在手术结束前近端神经的刺激反应非常活跃，这个病人需要术后应用糖皮质激素和支持治疗。常规使用地塞米松 4mg 每 6 小时静脉注射，逐渐减量直到术后 48 小时。在术后即刻，类固醇有利于减轻术后恶心，面神经水肿和头痛。如果没有医疗禁忌证，在出院后类固醇偶尔也要使用。围手术期这种剂量的类固醇的应用很少导致伤口延迟愈合或脑脊液漏等短期并发症，但是许多病人出现暂时的情绪障碍、失眠、高血糖症或血压变化。面神经功能减退有时在术后数天出现（迟发性面瘫）；这也可以用大剂量类固醇治疗。幸运的是，围手术期出现的大部分迟发型面瘫都会恢复。但，术后即刻的面瘫被证实是远期面瘫的一个危险因素。[53] 更多 HB Ⅳ/Ⅵ 级的严重麻痹病例，有很高的可能性出现远期面神经功能减退，并且有可能出现面部联带运动。

巨大肿瘤的切除中，面神经很少因为切除肿瘤而被切断。如果面神经在术中被切断，应当同期进行神经吻合。出血、炎症、水肿会使分期手术更有挑战，应当进行所有合理的尝试以期实现神经的一期吻合。分期手术中不太可能找到面神经的近断端，这让分期吻合神经的可能性十分渺茫。早期的吻合有助于避免延迟修复前有害的沃勒变性和肌肉萎缩。如果术中切除了一段面神经，可以考虑神经移植，最常见的供区神经是耳大神经、前臂内侧皮神经或腓肠神经。合成的神经导管和支架在近端面神经修复中具有显而易见的意义（比如，由于迷路段神经的狭窄直径，在迷路段吻合极具挑战性）。神经管使管内面神经吻合术变得容易。管内面神经缺乏外膜，所以神经缝合十分困难。神经管不需要缝合神经，却能提供良好疗效。这是面神经修复中一个令人激动、发展迅速的领域。

■ 迟发性面瘫

偶尔有些病人在术后即刻表现出良好的面神经功能，但在术后某一点出现变化，通常在术后 72 小时以内。这个现象可能由于病毒重激活，在大约 10%~30% 的病人中出现，而和手术入路及肿瘤直径无关。[54] 其他理论包括术后脂肪填塞、血管原因或术后水肿。

2004 年一项 348 例听神经瘤行显微手术的回顾性研究中，8 例在术后超过 72 小时出现迟发性面瘫。[55] 他们的抗疱疹病毒 1 型、2 型抗体以及水痘带状疱疹病毒抗体都显著升高，说明这些病人出现了病毒的重激活，并引起了面神经功能减退。从这个研究中，我们开始习惯于使用泛昔洛韦来减少迟发性面瘫的风险（泛昔洛韦 500mg，2 次 / 天，术前使用 3 天，术后使用 5 天）。在一个对比研究中，我们发现迟发性面瘫的概率在术前应用抗病毒药物后显著降低，特别是采用经迷路入路的病人。[56]

■ 结论

不管选择何种入路，微小和中等大小听神经瘤切除中，永久的面神经损伤相对罕见。巨大肿瘤（>3cm）术后出现面瘫的概率较高，和手术入路无关。治疗方式的选择需要考虑病人的愿望，并且在手术入路选择前，应该进行一次仔细的风险－收益分析。

（金晓峰　译　吴海燕　校）

参考文献

1. Selesnick SH, Jackler RK. Clinical manifestations and audiologic diagnosis of acoustic neuromas. Otolaryngol Clin North Am 1992;25(3):521–551
2. Hitselberger WE, House WF. Acoustic neuroma diagnosis. External auditory canal hypesthesia as an early sign. Arch Otolaryngol 1966;83(3):218–221
3. Eshraghi AA, Buchman CA, Telischi FF. Sensory auricular branch of the facial nerve. Otol Neurotol 2002;23(3):393–396
4. McMenomey SO, Glasscock ME III, Minor LB, Jackson CG, Strasnick B. Facial nerve neuromas presenting as acoustic tumors. Am J Otol 1994;15(3):307–312
5. Doherty JK, Friedman RA. Controversies in building a management algorithm for vestibular schwannomas. Curr Opin Otolaryngol Head Neck Surg 2006;14(5):305–313
6. van Leeuwen JP, Cremers CW, Thewissen NP, Harhangi BS, Meijer E. Acoustic neuroma: correlation among tumor size, symptoms, and patient age. Laryngoscope 1995;105(7 Pt 1):701–707
7. Al Sanosi A, Fagan PA, Biggs ND. Conservative management of acoustic neuroma. Skull Base 2006;16(2):95–100
8. Yoshimoto Y. Systematic review of the natural history of vestibular schwannoma. J Neurosurg 2005;103(1):59–63
9. Charabi S, Tos M, Thomsen J, Charabi B, Mantoni M. Vestibular schwannoma growth—long-term results. Acta Otolaryngol Suppl 2000;543:7–10
10. Raut VV, Walsh RM, Bath AP, et al. Conservative management of vestibular schwannomas - second review of a prospective longitudinal study. Clin Otolaryngol Allied Sci 2004;29(5):505–514
11. Rosenberg SI. Natural history of acoustic neuromas. Laryngoscope 2000;110(4):497–508
12. Hempel JM, Hempel E, Wowra B, Schichor Ch, Muacevic A, Riederer A. Functional outcome after gamma knife treatment in vestibular schwannoma. Eur Arch Otorhinolaryngol 2006;263(8):714–718
13. Roos DE, Brophy BP, Bhat MK, Katsilis ES. Update of radiosurgery at the Royal Adelaide Hospital. Australas Radiol 2006;50(2):158–167
14. Kondziolka D, Lunsford LD, McLaughlin MR, Flickinger JC. Long-term outcomes after radiosurgery for acoustic neuromas. N Engl J Med 1998;339(20):1426–1433
15. Mendenhall WM, Friedman WA, Buatti JM, Bova FJ. Preliminary results of linear accelerator radiosurgery for acoustic schwannomas. J Neurosurg 1996;85(6):1013–1019

16. Chopra R, Kondziolka D, Niranjan A, Lunsford LD, Flickinger JC. Long-term follow-up of acoustic schwannoma radiosurgery with marginal tumor doses of 12 to 13 Gy. Int J Radiat Oncol Biol Phys 2007;68(3):845–851
17. Friedman RA, Brackmann DE, Hitselberger WE, Schwartz MS, Iqbal Z, Berliner KI. Surgical salvage after failed irradiation for vestibular schwannoma. Laryngoscope 2005;115(10):1827–1832
18. Lee F, Linthicum F Jr, Hung G. Proliferation potential in recurrent acoustic schwannoma following gamma knife radiosurgery versus microsurgery. Laryngoscope 2002;112(6):948–950
19. Lee DJ, Westra WH, Staecker H, Long D, Niparko JK, Slattery WH III. Clinical and histopathologic features of recurrent vestibular schwannoma (acoustic neuroma) after stereotactic radiosurgery. Otol Neurotol 2003;24(4):650–660, discussion 660
20. Esses BA, LaRouere MJ, Graham MD. Facial nerve outcome in acoustic tumor surgery. Am J Otol 1994;15(6):810–812
21. Grayeli AB, Guindi S, Kalamarides M, et al. Four-channel electromyography of the facial nerve in vestibular schwannoma surgery: sensitivity and prognostic value for short-term facial function outcome. Otol Neurotol 2005;26(1):114–120
22. Neff BA, Ting J, Dickinson SL, Welling DB. Facial nerve monitoring parameters as a predictor of postoperative facial nerve outcomes after vestibular schwannoma resection. Otol Neurotol 2005;26(4):728–732
23. Bernat I, Grayeli AB, Esquia G, Zhang Z, Kalamarides M, Sterkers O. Intraoperative electromyography and surgical observations as predictive factors of facial nerve outcome in vestibular schwannoma surgery. Otol Neurotol 2010;31(2):306–312
24. De Seta E, Bertoli G, De Seta D, Covelli E, Filipo R. New development in intraoperative video monitoring of facial nerve: a pilot study. Otol Neurotol 2010;31(9):1498–1502 10.1097/MAO.0b013e3181f20822
25. Arriaga MA, Luxford WM, Berliner KI. Facial nerve function following middle fossa and translabyrinthine acoustic tumor surgery: a comparison. Am J Otol 1994;15(5):620–624
26. Hillman T, Chen DA, Arriaga MA, Quigley M. Facial nerve function and hearing preservation acoustic tumor surgery: does the approach matter? Otolaryngol Head Neck Surg 2010;142(1):115–119 10.1016/j.otohns.2009.10.015
27. Arriaga MA, Luxford WM, Atkins JS Jr, Kwartler JA. Predicting long-term facial nerve outcome after acoustic neuroma surgery. Otolaryngol Head Neck Surg 1993;108(3):220–224

28. Irving RM, Viani L, Hardy DG, Baguley DM, Moffat DA. Nervus intermedius function after vestibular schwannoma removal: clinical features and pathophysiological mechanisms. Laryngoscope 1995;105(8 Pt 1):809–813

29. Hirsch BE, Cass SP, Sekhar LN, Wright DC. Translabyrinthine approach to skull base tumors with hearing preservation. Am J Otol 1993;14(6):533–543

30. Arístegui M, Denia A. Simultaneous cochlear implantation and translabyrinthine removal of vestibular schwannoma in an only hearing ear: report of two cases (neurofibromatosis type 2 and unilateral vestibular schwannoma). Otol Neurotol 2005;26(2):205–210

31. Selesnick SH, Liu JC, Jen A, Newman J. The incidence of cerebrospinal fluid leak after vestibular schwannoma surgery. Otol Neurotol 2004;25(3):387–393

32. Sanna M, Taibah A, Russo A, Falcioni M, Agarwal M. Perioperative complications in acoustic neuroma (vestibular schwannoma) surgery. Otol Neurotol 2004;25(3):379–386

33. Arriaga MA, Haid RT, Masel DA. Antidromic stimulation of the greater superficial petrosal nerve in middle fossa surgery. Laryngoscope 1995;105(1):102–105

34. Arts HA, Telian SA, El-Kashlan H, Thompson BG. Hearing preservation and facial nerve outcomes in vestibular schwannoma surgery: results using the middle cranial fossa approach. Otol Neurotol 2006;27(2):234–241

35. Meyer TA, Canty PA, Wilkinson EP, Hansen MR, Rubinstein JT, Gantz BJ. Small acoustic neuromas: surgical outcomes versus observation or radiation. Otol Neurotol 2006;27(3):380–392

36. Brackmann DE, House JR III, Hitselberger WE. Technical modifications to the middle fossa craniotomy approach in removal of acoustic neuromas. Am J Otol 1994;15(5):614–619

37. Goddard JC, Schwartz MS, Friedman RA. Fundal fluid as a predictor of hearing preservation in the middle cranial fossa approach for vestibular schwannoma. Otol Neurotol 2010;31(7):1128–1134

38. Silverstein H, Norrell H, Wanamaker H, Flanzer J. Microsurgical posterior fossa vestibular neurectomy: an evolution in technique. Skull Base Surg 1991;1(1):16–25

39. Hillman T, Chen DA, Arriaga MA, Quigley M. Facial nerve function and hearing preservation acoustic tumor surgery: does the approach matter? Otolaryngol Head Neck Surg 2010;142(1):115–119

40. Sameshima T, Fukushima T, McElveen JT Jr, Friedman AH. Critical assessment of operative approaches for hearing preservation in small acoustic neuroma surgery: retrosigmoid vs middle fossa approach. Neurosurgery 2010;67(3):640–644, discussion 644–645

41. Sughrue ME, Yang I, Aranda D, Kane AJ, Parsa AT. Hearing preservation rates after microsurgical resection of vestibular schwannoma. J Clin Neurosci 2010;17(9):1126–1129

42. Lalwani AK, Butt FY, Jackler RK, Pitts LH, Yingling CD. Facial nerve outcome after acoustic neuroma surgery: a study from the era of cranial nerve monitoring. Otolaryngol Head Neck Surg 1994;111(5):561–570

43. Fenton JE, Chin RY, Fagan PA, Sterkers O, Sterkers JM. Predictive factors of long-term facial nerve function after vestibular schwannoma surgery. Otol Neurotol 2002;23(3):388–392

44. Isaacson B, Telian SA, El-Kashlan HK. Facial nerve outcomes in middle cranial fossa vs translabyrinthine approaches. Otolaryngol Head Neck Surg 2005;133(6):906–910

45. Mass SC, Wiet RJ, Dinces E. Complications of the translabyrinthine approach for the removal of acoustic neuromas. Arch Otolaryngol Head Neck Surg 1999;125(7):801–804

46. Wiet RJ, Mamikoglu B, Odom L, Hoistad DL. Long-term results of the first 500 cases of acoustic neuroma surgery. Otolaryngol Head Neck Surg 2001;124(6):645–651

47. Freeman SR, Ramsden RT, Saeed SR, et al. Revision surgery for residual or recurrent vestibular schwannoma. Otol Neurotol 2007;28(8):1076–1082

48. Slattery WH, Schwartz MS, Fisher LM, Oppenheimer M. Acoustic neuroma surgical cost and outcome by hospital volume in California. Otolaryngol Head Neck Surg 2004;130(6):726–735

49. Bach PB, Cramer LD, Schrag D, Downey RJ, Gelfand SE, Begg CB. The influence of hospital volume on survival after resection for lung cancer. N Engl J Med 2001;345(3):181–188

50. Birkmeyer JD, Siewers AE, Finlayson EV, et al. Hospital volume and surgical mortality in the United States. N Engl J Med 2002;346(15):1128–1137

51. Rosemurgy AS, Bloomston M, Serafini FM, Coon B, Murr MM, Carey LC. Frequency with which surgeons undertake pancreaticoduodenectomy determines length of stay, hospital charges, and in-hospital mortality. J Gastrointest Surg 2001;5(1):21–26

52. Dimick JB, Cattaneo SM, Lipsett PA, Pronovost PJ, Heitmiller RF. Hospital volume is related to clinical and economic outcomes of esophageal resection in Maryland. Ann Thorac Surg 2001;72(2):334–339, discussion 339–341

53. Isaacson B, Kileny PR, El-Kashlan HK. Prediction of long-term facial nerve outcomes with intraoperative nerve monitoring. Otol Neurotol 2005;26(2):270–273

54. Megerian CA, McKenna MJ, Ojemann RG. Delayed facial paralysis after acoustic neuroma surgery: factors influencing recovery. Am J Otol 1996;17(4):630–633

55. Franco-Vidal V, Nguyen DQ, Guerin J, Darrouzet V. Delayed facial paralysis after vestibular schwannoma surgery: role of herpes viruses reactivation—our experience in eight cases. Otol Neurotol 2004;25(5):805–810

56. Brackmann DE, Fisher LM, Hansen M, Halim A, Slattery WH. The effect of famciclovir on delayed facial paralysis after acoustic tumor resection. Laryngoscope 2008;118(9):1617–1620

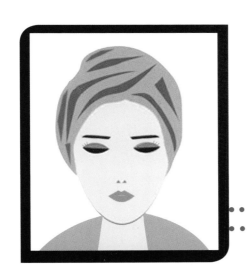

第五篇

永久性面神经麻痹的康复

第21章 面神经麻痹患者的眼部治疗

Guy G. Massry

面神经麻痹患者多数合并眼部症状，这是由于眼睑运动是由眼轮匝肌控制的，而眼轮匝肌受面神经眼支支配。随着肌无力程度不同，患者可表现为眼睑运动障碍、闭目露白、溢泪及潜在角膜疾病。大部分病人只是感觉不方便、不舒适，少数深受其扰的病人则有烦躁、明显的疼痛及视力丧失的潜在风险。

准确评估面神经麻痹患者眼部受累程度并采取适当的治疗措施是每一位面对面瘫病人的临床医生义不容辞的责任。面神经麻痹的主要表现为容颜的毁损、面肌活动障碍及不同程度的心理问题。而眼部的并发症则可以导致严重不可逆性视力丧失。

这一章节主要总结了面神经麻痹眼部受累的评估及保守治疗和手术治疗方法。下面所提及的方法步骤均已被临床证实有效且可行。

■ 解剖

面神经额支或颞支支配眼轮匝肌的上半部分，它的主要功能是闭合上眼睑和压低眉毛；同时，它还支配着额肌，司额头和眉毛上抬，还支配皱眉肌和降眉肌，司内侧眉弓下降。面神经的颧支及颊支的部分分支支配眼轮匝肌的下睑半部分，司下眼睑的伸长。眼轮匝肌除了具有闭合眼睑和压低眉毛的作用外，还和泪液引流相关。基于以上原因，面神经损伤所导致的眼部症状主要包含以下方面（**图 21.1**）：

1. 眉毛下垂（右侧额部肌力降低）。
2. 上睑萎缩，兔眼症，及眼睑闭合不全（眼轮匝肌功能减弱）。
3. 下眼睑松弛、无力或明显外翻（眼轮匝肌功能降低）。
4. 由于下睑外翻所致的溢泪及视物定位不准确。
5. 角膜干涩，严重时出现角膜损伤或溃疡（角膜暴露）。

■ 眼部评估

面神经麻痹所致的眼及眼周症状严重程度不同，可表现为轻度不适或严重的视力受损。因此，对于每一例患者

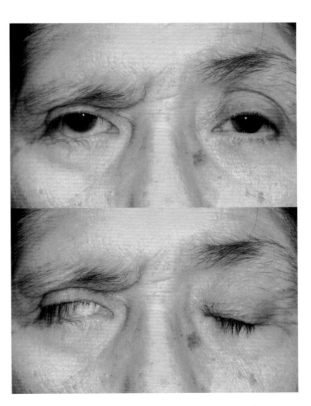

图 21.1 一位老年女性，右侧面神经不全麻痹。出现了眉毛下垂，上睑萎缩，睑裂闭合不全，闭目露白，下睑松弛、外翻

进行全面的眼科评估是至关重要的。临床医生应针对眼部保护、恢复视觉及外观重建制定个体化治疗方案。

　　评估视敏度，一旦发现降低需寻找原因。在这些患者中，视觉降低多是由于角膜表面异常（角膜干燥、损伤或感染）或泪液引流障碍。瞳孔、眼球运动、视野及眼底等也是需要评估的因素，可采用裂隙灯及外部观察实现。泪液产生、眼睑闭合、角膜敏感度及 Bell 现象可作为角膜保护机制的评估。泪液的产生是受面神经的分支（岩浅大神经）调控的，因此，面神经麻痹患者的泪液生成减少。眼轮匝肌受累可导致眼睑关闭不全。

　　角膜的感觉由来自于第 V 对颅神经的第一分支（三叉神经眼支）支配，如果面神经病变同时累及了第 V 对颅神经，角膜感觉也会受到影响。角膜上皮的完整性依赖于角膜的神经支配，如果角膜感觉减退，角膜暴露的治疗将更加困难。此外，如果角膜感觉减退，患者多无眼部疼痛主诉，这应引起临床医生注意。Bell 现象是指闭眼时眼球反射性向上转动（**图 21.2**），这在一定程度上可以保护角膜，避免了由于睑裂闭合不全所致角膜长时间暴露于空气（**图 21.3**）。如果所有这些角膜保护机制完好，角膜通常能承受一定程度的干燥及暴露。对于面神经功能减弱患者，由于这些保护机制部分或全部缺失，导致了角膜功能失调。

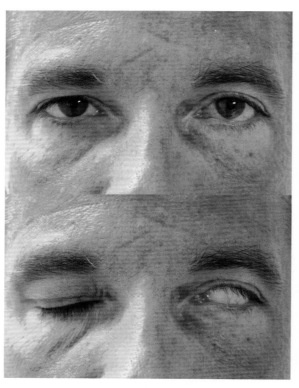

图 21.2　面神经麻痹患者左侧眼睑受累；图片（上）为睁眼状态，图片（下）为用力闭眼状态，图（下）可见完全 Bell 现象；即使病变加重，Bell 征可对角膜起保护作用

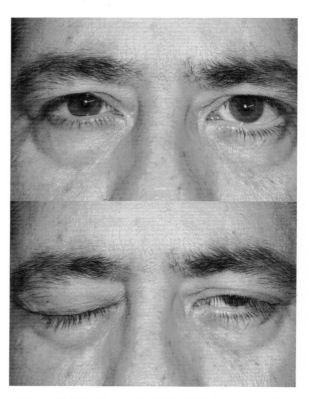

图 21.3　类似于图 21.2 此患者为不完全 Bell 征，在面神经麻痹程度较轻情况下就出现了角膜症状

■ 保守治疗

　　解决面神经麻痹患者眼部症状的最重要的举措是重建角膜保护。对于角膜大致稳定的患者，可采取以

下几种方法保护角膜：每天多次用手下拉上睑覆盖角膜，必要时使用胶条粘贴辅助眼睛闭合一段时间，从而减少角膜暴露，缓解结膜症状；每日多次使用各种非处方的眼部润滑剂；眼药膏可对角膜起到更好的保护作用，但由于它质地黏稠，使用后影响视力，推荐晚上使用。在夜间，可用胶条粘贴闭合双睑，使用眼罩，室内放置加湿器，关闭空调。如果以上措施可使患者缓解症状，自己可耐受眼部不适，可坚持保守治疗，反之，则考虑手术干预。

■ 手术治疗

眉毛提升

提升局部眉毛是具有挑战性的操作。如果局部麻痹较轻，且患者主要顾虑美观问题，那么内镜下局部眉毛提升、甚至眉毛眼睑固定术可以取得满意的效果。在一些麻痹较重的患者中，额肌无力会影响术后效果。

多数患者，尤其是那些伴有眼角皱纹者，希望通过眉毛提升术改善外观。对于一些极重度麻痹患者，可行骨膜悬吊术辅助眉毛提升固定。经手术医师仔细的分层缝合，愈合后局部瘢痕多不明显，但由于眉毛中部皮脂腺较多，即使经仔细设计缝合，术后瘢痕仍多见。

在眉毛上方区域画一个椭圆，局麻后，平行于眉毛的方向切开皮肤及皮下组织。充分止血后，逐层缝合。首先使用 5-0 微乔间断缝合深部组织（肌肉及皮下脂肪）；如果需行骨膜固定，则使用 4-0 缝

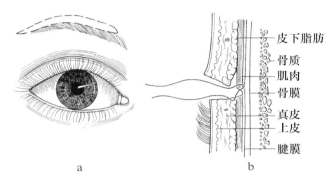

图 21.4 a, b　插图说明 **(a)** 椭圆形切开分离眉上组织；**(b)** 将眉下组织固定于骨膜上

线将眉毛下组织边缘同深层骨膜组织缝合（Ethicon，Inc），这使得上提后的眉毛位置得以加固。稍分离皮下组织减少局部张力，使用 5-0 微乔缝合皮下组织。最后，使用 6-0 单丝垂直褥式缝合皮肤，要尽量使得皮肤边缘外翻。（**图 21.4**）。

对于部分患者而言，行眉毛提升术可获得很好的效果。但是由于行骨膜固定后，眉毛活动度明显降低，因此，这一技术仅被用于那些眉毛活动度明显受限的严重病例。

下睑悬吊术

有多种下睑悬吊技术可用于治疗下睑松弛。但是对于面瘫所致者，由于丧失了眼轮匝肌这一重要保护因素，往往很难达到预期效果。眼轮匝肌可帮助眼睑伸长，而且它的紧张性活动可对抗随着年龄增长所带来的眼睑松弛。[9]眼眦肌腱的完整性、软组织（皮肤、肌肉、脂肪）及骨骼的支撑强度以及多种将眼睑和面颊固定于骨骼的韧带等，这些也是影响眼睑位置的重要因素。[9]对于尚未出现眼角肌松弛、面部软组织及骨骼无退化的较年轻患者，眼轮匝肌的张力直接决定了眼睑的位置。如果眼睑松弛较轻，可单纯给予滴眼液润滑。对于重度眼睑松弛者，可考虑给予眼睑悬吊术。一般情况下，可单纯行永久性侧睑缘缝合术；对于眼轮匝肌严重麻痹或眼眦肌腱明显松弛的患者，需选择传统的眦成形术伴或不伴睑缘缝合。[10]

睑缘缝合术

侧睑缘缝合可通过减小上下眼睑孔径大小（水平及垂直方向）减少眼球暴露，增加眼睑闭合后对眼球的覆盖面积。部分患者可同时行眼眦悬吊术（眼眦成形术）。暂时睑缘缝合术可解决角膜临时覆盖问题。上下睑边缘麻醉，使用 4-0 丝线水平褥式缝合上下睑缘的皮肤／肌肉及睑缘。为了避免局部皮肤坏死，这种缝合需在两周内拆线。

永久性缘间缝合可提供长期支撑作用。修整皮肤黏膜的上下睑使得两者在结合处具有连续性；分离前后睑板（为了缝合时睑缘可充分外翻），使用可吸收缝线分别缝合上下睑的前后睑板；有人推荐使用 5-0 可吸收线，它可以在术后两周内完全降解（**图 21.5**）。

睑缘缝合术不同程度的缩短了睑裂的水平长度（**图 21.6**），但是由于眼轮匝肌麻痹后增大了睑裂的垂直长度，因此多数患者看起来眼裂并无明显异常。对于行永久性睑缘缝合的患者，将睑缘修剪至睫毛根部可一定程度上避免后期出现倒睫及睑缘不规则。

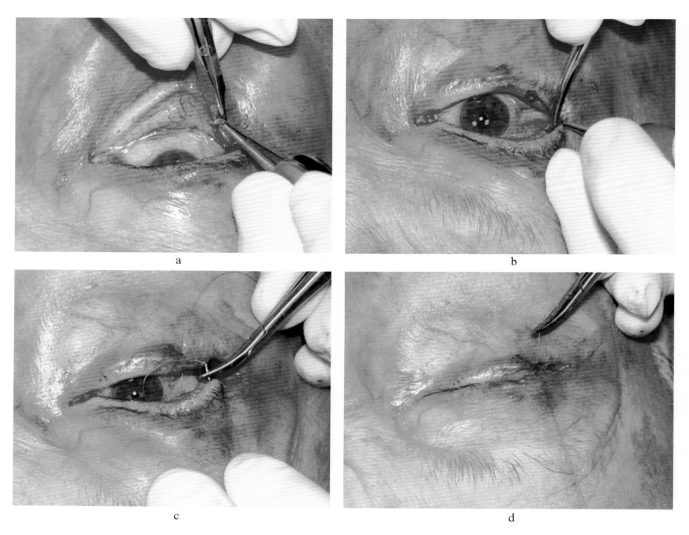

a

b

c

d

图 21.5 （左上）修剪上下眼睑直到睫毛根部。（右上）分离前后睑缘以便于缝合时可外翻。（左下）5-0 可吸收缝合上下睑的前后睑板。（右下）关闭切口

眦成形术

眦成形技术于 1979 年由 Anderson 和 Gordy 提出。局部麻醉外眦及下睑，将外眦切开 7mm ~ 8mm。标准的眦成形术包括：眦分离（分离外眦深方组织），分离前后睑板，修剪皮肤黏膜，分离睑缘下结膜（**图 21.7**）。将睑板和皮肤分离，适度缩短睑板，使用 4-0 微乔将睑板缝合固定于眼眶深测骨膜上。最后缝合外眦（**图 21.8**）。缝合外侧睑缘可加强外眦固定，缩小睑裂，增加角膜覆盖率。

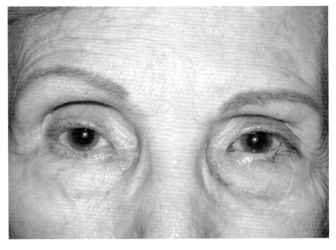

图 21.6　患者左侧睑缘缝合 6mm，两侧睑裂大小差别不大

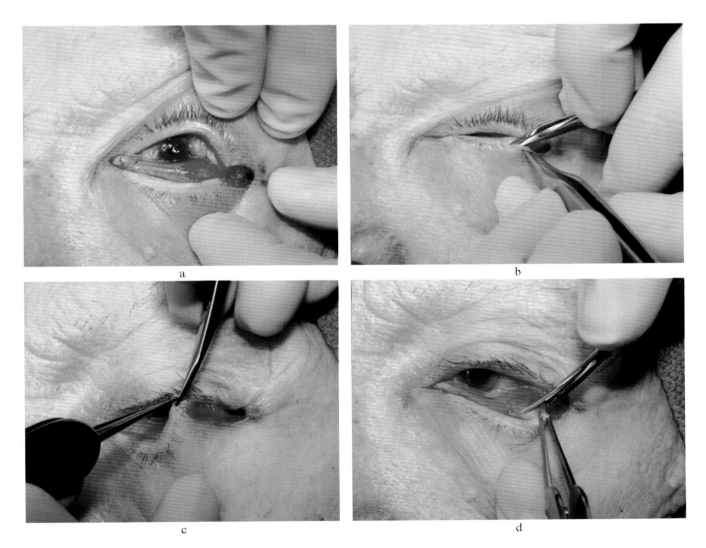

图 21.7 a-d　眦成形术。（**a**）外眦切开；（**b**）分离前后睑板；（**c**）切除皮肤黏膜连接处；（**d**）睑板下切口

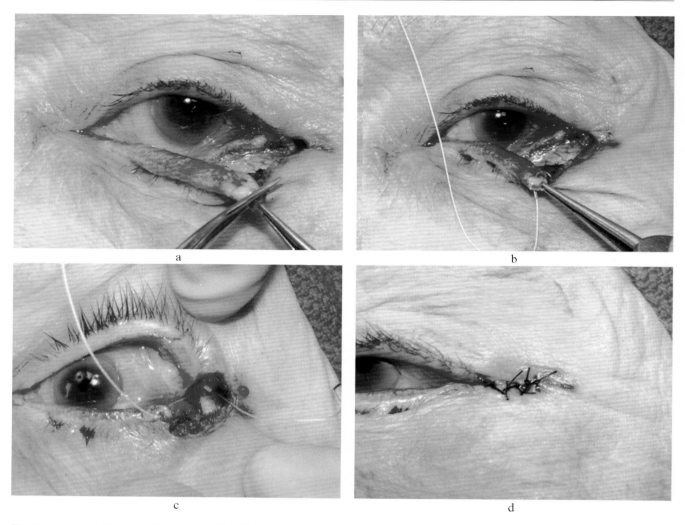

图 21.8 a-d （a）缩短下睑板；（b）4-0 微乔缝合睑板边缘；（c）将睑板缝合固定于眼眶深部骨膜；（d）缝合外眦

面中部肌力降低可使得下睑严重下垂，此时可使用悬吊术。此种病例，作者推荐使用面中部悬吊术，因为这一技术可以不必处理麻痹的眼轮匝肌。悬吊材料可选择同源、自体或异质物，分别将下睑后部悬吊于眼轮匝肌，将下睑前部悬吊于睑缘深侧睑板。这一悬吊技术已被成功应用于一些适合的病例。

金属植入

金属植入适用于治疗由于上睑松弛所致的兔眼现象。金属片的规格范围为 0.6～1.8g，其中 1.4g 金属已被证实效果最佳且并发症最少。植入的金属体自身重量可辅助眼睑闭合。由于部分患者对金属过敏，目

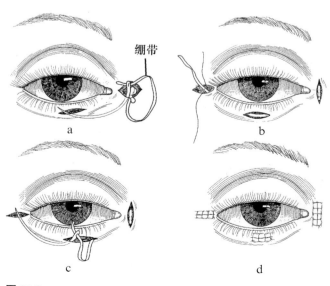

图 21.9

前已有学者使用铂金植入。

作者行金属植入的手术技术和传统无太大差异；为了避免金属片脱出或引起明显面部外观改变，稍微提高了金属片植入上眼睑的位置，为了达到相同的效果，需要相应增加金属片的重量（**图 21.10**）。

局部麻醉眼睑折痕，起开皮肤及眼轮匝肌，分离眶隔，找出上睑提肌腱膜及睑板，将金属片植入于上睑板深部与上睑提肌之间，然后使用 6-0 微乔间断缝合眼轮匝肌覆盖金属植入体（**图 21.11**）。最后，使用 6-0 丝线缝合局部皮肤。

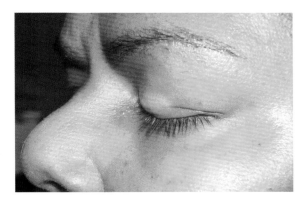

图 21.10　上图患者左侧上睑植入了金属体。在眼睑闭合时，这一植入体显而易见

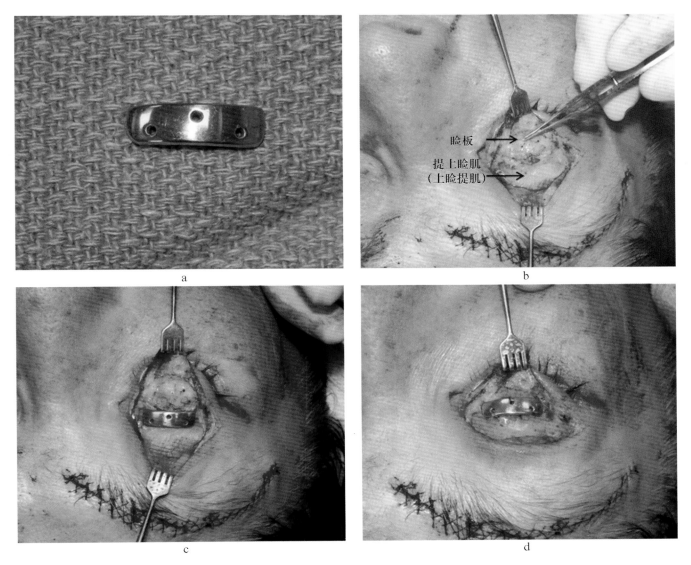

图 21.11 a-d　金属植入手术系列。（a）1.4g 金属植入物；（b）暴露睑板和上睑提肌腱膜；（c）将金属片植入上睑提肌和睑板之间；（d）将金属片缝合固定于睑板和上睑提肌

眼睑弹簧植入

睑弹簧是一种用于植入眼睑的钢丝材料，睑弹簧的张力可使得眼睑闭合更紧密。即使是有经验的临床医生做这一手术，术后并发症发生率也较高。关于这一手术的详细信息，可参照第 22 章或者其他一些文献资料。

■ 结论

仔细全面评估面瘫患者的眼部并发症，并采取有创或无创方法保护角膜是至关重要的。这一章节提出了多种治疗方式。需要强调的是，眼部功能重建及角膜保护是这些治疗的主要目的，同时，尽可能保持局部美观可提高患者术后满意度。

（范欣淼　译　吴海燕　校）

参考文献

1. Seiff SR. Surgical management of seventh nerve paralysis and floppy eyelid syndrome. Curr Opin Ophthalmol 1999;10(4):242–246
2. Collin JR, Leatherbarrow B. Ophthalmic management of seventh nerve palsy. Aust N Z J Ophthalmol 1990;18(3):267–272
3. Demirci H, Frueh BR. Palpebral spring in the management of lagophthalmos and exposure keratopathy secondary to facial nerve palsy. Ophthal Plast Reconstr Surg 2009;25(4):270–275
4. Shovlin JP, Lemke B. Clinical Eyelid Anatomy. In: Bosniak S, ed. Principals and Practice of Ophthalmic Plastic and Reconstructive Surgery. Philadelphia, PA: WB Saunders Co; 1996:261–280
5. McCord CD, Codner MA. Classic Surgical Anatomy. In: McCord CD, Codner MA, eds. Eyelid and Periorbital Surgery. St. Louis, MO: Quality Medical Publishing, Inc.: 2008:3–47
6. Jelks GW, Smith B, Bosniak S. The evaluation and management of the eye in facial palsy. Clin Plast Surg 1979;6(3):397–419
7. Ginsberg LE, De Monte F, Gillenwater AM. Greater superficial petrosal nerve: anatomy and MR findings in perineural tumor spread. AJNR Am J Neuroradiol 1996;17(2):389–393
8. Booth AJ, Murray A, Tyers AG. The direct brow lift: efficacy, complications, and patient satisfaction. Br J Ophthalmol 2004;88(5):688–691
9. Massry GG. Comprehensive Lower Eyelid Rejuvenation. Facial Plast Surg. Scalfani AP, Seigert R, eds. Keller GS ed. 2010;(3):209–221
10. Anderson RL, Gordy DD. The tarsal strip procedure. Arch Ophthalmol 1979;97(11):2192–2196
11. Gilbard SM. Involutional and Paralytic Ectropion. In: Bosniak S, ed. Principals and Practice of Ophthalmic Plastic and Reconstructive Surgery. Philadelphia, PA: WB Saunders Co;1996:222–237
12. Lee V, Currie Z, Collin JRO. Ophthalmic management of facial nerve palsy. Eye (Lond) 2004;18(12):1225–1234
13. Shorr N, Fallor MK. "Madame Butterfly" procedure: combined cheek and lateral canthal suspension procedure for post-blepharoplasty, "round eye," and lower eyelid retraction. Ophthal Plast Reconstr Surg 1985;1(4):229–235
14. Cohen MS, Shorr N. Eyelid reconstruction with hard palate mucosa grafts. Ophthal Plast Reconstr Surg 1992;8(3):183–195
15. Seiff SR, Boerner M, Carter SR. Treatment of facial palsies with external eyelid weights. Am J Ophthalmol 1995;120(5):652–657
16. De Min G, Babighian S, Babighian G, Van Hellemont V. Early management of the paralyzed upper eyelid using a gold implant. Acta Otorhinolaryngol Belg 1995;49(3):269–274
17. Abell KM, Baker RS, Cowen DE, Porter JD. Efficacy of gold weight implants in facial nerve palsy: quantitative alterations in blinking. Vision Res 1998;38(19):3019–3023
18. Harrisberg BP, Singh RP, Croxson GR, Taylor RF, McCluskey PJ. Long-term outcome of gold eyelid weights in patients with facial nerve palsy. Otol Neurotol 2001;22(3):397–400
19. Rofagha S, Seiff SR. Long-term results for the use of gold eyelid load weights in the management of facial paralysis. Plast Reconstr Surg 2010;125(1):142–149
20. Silver AL, Lindsay RW, Cheney ML, Hadlock TA. Thin-profile platinum eyelid weighting: a superior option in the paralyzed eye. Plast Reconstr Surg 2009;123(6):1697–1703
21. McNeill JI, Oh YH. An improved palpebral spring for the management of paralytic lagophthalmos. Ophthalmology 1991;98(5):715–719
22. May M. Gold weight and wire spring implants as alternatives to tarsorrhaphy. Arch Otolaryngol Head Neck Surg 1987;113(6):656–660
23. Levine RE, Shapiro JP. Reanimation of the paralyzed eyelid with the enhanced palpebral spring or the gold weight: modern replacements for tarsorrhaphy. Facial Plast Surg 2000;16(4):325–336
24. Terzis JK, Kyere SA. Experience with the gold weight and palpebral spring in the management of paralytic lagophthalmos. Plast Reconstr Surg 2008;121(3):806–815

第 22 章　功能恢复：加强式上睑弹簧植入术

Robert E. Levine

面瘫的眼部症状是局部和全身功能障碍的主要原因之一。面瘫眼部临床表现为不能眨眼、上眼睑闭合功能障碍及下眼睑位置不正，这些会导致角膜干燥粗糙，进而引发眼部严重不适及瞬间视力丧失（瞬间视力丧失会增加由瘢痕所致的永久视力丧失的发生率）。如果患者需填充眼部润滑剂，会导致或加重患侧视力损失，患者则只能使用健侧眼。单眼会造成立体视消失。就全身功能障碍而言，持续的使用润滑剂、胶带封闭眼睛、单眼视力会导致慢性不适和深度知觉的丧失。患者将不得不终日（甚至有些患者会终生）致力于护理眼睛来保持眼部舒适。

对于暂时性面瘫患者，使用绷带式角膜接触镜、润滑剂、保湿舱、用胶带固定下眼睑、睡眠时用胶带保持眼睛闭合可满足治疗需要。然而，对于长期面瘫的患者（病程大于等于 6 个月）则需要进行手术治疗。下眼睑的定位则需要对眦成形术、支架、索道或及颧骨悬吊术等方法综合考虑。

上眼睑的修复是一个巨大挑战，因而很多医生会倾向于使用眼睑缝合术。眼睑缝合术不会恢复眼部功能，但能对眼部结构形成保护。然而眼睑缝合术会造成外形的损坏，加重面瘫患者的已面临的心理压力。在一些情况下，眼睑缝合术会形成睑裂，失去对眼球的保护作用。小型的侧面眼睑缝合术可以避免使用绷带接触镜，进而减少干眼症及神经性角膜炎的发病率。但此手术同时也缩小了患者的视野。

提高上眼睑闭合度的通常方法为在眼睑中植入黄金或铂植入体。对于轻度面瘫患者，小的加重重量就可以解决问题。对于重度面瘫患者，加重重量过大会影响外观。更重要的是，地心引力可导致患者夜间仰卧不能闭眼。患者夜间仍需要使用胶带把眼睛黏上或者枕高枕头。此外，眼睑重量的增加对提高眨眼的速度没有太多帮助。

由于眼睑缝合术及加重术的局限性，作者倾向于使用眼睑弹性重建术恢复麻痹的上眼睑的功能。根据作者过去四十年所行的 2000 例手术经验，此手术不仅有助于解决眼睑闭合不全问题，对于患者康复也很有帮助。本章主要对眼睑弹性重建术进行阐述。

■ 患者准备

患者行常规眼睑手术术前准备。用巩膜保护壳保护眼球。将 0.5% 丁哌卡因和 2% 利多卡因等量混合，再加入肾上腺素作为麻药，在上眼睑折叠处外部 2/3 局部浸润麻醉。此种麻醉方式会使麻醉剂到达上眼睑睑板中央及眶缘外侧。注射时需小心以避免眼睑结构变形及上睑提肌功能障碍。术前麻醉应使用术中不影响患者意识状态的短效麻醉剂，因术中需要患者端坐在手术台前配合睁眼闭眼。

■ 植入弹簧

确认巩膜保护壳在位，沿眼睑外侧三分之二眼睑折痕处横跨睑缘做横向切口（**图 22.1**）。向下扩大切口暴露睑板。向外上扩大切口暴露眶缘。

22 号钝头中空的腰椎穿刺针从切口中部眼轮匝肌及睑板之间穿过，两端暴露（**图 22.2**）。穿刺部位应在睑板中部之上。穿刺针稍横向向下倾斜。穿刺两端的出口应临近眶缘骨膜。外翻眼睑以免穿刺针不小心穿透睑板。术前蒸汽或低温消毒钢丝弹簧，将其穿过穿刺针中部，抽出穿刺针。

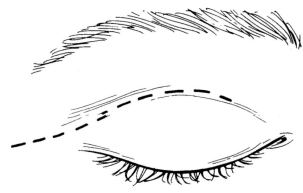

图 22.1 沿眼睑外侧三分之二眼睑折痕处横跨眶缘做横向切口。（引自 Levine RE. Lid reanimation with the palpebral spring. In Tse DT，ed. Color Atlas of Oculoplastic Surgery. 2nd ed. Philadelphia. PA：Lippincott Williams & Wilkins，2011：190-196；使用经许可）

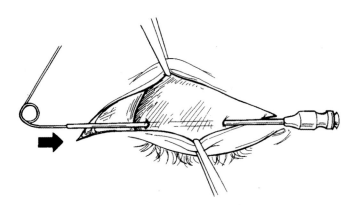

图 22.2 22 号钝头中空的腰椎穿刺针在切口中部穿过眼轮匝肌及睑板之间，两端暴露。（引自 Levine RE. Lid reanimation with the palpebral spring. In Tse DT，ed. Color Atlas of Oculoplastic Surgery. 2nd ed. Philadelphia. PA：Lippincott Williams & Wilkins，2011：190-196；使用经许可）

图 22.3 显示了切口横断面，穿刺针位于睑板中部睑板与眼轮匝肌之间。钢丝弹簧位于睑板表面，但并不对其造成压迫。

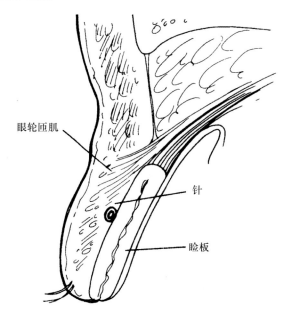

眼轮匝肌

针

睑板

图 22.3 此图显示切口横断面，穿刺针位于睑板中部睑板与眼轮匝肌之间。（引自 Levine RE. Lid reanimation with the palpebral spring. In Tse DT，ed. Color Atlas of Oculoplastic Surgery. 2nd ed. Philadelphia. PA：Lippincott Williams & Wilkins，2011：190-196；使用经许可）

取下巩膜保护壳，在眶缘合适位置固定弹簧支点（**图 22.4**）。此嵌入位置应使弹簧形成完美适合于眼睑轮廓的弧度。用 4-0 的幕丝缝合线将弹簧支点固定于外侧眶缘骨膜处，在骨膜进针处会额外做一小孔。弹簧的下端应终止于凝视时瞳孔线的位置。在末端将线圈塑形，切掉多余的弹簧。线圈应平整紧贴以免留下锐缘。线圈中部用 0.2mm 厚的涤纶罩包裹，此涤纶罩依靠三根 7-0 尼龙线在内部绑在线圈上。在手术或消毒器械之前，明胶海绵压迫涤纶罩形成折痕。术中将折叠的涤纶罩切割成需要的形状。此罩折痕应向下保证其与线圈共同形成的下端表面平整。同样，线圈下臂处应向上。将线圈缝合于涤纶罩紧张处。

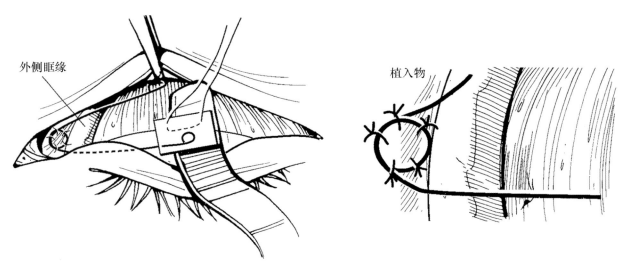

图 22.4　取下巩膜保护壳，在眶缘合适位置固定弹簧支点。此嵌入位置可使弹簧形成完美适合于眼睑轮廓的弧度。（引自 Levine RE. Lid reanimation with the palpebral spring. In Tse DT，ed. Color Atlas of Oculoplastic Surgery. 2nd ed. Philadelphia. PA：Lippincott Williams & Wilkins，2011：190-196；使用经许可）

将被涤纶罩包裹的线圈末端用 7-0 尼龙线固定于睑板处（**图 22.5**）。随着时间的流逝，涤纶罩会与新生的肉芽组织融合，使线圈与睑板的结合更牢固。

线圈的上部应与支点固定处垂直，这样才能使它被挤压在上部的眶缘处。用 4-0 的幕丝线将弹簧上部线圈固定于眶缘下表面骨膜处。在打结之前应在骨膜处额外做一小孔。在缝合时确保支点或弹簧线圈的上部固定于眶缘骨膜表面，向上缝合会更安全。

■ 加强式眼睑弹簧植入术手术步骤

现在我们通常将上睑提肌紧张术同弹簧植入术同时进行，此种术式被称为"加强式眼睑弹簧植入术"。用 5-0 幕丝三根线缝合睑板和上睑提肌。中间

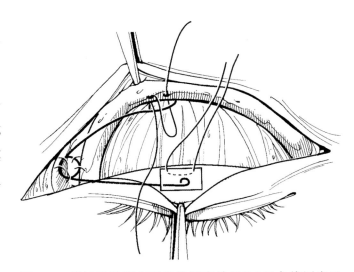

图 22.5　将被涤纶罩包裹的线圈末端用 7-0 尼龙线固定于睑板处。（引自 Levine RE. Lid reanimation with the palpebral spring. In Tse DT，ed. Color Atlas of Oculoplastic Surgery. 2nd ed. Philadelphia. PA：Lippincott Williams & Wilkins，2011：190-196；使用经许可）

的两根缝线需穿过涤纶罩再连接睑板，以便于更好的固定。上睑提肌的缩短可加快眨眼速度，降低假性上睑下垂发生率。同时此种将弹簧固定于上睑提肌的方法可增加弹簧张力。

病人采取坐位，当上部的弹簧线圈被固定后，将上睑提肌缝线系到最紧，然后找到上睑的活动范围。这通常是力的最佳平衡点。若凝视时眼部睁开过大或者眨眼速度过慢，则需要放松缝线。

图 22.6 显示的为加强式眼睑弹簧植入术的手术步骤。用 5-0 平坦的肠线将弹簧缝于深部组织以下，确保弹簧及慕丝线被组织完全覆盖。用 6-0 可吸收肠线或者聚丙烯缝线缝合皮肤和肌肉。

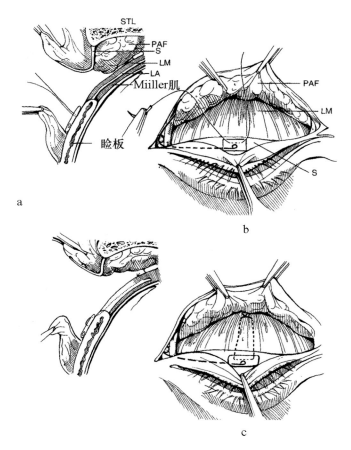

图 22.6 a-c　加强型眼睑弹簧植入术（a）暴露上睑提肌腱膜及其以下肌肉组织，在中部暴露睑板结构，5-0 慕丝线穿过眼睑中部缝合。（b）每条缝线需穿过包裹弹簧的涤纶罩（c）缝线沿肌腱膜与上睑提肌之间穿出。临时打结。如需要，可行侧边缝合，也可在中间部分再次如上增加缝线固定。缝合方式如图所示，外科医生应保证缝合后与睑板相协调。（引自 Levine RE. Lid reanimation with the palpebral spring. In Tse DT，ed. Color Atlas of Oculoplastic Surgery. 2nd ed. Philadelphia. PA：Lippincott Williams & Wilkins，2011：190-196；使用经许可）

■ 术后护理

术中使用静脉抗生素，术后预防性使用口服抗生素 10 天。术中通常也会使用类固醇激素，术后会给予一定量的甲泼尼龙。伤口处用抗生素药膏一日两次涂抹直到伤口完全愈合或缝线完全被吸收或拆线。术后最初 48 小时需用冰袋冷敷上睑。然后用热敷代替冷敷直到上睑完全消肿。

■ 术后弹性恢复

视觉保护
眨眼的功能可让泪液遍布角膜。这防止了角膜在日间干燥。此外，不用胶带粘贴即可闭合眼睛也在夜间起到保护角膜的作用。因为弹簧在任何体位都可以工作，也不需要额外枕高枕头（图 22.7）。

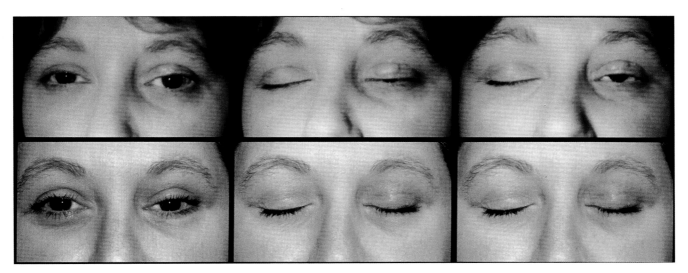

图 22.7　图中上排为病人植入金属重物后，下排为同一个病人取出金属植入体再次行上睑弹簧植入后的效果图。左上为眼；中上为直立闭眼，虽闭合很好，但仍闭合不完全；右上为仰卧闭眼，闭合不佳。左下为睁；中下和右下，不管患者处于直立或仰卧位，弹簧均能使眼睑完全闭合

避免视物模糊

因为其角膜保护功能，可以减少黏性润滑剂的使用。尤其是对于需要整日涂抹眼部药膏的病人，可使用黏度较低的药膏。若泪腺功能正常则不需再使用润滑剂，他们的视力会显著提高。

美容

眼睑弹簧植入术不可能消除所有的假性上睑下垂。反之，当弹簧的向下拉力小于上睑提肌向上的拉力时，会出现正常眼闭合而患眼睁开的现象。当患者上睑提肌肌力减弱时，上睑提肌向上拉力不足以对抗弹簧向下拉力，会出现假性上睑下垂。然而，即便患者患有假性上睑下垂，在外观上也比眼睑缝合术或植入重物要美观的多（植入重物会造成真性眼睑下垂，而植入弹簧只会造成假性上睑下垂）。

增加患侧半面活动度是其可提高外观的另一方面。自然地眨眼可以柔化患侧半面的表情。

增大视野

即使是中度的侧边眼睑缝合术都会在眼睑黏合方向造成巨大的视野缺损。作者回忆起一个汽车修理工人，他想用弹簧植入术代替眼睑缝合术，就是因为他在工作时常常会碰到车库里的设备。

做其他眼部手术成为可能

颅内肿瘤导致的面瘫通常与第五、六颅神经功能障碍有关。根据作者大约 5000 例患者的诊疗经验看来，第五对颅神经功能障碍会导致神经性角膜炎，需要眼睛保持完全闭合状态，即便是在睡眠状态下。重物植入

不能对角膜提供有效的保护，重物植入后出现角膜瘢痕常有发生。而且我们通常也不会对患者行角膜植入术，因为手术后仍会形成角膜瘢痕。行眼睑闭合术患者因不需要佩戴角膜接触镜，可能长期保护神经性角膜炎患者的角膜。

在以上两种情况下，优先行弹簧植入术会满足角膜所需要的保护。它会使角膜移植手术更加方便，同时让角膜移植术成为一种有意义的选择。作者有多名曾经不在角膜移植手术候选人名单上的患者，行弹簧植入术后，成功行角膜移植术。它让因面瘫而失明的患者恢复视力成为可能，同时术后可以长期维持移植角膜的健康完整。

与之类似，对于第六七对颅神经麻痹而导致斜视的患者，因眼部需长期涂抹药膏，通常也不对其行斜视矫正术。因为患者通常认为对于长期涂抹药膏、不能形成实体视觉的眼睛，没有必要对其进行斜视矫正。一旦行弹簧植入术，因其涂抹药膏量减少，则需行斜视矫正术。（事实表明，需先行斜视矫正术，因其对弹簧植入的位置定位更精确）

提升眉毛

一些重度面瘫患者因其下垂的眉毛会加重上睑下垂，可弥补部分眼裂闭合不全。如果抬高眉毛，眼裂闭合不全将加重。因而仅仅抬高眉毛是此类患者的手术禁忌，患者常保持一侧眉毛严重下垂。然而，加入一侧弹簧眼睑可自由闭合，则可安全地将一侧眉毛抬高，此手术通常与弹簧植入术同时进行。

减轻患者心理压力

很明显，整容可提高患者外在形象，增强患者自信心，进而减轻患者心理压力。其暗含着对患者的隐性鼓励，一些患者说："现在我的眼睑可以再次正常工作，我对面部正常工作充满希望，等待面神经恢复功能并不像想象中那么漫长。"虽然眼睑运动是弹簧的作用而不是真正的康复，但患者的感觉总有不理性的成分。作者多次听患者谈及术后感觉就像眼睑真的恢复功能一样。

减轻繁重的日常工作

一些患者需要长期定时涂抹眼药膏及给眼部缠绷带，他们一天中大部分时间都用来护理眼睛。植入弹簧可使眼睑功能恢复，让日常眼部护理更加简单。

恢复正常生活

患者需护理眼睛使其保持舒适，大大减少了对生活其他部分的关注度。例如像洗澡不能让眼睛进水或者外出不让眼睛吹风这样简单的事情对于患者来说都是巨大的挑战。弹簧植入术后日常护理的简化及眼睑闭合能力的提高，都有助于其恢复正常生活（**图 22.8**）。

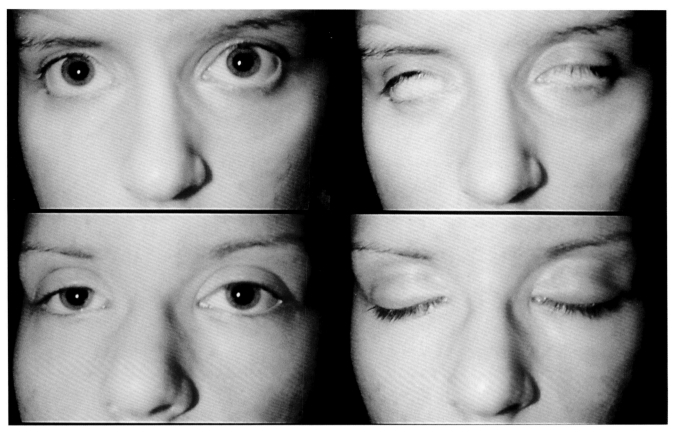

图 22.8　图为一位因双侧听神经瘤（2 型多发性神经纤维瘤）所致双侧面瘫的年轻女性；**左上图**为术前睁眼情况；**右上图**为术前闭眼情况，睑裂闭合不全；**左下图**为双侧眼睑植入弹簧后睁眼情况，双侧眼睑张力降低；**右下图**为双侧眼睑植入弹簧后闭眼情况，双侧眼睑张力降低，眼睑闭合佳。

回归主流生活

综上所述，患者受益良多。随着患者眨眼、闭合能力、外貌、自信心及视野的增加，他们能再次追求兴趣及事业的成功，他们会更关注家人朋友而不是他们自己。一个患贝尔面瘫弹簧植入术恢复眼睑功能患者说：

当我坐在这里给你写信的时候，泪流满面。术后我常常感谢你给我的这份美妙的礼物。首先，我每天都会庆祝眼部功能的恢复。在我洗澡眼睛不进水的时候，我会庆祝。当我能滑雪、骑车、游泳的时候，我会庆祝。当我可以舒适生活，不惧艰难时，我会庆祝。当我能再次开车的时候，我会庆祝。当我的四个孩子可以在我身边舒适的玩耍时，我会庆祝。更重要的是，手术使我变成了一个更有激情更宽容的人。你拯救了我的眼睛，小小的弹簧使我面带笑容。你们的工作使我更加美丽。

■ 总结

金属植入及眼睑闭合术不能达到上述患者来信中的效果，因为它们不能像弹簧那样进行功能恢复。外科大夫不应因惧怕弹簧植入术的术后并发症及相关问题而拒绝行弹簧植入术。患者需进行良好的内科治疗。对于眼神经麻痹和面瘫患者，加强式弹簧植入术是最好的治疗方式。

（王艺贝　译　吴海燕　校）

推荐读物

1. Levine RE. Eyelid reanimation. Facial Plast Surg 1992;8(2): 121–126
2. May M, Levine RE, Patel BCK, Anderson RL. Eye reanimation techniques. In: May M, Schaitkins BM, eds. The Facial Nerve. May's second edition. New York: Thieme-Stratton Inc.; 2000:677–774
3. Levine RE, Shapiro JP. Reanimation of the paralyzed eyelid with the enhanced palpebral spring or the gold weight: modern replacements for tarsorrhaphy. Facial Plast Surg 2000;16(4): 325–336
4. Levine RE. Eyelid reanimation. In: Brackrmann DE, Shelton C, Arriaga A, eds. Otologic Surgery, 3rd ed. Philadelphia: W.B. Saunders; 2009

第 23 章　面神经修复

Douglas K.Henstrom

Tessa A.Hadlock

很多临床状况都会导致永久性或者不可逆性面瘫。造成永久性面瘫的例子包括：牺牲面神经脑干端或近脑干端而无法进行神经移植或移植困难，严重颞骨创伤（如爆炸伤）导致的神经无法辨识以及恶性神经肿瘤侵袭到近端面神经而无法进行移植者。此外，由于面神经再生潜力无法预知，很多临床情况都会导致长期或不可逆性面瘫，通常晚期会伴有肌肉萎缩。这些临床情况包括颅底手术后密切随访过程中神经功能减弱但解剖结构完整以及在颞骨内进行神经移植的例子。这些情况有时康复效果不错，但需要 18 至 24 个月。如果超过该时间窗，则康复效果较差，而面部肌肉也不再持续性接受神经支配。本章的主要内容与永久性及不可逆转的面瘫有关。

■ 神经损伤、修复及移植

神经损伤分级

神经损伤是通过在显微解剖中组织中断的程度进行分级的。根据桑德兰（Sunderland）分级，[1]一级损伤神经没有中断，只有暂时的细胞膜钠离子通道功能障碍，导致神经无法传递冲动；二级损伤时尽管轴突已经断裂，但神经内部的通道未断，神经再生时几乎没有轴突错位。三级损伤神经束膜完整，但神经鞘被破坏。这种类型损伤恢复需要数月，联带运动且无可避免。四级损伤会导致神经束膜中断但未破坏神经外膜，通常恢复较差。五级损伤指整个神经完全中断，包括神经外膜。

神经修复

当面神经断裂时，首先要通过一期修复或者自体神经移植技术来尝试重建面神经核与面神经断端的连续性。通常情况下前者比后者面神经功能恢复效果较好。[2]尽管有时显微手术可放大，但也很难分辨颞骨内面神经完全中断还是神经部分受损。在这种情况下，彻底暴露面神经损伤处是十分必要的，且有文献支持面神经损伤达到 50% 以上时进行修复。颞骨内面神经修复可借助乳突切除术磨除神经周围骨质，进行面神经移位，并于垂直段远端进行缝合。面神经水平段不适合缝合修复，其受累可使用纤维蛋白胶黏合。而为了减少纤维化，无张力的面神经断端吻合是十分重要的。当面神经损失 17mm 或更短时，可进行一期神经吻合修复术，通过移位颞骨内面神经使长度延长从而使面神经无张力吻合。[3]时间也是很重要的，无论面神经损伤部位在哪，所有修复均应在伤后 72 小时内进行，在此期间面神经远端仍有电刺激。同时，术中可使用显微镜对面神经进行评估、清创，并去除神经断端的坏死组织，神经鞘膜可进行无张力吻合。虽然在面神经腮腺丛远端，面神经纤维管束间的修复在理论上是可行的，但由于人体面神经缺乏足够的可辨识的定位标志从而使这种修复方式无法在临床上应用。[4]

神经移植

在面神经损伤或牺牲后，如果无张力神经吻合不可行，可使用供体感觉神经接入近端和远端的面神经断端之间进行自体移植。在面神经重建时，最常见的神经移植供体来自耳大神经、腓肠神经或前臂内侧皮神经（图 23.1）。对于 6cm 以内的移植，耳大神经是最理想的。麻醉可同时支持同侧耳廓进行手术，而耳大神经的直径和长度使它成为移植的理想供体。如果邻近有恶性神经肿瘤存在，则禁忌使用耳大神经移植，这种情况下小腿或前臂内侧皮神经则是首选。

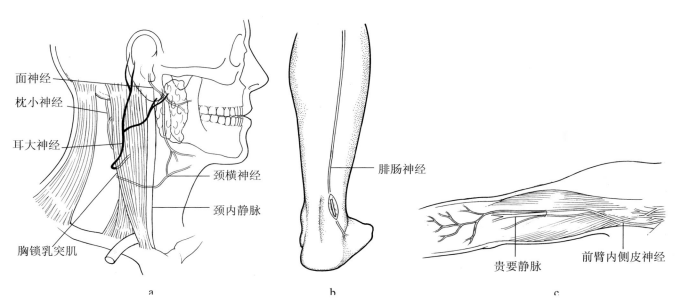

图 23.1 a-c　面神经重建常用的移植供体神经。（a）耳大神经；（b）腓肠神经；（c）前臂内侧皮神经

腓肠神经通过一个邻近脚踝的切口取出。虽然获取腓肠神经通过开放式的手术方式，但随后技术改良使切口变得更短。[5,6]受欢迎的神经剥离技术可通过两个小切口来获取一定长度的神经。而现在利用内镜，单个或两个腿上的小切口即可获取腓肠神经。与以前的技术相比，能够有效地缩短手术时间和显著减少切口长度使它成为面部修复外科医生合理的选择（图 23.2）。尽管获取腓肠神经造成足背外侧感觉减退的情况较少见，但患者也应该有合理的期待，20%～30% 的病人也许会经历中等程度的神经痛，有时甚至持续数年。[7]腓肠神经可以用于长达 30cm 的神经移植。

对于从主干到周围分支的整体面神经重建来说，前臂内侧皮神经是最合适的。它至少有四个可依赖的分支，并有足够的长度进行整个面神经的移植，即使在腮腺前缘的面神经远端残余部分（图 23.3）。

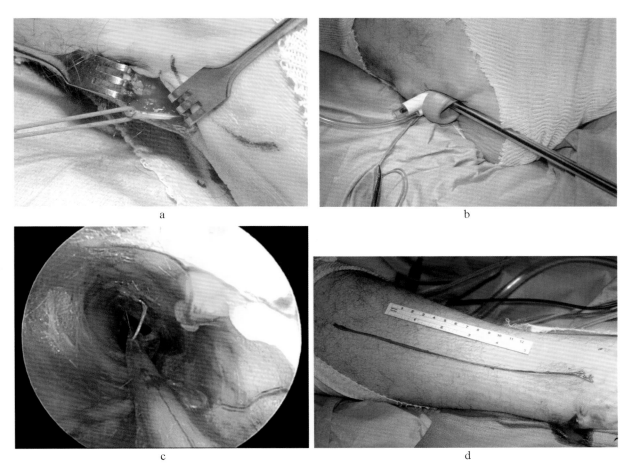

图 23.2 a-d　内镜下腓肠神经取出术技巧。(**a**) 定位脚踝部腓肠神经;(**b**) 内镜引导下作短横切口;(**c**) 内镜下分离腓肠神经;(**d**) 在单一切口取出神经

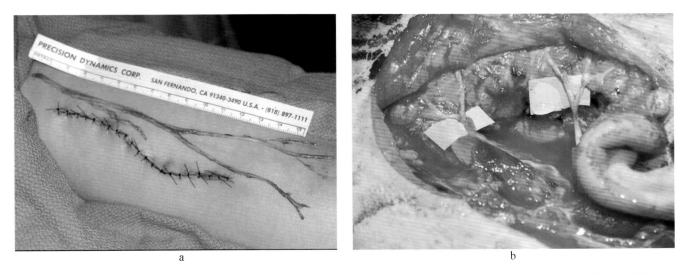

图 23.3 a，b　前臂内侧皮神经及其分支。(**a**) 神经获取;(**b**) 黏液表皮样癌行腮腺全切后，移植前臂内侧皮神经及其分支进行面神经重建

　　一期面神经修复与面神经移植的原则是相似的。无论是否需要进行后期的放疗，修复均需在面神经损伤或牺牲 72 小时内进行。在这个时间窗内，远端面神经仍然有电刺激，辨识起来更容易。细致的清创与精细的显微技术对于良好的神经再生是非常重要的。一般情况下神经移植的结果大都令人满意。[8] 但是很多因素也可能会导致坏的结果，比如伤口裂开、感染或结合张力过大等。在大多数情况下，面部肌肉运动在 6 到 12 个月内可出现恢复，而一般情况下 1~3 年内能继续改善。

　　对于神经吻合最好的方法仍然存在争议，因为它对一期修复和移植修复都适用。有人将神经外膜修复与神经束修复进行对比，[9] 没有研究能够明确证明基于神经束的面神经修复能够改善神经再生的结果。因此，鉴于其相对简单，目前使用的方式是进行神经外膜缝合修复。[10] 近来，关于应用纤维胶来进行神经吻合的研究报道越来越多，结果令人鼓舞。这个方法似乎很有希望替代或有助于神经吻合，因为它能够减少局部炎症反应，充当一个密封胶（而不是一个屏障），通过实验证明它能够改善轴突再生和纤维对接。[11,12]

　　虽然神经修复、神经移植以及神经替代术都用来向面部肌肉组织传递神经输入信号，但通常会发生神经错位再生。因此，错误的轴突信号传递到不恰当的靶肌从而导致了整体运动和联带运动。尽管神经重建通常能够有效地恢复面部正常状态，但精细控制面部不同区域的肌肉是很少能够实现的。**图 23.4** 可以看出患者使用前臂内侧皮神经移植代替自面神经乳突段四个周围分支后静息状态下面部表情恢复良好，但有明显伴有眼球运动的面中部"联带运动"以及伴有微笑的眼部"联带运动"。

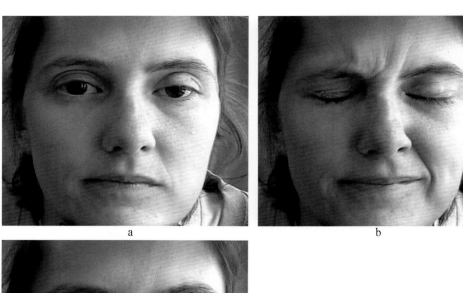

a

b

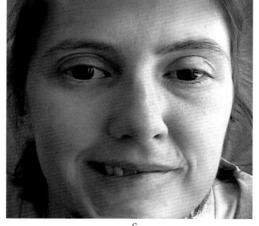

c

图 23.4 a-c　神经移植后轴突错位的病例，患者 12 个月前用前臂内侧皮神经行面神经重建。（a）休息静态时；（b）主动闭眼时，可以看出不自主的面中部运动；（c）自主微笑，可以看出眼睑靠近

■ 神经跨接手术技巧

神经跨接技术，又称为神经替代技术，指通过移植的运动神经而不是原来的面神经来向远端面神经和面部肌肉组织传递神经输入信号。它一般适用于两种情况，第一种是当近端面神经残余部分不可用而远端面神经和面肌功能却存在的时候，这出现在颅底肿瘤切除术牺牲脑干段或近脑干段面神经时，在这个位置是无法进行神经吻合的。第二种情况发生在颅底手术、颅内损伤或外伤性面瘫后，面神经在解剖结构上完整但 12 个月后面神经功能恢复却不令人满意。面神经功能恢复欠佳、电生理学指标提示缺乏再生潜力，以及在 12 个月内出现纤颤电位均表明出现了持续的，完全的去神经化。这表明面神经近端残余部分没有足够的再生潜力，因此在出现不可逆转的萎缩和纤维化之前，以替代的近端轴突输入信号传到远端面神经和面部肌肉组织。

面神经 – 舌下神经吻合术

舌下神经经常用来移植替代远端面神经。邻近颞骨外面神经、有髓运动神经元轴突密集，一侧舌功能减弱易令人接受从而使它成为了一个合适的选择。[13,14] 在经典的面神经 - 舌下神经吻合术中，需要切断取出整个舌下神经，并向上与面神经残余部分直接进行神经缝合（**图 23.5a**）。以下是几种改良术式（**图 23.5a-d**），包括分离部分舌下神经 - 面神经吻合术，[15] 将 30% 宽度的舌下神经从舌下神经主干分离开来约几厘米，这对面神经在更低的位置进行分离也更安全。然而，考虑到不像神经起源处神经纤维是平行的，神经内纤维纵横交织，将 30% 舌下神经从主干分离开来几厘米则会分离更多的轴突。这种发现导致进一步改良，也就是面 - 舌下神经跳跃式移植，它可以通过避免分离一段较长的舌下神经主干来降低舌功能受累发生率，并可实现面神经与供体神经移植端侧吻合（多为耳大神经），另一端可以与面神经远端缝合（**图 23.5c**）。[16]

当颞骨内面神经第二膝能够松动且可以从下面暴露时，切除乳突尖可以使面神经与舌下神经直接吻合而不需要进行移植（**图 23.5d**）。[17] 尽管在理论上避免移植可以通过减少神经缝合来提供再生的优势，但临床应用例数极少，使得结果比较起来没有意义。

面神经 - 舌下神经吻合术另一个潜在的用处是用部分舌下 - 面神经移植来治疗面神经功能在某一区域的缺陷，例如下颌缘支[18]和潜在的眼轮匝肌。

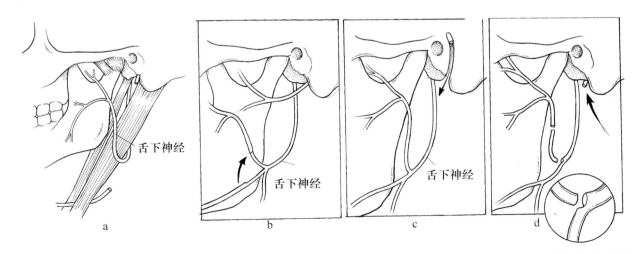

图 23.5 a-d　面神经 - 舌下神经吻合术。（**a**）经典面神经 - 舌下神经吻合术，用整个横断的舌下神经进行吻合；（**b**）改良面神经 - 舌下神经吻合术，用分离出来 40% 的舌下神经在更低位置与面神经吻合；（**c**）改良面神经 - 舌下神经跳跃式移植吻合术，从舌下神经开口处近端植入移植神经来延长轴突；（**d**）暴露游离出乳突部面神经并与颈部舌下神经吻合

手术技巧

面神经 - 舌下神经手术采用的是改良的布莱尔（Blair）腮腺切口。面神经主干及腮腺丛可通过标准的面神经标志来辨识，比如耳屏切迹，鼓乳裂等。舌下神经在它的升段，位于二腹肌的后腹深面，与颈内静脉内表面伴行。神经向前移行，直至越过舌下神经降部的起点。切断舌下神经，向上暴露并与面神经吻合。在茎乳孔处横断面神经，和远端主干向下暴露与舌下神经用 10-0 的尼龙线缝合神经外膜五到七针。

在跳跃式移植吻合手术（或者叫端侧吻合手术）中，一旦能够暴露获取耳大神经，或者松解颞骨面神经近端，在第二膝处断开，通过切除乳突尖来移位至颈部。面神经可以通过从腮腺组织中解剖至超过分叉处以进一步游离松解。端侧神经吻合缝合需要去除一段舌下神经外膜，切开一个能够使切断的轴突暴露并可进入舌下神经宽度达 30% 的开口，受体神经缺口与供体神经近端切面进行显微缝合。

结果、缺点及禁忌

通过面神经 - 舌下神经吻合，超过 90% 的病人都能够有好的静息面部状态。当恢复较为理想时，能够获得自主面部运动和舌运动。通常面神经功能恢复期于在 6 ~ 24 个月内，部分报道的病例高达 5 年。从原来的去神经支配到后来的移植均对结果有重要影响，而结果也是不尽相同的。[19] 现在达成的共识是神经移植术在损伤后两年内进行，否则随着神经肌肉纤维化和萎缩，面部状态和运动将会持续加重。

面神经 - 舌下神经吻合术有两个最重要的缺点，即面部整体运动和舌功能障碍，很多病人都经历过，多达 25% 的病人被归类为"严重"。发音不清晰和咀嚼困难是最普遍的。而改良方法只能解决以上两个问题中的一个。此外，眼部的肉毒素注射和物理疗法已被证明对临床明显的整体运动患者有效。[20] 这个手术对于其他颅神经病变（如神经纤维瘤 II 型）或同侧第 X 脑神经功能缺陷的患者是禁忌，因为 X ~ XII 神经功能共同受损可能导致严重的吞咽功能障碍。

面神经 – 面神经跨面神经移植

面神经移植的另一个潜在的轴突选择是对侧面神经，[21] 这分别由 Scaramella、Tobias[22] 和 Smith[23] 在 1973 年及 1972 年分别报道，它的主要特点是面神经功能恢复是自发性的（不自主眨眼），同时可以产生带情感的面部表情（带情感的微笑），但是这也需要物理治疗以及神经肌肉锻炼。跨面神经移植后会在远端形成树枝状分支，因此可以牺牲几个分支，但这对健侧并无不利影响。舌下神经比供体神经分支包含更多运动性轴突，导致大多数外科医生认为舌下神经提供的运动能力明显优越。用对侧面神经来进行面部肌肉组织康复在很大程度上已经被跨面神经移植联合自由肌肉转移所代替。

技巧

耳前切口进行标记，肾上腺素局部麻醉浸润皮下组织。在腮腺咬肌筋膜表面的浅表肌肉腱膜下直接掀起皮瓣。用剪刀精细解剖腮腺前缘，识别出腮腺的面神经分支。通过双极神经刺激器定位面神经的多个分支。在面中部，面神经分支呈树枝状，切断一两支也不会使健侧面神经功能减弱。尽管目前已经有报道供体侧运动功能减弱,[25] 但在作者随访的 90 例患者中,只有 1 例表现出健侧微笑时的细微变化。

一旦选择分支后,进行神经移植(通常是反向的腓肠神经)到达对侧耳前区域。显微镜下用 10-0 尼龙缝线和或纤维蛋白胶进行无张力对合。通常轴突需要 6 个月进行延长再生来支配运动。

结果、缺点和禁忌

跨面神经移植的结果是不尽相同的。Sminth[23] 报道了 3 例患者使用两阶段技术进行腓肠神经与供体颊和颧支吻合在对称方面有所提高。Scaramella[21] 对 11 例患者行一期跨面神经移植的长期随访,发现 5 例面部状态恢复良好,3 例无明显变化,不过他认为有 2 例是失败的。Anderl[26] 报道了 15 例患者进行跨面神经移植,每个患者用了四种移植来恢复各自区域,得出超过 50% 的结果都是令人满意的。他还强调了时间的重要性,早期神经移植会有更好的结果。Baker and Conley[27] 在更低的分叉点获取供体神经,使它与腓肠神经以及整个受体面神经的横截面相吻合。他们报道了 10 例患者,其中 6 例有改善,剩下的人没有明显改善。Galli 等[28] 报道 5 例患者进行定位和跨面神经移植后效果良好。[29]

在神经移植跨接或移植中,在出现无法恢复的萎缩或纤维化之前,面部肌肉组织多长时间能够接受神经移植仍存在争议。[30-32] Terzis 等建议神经移植可于 6 个月之内即去神经支配之前进行。[32] Terzis 等表明供体轴突对最终的结果有很大的影响。[33]

跨面神经移植主要的难点在于结果是不一致的。有些作者报道恢复效果良好,但许多其他人发现结果却并不让人满意。与其他相关的康复方式相比,就单纯的面部,而不是整个对侧面神经的康复而言,跨面神经移植是最有用的。最近有研究证明跨面神经移植对于颚边缘瘫痪也是有效的。[34]

其他神经移植技巧

在历史上,其他颅神经也被用来与面神经远端残余部分吻合。副神经[35,36]、舌咽神经和三叉神经[37] 都是潜在的供体神经,尽管都没有获得一致认可。使用它们作为供体所造成其他功能受累的发病率和手术中神经暴露的难度远远超过面神经 - 舌下神经吻合和跨面神经移植。利用神经分支,例如副神经的胸锁乳突肌分支,[35] 将会降低供体神经所造成疾病的发病率,从而潜在地提高了技术的使用情况。然而,在神经移植效果欠佳的情况下,使用三叉神经的咬肌分支将会抑制其本身驱动形成微笑的功能,所以需要认真考虑牺牲的价值。

■ 相关手术

即使面神经修复有良好效果,移植或者神经替代技术从来不会使面神经功能完全恢复正常。为了神经再生后外观及功能得到改善,需要一种或多种方式,也有很多其他方式来改善最终的效果。有人建议用流程图来防止忽视对完全性面瘫功能恢复有利的其他方式(**图 23.6**)。[38] 在这些有用的方式中,鼻唇沟修正(**图 23.7**)、鼻阈矫正(**图 23.8**)、唇不对称矫正(**图 23.9**)、对高张力的颈阔肌使用去神经法或者颈阔肌切除(**图 23.10**)都被证明是有效的。对眼睑进行重建方式也十分重要,将在第 21 和 22 章被描述。

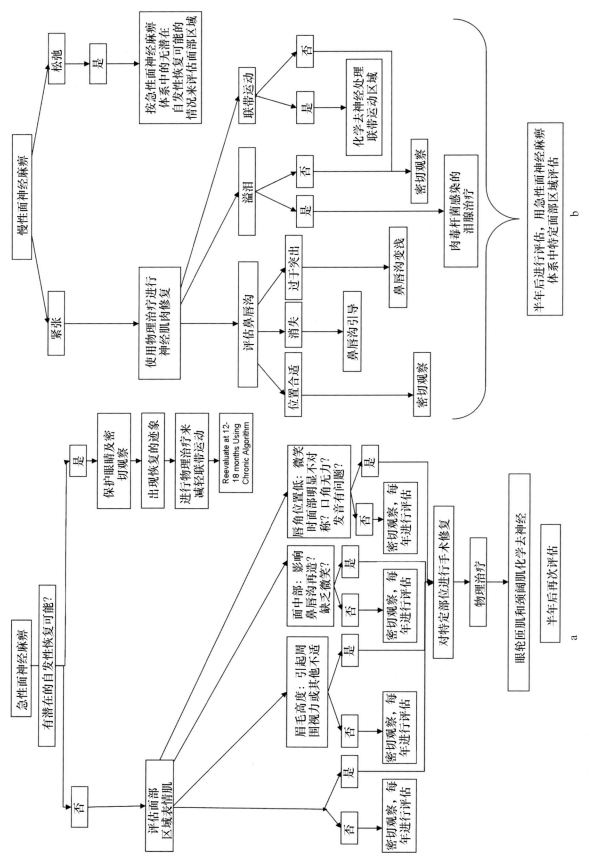

图 23.6a, b　面神经瘫痪的处理建议，包括急性面神经瘫痪和慢性面神经瘫痪（引自 Hadlock TA, Cheney ML. Facial reanimation. In: Urken ML, ed. Multidisciplinary Head and Neck Reconstruction: A Defect-Oriented Approach. Philadelphia, PA: Upplnmtt Williams & Wilkins; 2010: 435-454；使用经许可）

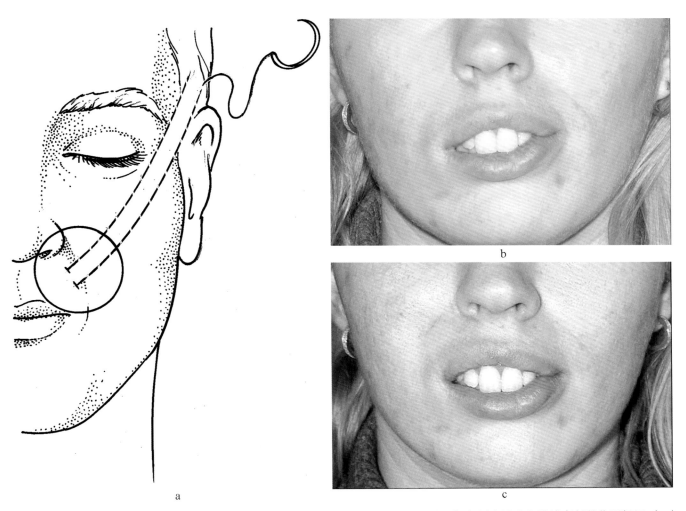

a

b

c

图 23.7 a-f　鼻唇沟修正的改良方式。(a) 介绍鼻唇沟修正的技巧。图中所示的是左侧鼻唇沟消失和缝线穿行的位置标记；(b) 术前照片。在静力悬吊之前，消除右侧鼻唇沟；(c) 术后照片

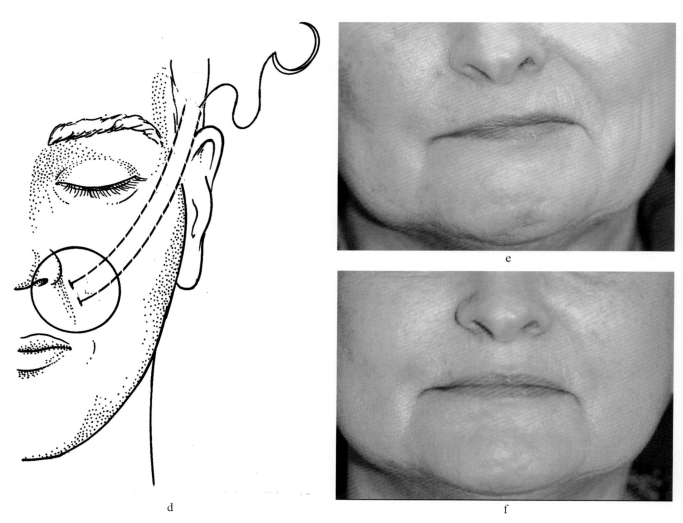

图 23.7 a-f （接上页）（d）消除过深的鼻唇沟的技巧。图中所示面中部张力过大和鼻唇沟过深。注意如果进行面中部，悬吊缝合通道的切口位于鼻唇沟侧面。（e）术后照片。在静力悬吊之前，左侧鼻唇沟过深；（f）术后照片（图 23.7b-f 引自 HadlockTA，Cheney ML 的面部修复 . UrkenML，ed. Multidisciplinary Head and Neck Reconstruction：ADefect-oriented Approach. Philadelphia，PA：Uppincott Williams ＆Wilkins；201 0：435-454 ；使用经许可 ）

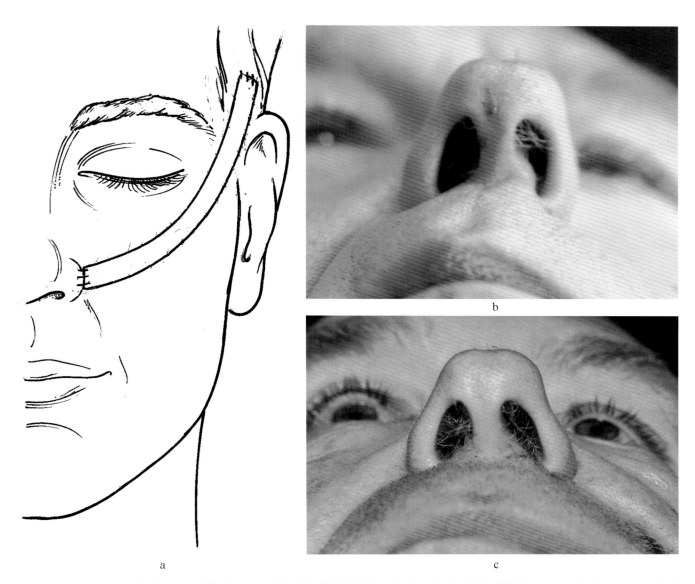

a

b

c

图 23.8 a-c 眼睑下垂筋膜悬吊术自鼻翼底部至颧骨进行外鼻阈修复。(a) 图中所示为筋膜的位置；(b) 术前照片；(c) 术后照片。(图 23.8b，c 引自 HadlockTA，Cheney ML 的面部修复 . UrkenML，ed. Multidisciplinary Head and Neck Reconstruction：A Defect-oriented Approach. Philadelphia，PA：Uppincott Williams & Wilkins；2010：435-454；使用经许可)

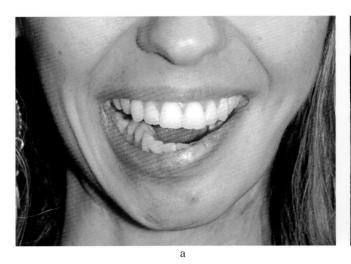
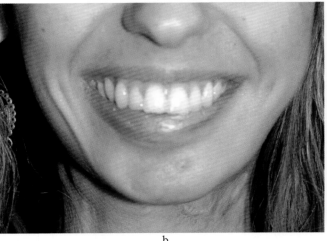

图 23.9 a，b　对侧化学去神经法降低上唇的影响。（a）治疗前；（b）治疗后（引自 HadlockTA，Cheney ML 的面部修复．UrkenML，ed. Multidisciplinary Head and Neck Reconstruction：A Defect-oriented Approach. Philadelphia，PA：Uppincott Williams &Wilkins；201 0：435-454；使用经许可）

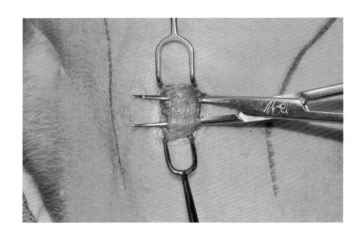

图 23.10　颈阔肌切除时，通过手术切口进行分离前传递增生的颈阔肌后部（引自 HadlockTA，Cheney ML 的面部修复．UrkenML，ed. Multidisciplinary Head and Neck Reconstruction：A Defect-oriented Approach. Philadelphia，PA：Uppincott Williams &Wilkins；2010：435-454；使用经许可）

■ 总结

　　面瘫有损人的容貌，也能影响人的精神，它是由很多临床情况造成的。本章提出了一个系统的神经修复方法，伴随一系列其他方式来改善神经修复技术应用后的临床效果。通过包括神经科医生、面部整形外科医生，头颈外科医生，耳外科医生以及物理治疗师的多学科协同合作，以求达到最好的结果。

（刘　强　译　陈晓巍　校）

参考文献

1. Sunderland S. Axon Degeneration. Nerve Injuries and Their Repair. New York: Churchill Livingstone; 1991:82–83.
2. Millesi H. Nerve suture and grafting to restore the extratemporal facial nerve. Clin Plast Surg 1979;6(3):333–341
3. Yarbrough WG, Brownlee RE, Pillsbury HC. Primary anastomosis of extensive facial nerve defects: an anatomic study. Am J Otol 1993;14(3):238–246
4. Anderson RG. Facial nerve disorders and surgery. Select Read

Plast Surg 1994;7(20):4

5. Chang DW. Minimal incision technique for sural nerve graft harvest: experience with 61 patients. J Reconstr Microsurg 2002;18(8):671–676

6. Hadlock TA, Cheney ML. Single-incision endoscopic sural nerve harvest for cross face nerve grafting. J Reconstr Microsurg 2008;24(7):519–523

7. IJpma FF, Nicolai JP, Meek MF. Sural nerve donor-site morbidity: thirty-four years of follow-up. Ann Plast Surg 2006;57(4): 391–395

8. Spector JG, Lee P, Peterein J, Roufa D. Facial nerve regeneration through autologous nerve grafts: a clinical and experimental study. Laryngoscope 1991;101(5):537–554

9. Levinthal R, Brown WJ, Rand RW. Comparison of fascicular, interfascicular and epineural suture techniques in the repair of simple nerve lacerations. J Neurosurg 1977;47(5):744–750

10. Cheney MMC, McKenna M. Rehabilitation of the paralyzed face. In: Cheney M, ed. Facial Surgery, Plastic and Reconstructive. Baltimore: Williams and Wilkins; 1997:655–694.

11. Ornelas L, Padilla L, Di Silvio M, et al. Fibrin glue: an alternative technique for nerve coaptation—Part I. Wave amplitude, conduction velocity, and plantar-length factors. J Reconstr Microsurg 2006;22(2):119–122

12. Ornelas L, Padilla L, Di Silvio M, et al. Fibrin glue: an alternative technique for nerve coaptation—Part II. Nerve regeneration and histomorphometric assessment. J Reconstr Microsurg 2006;22(2):123–128

13. Conley J. Hypoglossal crossover–122 cases. Trans Sect Otolaryngol Am Acad Ophthalmol Otolaryngol 1977;84(4 Pt 1):ORL-763–ORL-768

14. Gavron JP, Clemis JD. Hypoglossal-facial nerve anastomosis: a review of forty cases caused by facial nerve injuries in the posterior fossa. Laryngoscope 1984;94(11 Pt 1):1447–1450

15. Conley J, Baker DC. Hypoglossal-facial nerve anastomosis for reinnervation of the paralyzed face. Plast Reconstr Surg 1979; 63(1):63–72

16. May M. Nerve Substitution Techniques. In: May M, Schaitkin B, eds. The Facial Nerve. New York: Thieme Publishers; 1999: 611–633.

17. Atlas MD, Lowinger DS. A new technique for hypoglossal-facial nerve repair. Laryngoscope 1997;107(7):984–991

18. Terzis JK, Tzafetta K. Outcomes of mini-hypoglossal nerve transfer and direct muscle neurotization for restoration of lower lip function in facial palsy. Plast Reconstr Surg 2009;124(6):1891–1904

19. Yetiser S, Karapinar U. Hypoglossal-facial nerve anastomosis: a meta-analytic study. Ann Otol Rhinol Laryngol 2007;116(7): 542–549

20. Mehta RP, Hadlock TA. Botulinum toxin and quality of life in patients with facial paralysis. Arch Facial Plast Surg 2008;10(2): 84–87

21. Scaramella LF. Cross-face facial nerve anastomosis: historical notes. Ear Nose Throat J 1996;75(6):343, 347–352, 354

22. Scaramella LF, Tobias E. Facial nerve anastomosis. Laryngoscope 1973;83(11):1834–1840

23. Smith JW. Advances in facial nerve repair. Surg Clin North Am 1972;52(5):1287–1306

24. Glickman LT, Simpson R. Cross-facial nerve grafting for facial reanimation: effect on normal hemiface motion. J Reconstr Microsurg 12:99, 1996. J Reconstr Microsurg 1996;12(3):201–202

25. Cooper TM, McMahon B, Lex C, Lenert JJ, Johnson PC. Cross-facial nerve grafting for facial reanimation: effect on normal hemiface motion. J Reconstr Microsurg 1996;12(2):99–103

26. Anderl H. Cross-face nerve transplantation in facial palsy. Proc R Soc Med 1976;69(10):781–783

27. Baker DC, Conley J. Facial nerve grafting: a thirty year retrospective review. Clin Plast Surg 1979;6(3):343–360

28. Galli SK, Valauri F, Komisar A. Facial reanimation by cross-facial nerve grafting: report of five cases. Ear Nose Throat J 2002;81(1):25–29

29. Lee EI, Hurvitz KA, Evans GR, Wirth GA. Cross-facial nerve graft: past and present. J Plast Reconstr Aesthet Surg 2008;61(3): 250–256

30. Aydin MA, Mackinnon SE, Gu XM, Kobayashi J, Kuzon WM Jr. Force deficits in skeletal muscle after delayed reinnervation. Plast Reconstr Surg 2004;113(6):1712–1718

31. Kobayashi J, Mackinnon SE, Watanabe O, et al. The effect of duration of muscle denervation on functional recovery in the rat model. Muscle Nerve 1997;20(7):858–866

32. Terzis JK, Konofaos P. Nerve transfers in facial palsy. Facial Plast Surg 2008;24(2):177–193

33. Terzis JK, Wang W, Zhao Y. Effect of axonal load on the functional and aesthetic outcomes of the cross-facial nerve graft procedure for facial reanimation. Plast Reconstr Surg 2009;124(5): 1499–1512

34. Terzis JK, Kalantarian B. Microsurgical strategies in 74 patients for restoration of dynamic depressor muscle mechanism: a neglected target in facial reanimation. Plast Reconstr Surg 2000; 105(6):1917–1931, discussion 1932–1934

35. Griebie MS, Huff JS. Selective role of partial XI-VII anastomosis in facial reanimation. Laryngoscope 1998;108(11 Pt 1):1664–1668

36. Poe DS, Scher N, Panje WR. Facial reanimation by XI-VII anastomosis without shoulder paralysis. Laryngoscope 1989;99(10 Pt 1): 1040–1047

37. Frydman WL, Heffez LB, Jordan SL, Jacob A. Facial muscle reanimation using the trigeminal motor nerve: an experimental study in the rabbit. J Oral Maxillofac Surg 1990;48(12): 1294–1304

38. Hadlock TA, Greenfield LJ, Wernick-Robinson M, Cheney ML. Multimodality approach to management of the paralyzed face. Laryngoscope 2006;116(8):1385–1389

第 24 章　下面部面瘫的修复

Babak Azizzadeh

kimberly J. Lee

面神经的部分或所有分支受损引起的面瘫，影响患者面部的美观和功能，因而严重影响患者的生活质量。此外，许多部分面神经麻痹的患者会并发面部肌肉的联带运动，使面瘫患者的治疗更加复杂化。

面瘫治疗的目标是获得静态下的对称、动态的协调运动以及相应的眼睑闭合功能。这章主要阐述下面部面瘫静态和动态恢复的保守治疗和手术治疗。

■ 面神经手术的发展史

1821 年，Charles Bell 在明确了面神经以及面神经支配的相应的面部表情肌后第一次提出了面神经手术的构想。[1] 既往面瘫的治疗主要是外用药膏、口服药物以及电疗等。[2] 1879 年，Drobnick 第一次完成了将副神经吻合到面神经的神经移植。[3] 20 世纪初期，Manasse 和 Korte 以舌下神经替代副神经完成了面神经吻合术；[4,5] 在同一时期，Stacke 切除面神经的一部分并将两断端相互吻合。[6]

1927 年，Bunnell 首次完成了颞骨内的面神经移植手术；[7] 此外，Lathrop 和 Myers 证明了面神经可以再生并且面神经在重建之后面部运动会得到明显改善。[8,9] 英国神经外科医师协会的创始人和第一任主席 Charles Balance 表明应用面神经移植物获得的效果要好于面神经 - 舌下神经吻合或面神经 - 舌咽神经吻合术。[10,11] 1911 年，Lexer 和 Eden 报道了颞肌和咬肌的肌瓣转移手术。[12] 1915 年 Erlacher 和 1947 年 Owens 也报道过这些面部动态修复的手术。[13,17]

从现代游离组织移植术发展出的新的治疗模式随后革新了面瘫修复的手术方式，并取得了良好的手术效果。1970 年，Scaramella 报道了跨面神经移植术。[14-16] Thompson 提出游离肌瓣移植术治疗面瘫，并随后得到了 Ruben 和 Harii 等的支持。[17-20] 后续开展的跨面神经移植术为现代面瘫治疗奠定了基础。[20]

面瘫可由多种因素引起，包括先天性、医源性、特发性、感染、代谢、肿瘤、神经系统、有毒物质和外伤等（表 24.1）。面部肌肉的麻痹导致外观、功能和心理上的损害。单侧面瘫表现为面部肌肉在静态或动态下的不对称。而双侧面瘫虽然在静态下是对称的，但患者不能通过相应的面部表情来表达自己的情绪依然会对患者心理上造成很大的伤害。

表 24.1　面瘫的病因

● 先天性（如：Mobius 综合征，颅面短小征）
● 外伤（如：颞骨骨折，面部挫裂伤）

续表

● 肿瘤（如：桥小脑角肿瘤，面神经肿瘤，头颈部的恶性肿瘤）
● 医源性（如：听神经瘤切除术，腮腺手术，颞骨手术，颈淋巴结清扫术，除皱术）. 感染（如：莱姆病，拉姆塞·亨特综合征）
● Melkersson-Rosenthal 综合征
● 特发性（贝尔面瘫）

　　虽然面瘫导致外观上的改变和心理上的伤害，但功能的改变可能会更影响患者的生活质量。面瘫患者由于言语困难，并因联带运动而紧张，常不能进行有效的沟通。眼睑闭合不全和下眼睑的位置异常可导致角膜干燥、溃疡并最终失明。

■ 患者评估

　　本书第 4 章详细讨论了面瘫的评估标准。对于寻求下面部面瘫治疗的患者而言，有几个问题需要注意：①临床医生在检查完大多数面瘫病人后会基于病因给出诊断；②虽然面瘫患者常感到沮丧，但向医生详细说明病史以及接受全面的体格检查以确定病因是非常重要的；③不管准确与否，在检查完之后给出一个诊断是尤其重要的；④面瘫的确诊有时候可能需要很长的时间，而且许多贝尔面瘫的患者最后可能发现患有严重的恶性肿瘤。

　　在面瘫评估中，其他需要注意的问题包括面瘫的程度、联带运动的程度、面瘫时间、年龄、功能损害和治疗的长期目标。伴有联带运动的部分面瘫患者相对于完全面瘫患者往往治疗方案是不同的。由于多数手术干预通常在神经再生已经完全建立之后（通常为 1 年）进行，因此面瘫的持续时间也很关键。明确面瘫患者的病因能够指导手术医生选择合适的时间进行治疗。最后，应清楚地了解患者对于治疗的长期目标。面瘫患者的主诉主要是言语障碍、面部不对称和不能产生自然的微笑。有些患者仅仅希望能改善静态下的面部对称和减少功能缺失，而其他患者渴望面部自发的动态运动。

　　在面瘫患者的检查中，眼睛的检查主要看睁眼或闭眼功能、眼睑闭合不全的程度、贝尔现象（Bell phenomenon）、下眼睑的位置和松弛度（snap test）。通过让病人抬眉、闭眼、皱鼻、微笑、龇牙、蹙额等，面神经分支对应的每一个肌肉运动都应该仔细检查，重点是要确定患者面瘫是完全性还是部分性的。如果是部分面瘫患者，就需要确定是否伴有联带运动，因联带运动会影响眼 - 面部肌肉的协调运动（例如当微笑时眼轮匝肌会收缩）。联带运动常导致"自主瘫痪"（"auto-paralysis"），因能同时激活眼轮匝肌、颊肌及口角提肌或降肌导致患者笑容僵硬而不能产生自然的笑容。

　　House-Brackmann 和 Sunnybrook 建立的面部评分系统是评估面瘫和联带运动的有效工具。House-Brackmann 评分系统是 6 分制（第 5 章的**表 5.2** 和**表 5.5**）。Sunnybrook 的面神经分级系统是评估静息态、动态以及随意运动时的联带运动，这个系统包含 0 到 100 分，0 表示完全面瘫，100 表示正常。

　　在临床实践中，作者将面瘫患者分成五型：

A 型：面神经功能正常；

B 型：部分面神经瘫痪伴有轻度联带运动；

C 型：部分面神经瘫痪伴有中 - 重度的联带运动；

D 型：部分面瘫不伴有联带运动；

E 型：完全面瘫。

完成面部的检查后，其他颅神经也应予以检查，必要时可进行影像学检查（CT 或 MRI）。肌电检查可以确定肌纤维的存活数量。对于面瘫时间较长的患者，仅体格检查就可获得关于肌肉状态和功能足够多的信息。建议术前保存患者静态和动态的相片及视频资料。为使面瘫患者获得最佳的治疗结果，强烈建议与经验丰富的物理治疗师等多科合作。

■ 病因

在治疗面瘫前，首先应尽量明确患者的病因。面瘫的病因可分为先天性和获得性（**表 24.1**）。单侧面瘫最常见的病因是特发性（也叫贝尔面瘫），约 85% 的贝尔面瘫患者在发病后几周内会自愈，但是剩下的 15% 患者面瘫会持续长达 6 个月，而其中大部分患者仍能获得不同程度的康复。但病情时间越长，并发联带运动、功能缺失及挛缩的风险越高。另外，在年轻人群中，面瘫的恢复效果最好。[7]

对于外伤引起的面瘫，如果能够找到神经断端并且还能发挥作用，在 3 天内进行修复效果最好。[21] 一般来说，靠近外眦的面神经颊支或颧支损伤，无需要修复即可自行恢复；如果损伤位于这些分支的近端，则需要手术修复。由于颊支和颧支的分支较多，其永久性瘫痪较额支和下颌缘支外伤引起的少见。在听神经瘤切除和腮腺手术时，为了完整切除肿瘤，有时候需要牺牲部分面神经。在颞骨骨折中，面神经有可能被横断、受压或挫伤导致面瘫。

■ 非手术治疗

下面部面瘫的非手术治疗方法主要包括使用神经调节剂、注射填充物和神经肌肉的康复治疗。作者强调神经调节剂如 A 型肉毒毒素（BIX-A）对面部对称性、联带运动、口角下垂和减少功能缺失有一定疗效，[8,22] 对于伴有联带运动和先天性单侧下唇麻痹的 B 型和 C 型的部分面瘫患者效果最好。伴有联带运动的患者能同时激活口角提肌、口轮匝肌、颊肌和抑制下唇运动。因此，他们可以通过降低降下唇肌、笑肌和口角的肌张力来改善患者的笑容。

在本书的作者 Azizzadeh 的实践中，神经肌肉的康复和 A 型肉毒毒素（BIX-A）的使用是伴有轻至中度的部分面瘫（B 型和 C 型）的年轻患者的首要治疗方法，而对于中老年人的面瘫，A 型肉毒毒素（BIX-A）和康复训练可以作为手术治疗后的补充。面部填充如透明质酸、钙羟基磷灰石和注射 L- 多聚乳酸可用于改善面部的对称性，也是面瘫患者的常见选择。

■ 手术治疗

面瘫的手术治疗可以分为静态和动态的修复。动态恢复可以分为"自主"和"无意"功能修复。自主动态修复需要患者有意识的运动面部，而无意动态修复则不需要。静态的修复只是提高患者面部静态的对称性，并不改善动态表情。

静态修复手术

静态修复手术是面瘫手术治疗的重点。静态修复手术用于不能进行动态修复或动态修复后对某一部分仍不满意（如眉下垂，鼻阈塌陷）的患者。静态手术主要包括修复眉下垂、眼睑闭合不全、下眼睑修复、下唇缩短、鼻阈塌陷修复、浅肌肉腱膜系统（superficial musculoaponeurotic system，SMAS）除皱和静态悬吊（**图 24.1**）。

对于下面部面瘫的重建，静态悬吊能够实现两大目标：改善面部静态的对称性和减少功能缺陷如口角下垂、咬合错乱和言语困难。由于静态悬吊不涉及神经重建，因此可以获得即时的外观改变，并能与动态修复手术如神经移植、舌下－面神经吻合和跨面神经移植术等联合起来改善面部功能。作为独立的手术，静态悬吊术虽然不直接重建微笑机制，但可以提高患者对面部和微笑的感知。

在作者的临床实践中，年龄偏大、伴有明显口角偏移的部分面瘫和头颈部有恶性肿瘤的患者均适用于静态悬吊术。对于合适的病例，只有在面神经再生状态彻底明确之后，一般是发病一年或面神经已经被故意牺牲掉后，才能进行该手术。另外还有头颈部肿瘤或桥小脑角肿瘤术后的老年面瘫患者。

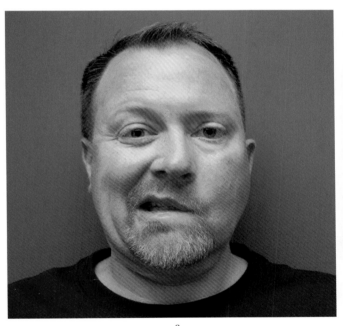
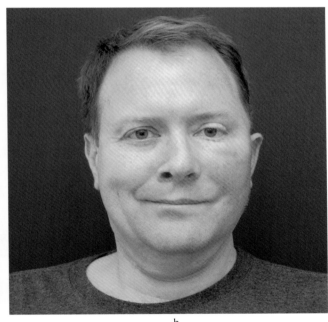

a　　　　　　　　　　　　　　　　　　　　b

图 24.1 a，b　（a）左侧面瘫患者术前；（b）SMAS 除皱和静态悬吊术后

阔筋膜张肌（Tensor fascia lata，TFL）是用于静态悬吊理想材料，[23] 可以从大腿外侧获取并且可以分成多条分别用于口角悬吊和鼻阈塌陷。虽然阔筋膜张肌的获取需要一个单独的供区、多增加一个切口，但却有术后效果稳定、不产生排异反应的优势。

商业产品如冻干脱细胞真皮（AlloDerm Regenerative Tissue Matrix，UfeCell，Branchburg，NJ）已经在临床用于面部静态悬吊，该产品的优点是不需要患者提供供区。脱细胞真皮可以整合到周围组织，并能很快成型用于悬吊。尽管有报道脱细胞真皮的长期效果较差，如悬吊失败和感染，而作者在选择合适病例使用脱细胞真皮悬吊后发现短期和长期效果均较满意。[24]

膨体聚四氟乙烯（ePTFE，Gore-Tex. Implantech Associates，Santa Barbara，CA）也是可以用于静态悬吊的一种合成材料。1987年，Levet和Jost在法国杂志上报道了ePTFE用于面部的悬吊效果较好。[25]Petroff也报道了该手术没发现感染和暴露。[26]1992年，Iwahira和Maruyama使用ePTFE和颞肌转位克服了颞肌筋膜薄弱和短的缺陷。[27]虽然ePTFE避免了第二切口获得移植组织，但由于组织相容性的问题，限制了这类产品在临床上的应用。

悬吊缝合技术用于面中部提拉修复口角下垂也比较受欢迎。[27,28]悬吊缝合技术可在局麻下进行，相比于其他静态修复手术具有创伤小的优点，但缺陷是作用有限且长期效果不确切。

静态悬吊常与除皱术同时进行。结合除皱切口，可在皮下深层进行提拉修复口角下垂（图24.2a）。一块5×12cm的悬吊组织（TFL，脱细胞真皮，ePTFE）常用于修复口角下垂和鼻唇沟（图24.2b）。可以从口角轴缝合到口轮匝肌悬吊或当眼轮匝肌萎缩时缝合到眼轮匝肌的皮下组织。使用3-0、4-0或5-0的微乔将组织缝合到口角或鼻唇沟（图24.2c）。向后外侧方向悬吊，悬吊力量并应轻微过度，紧密缝合于深层的颞筋膜、颧弓和耳前的浅肌肉腱膜系统（SMAS）。另外还需要一小块悬吊组织（1.5×10cm）加深鼻翼折痕，以修复鼻阈塌陷改善鼻腔通气。

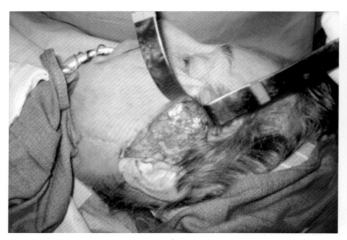

a

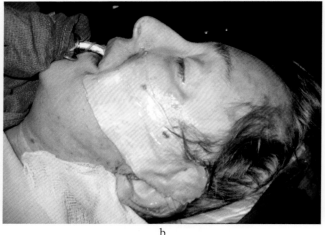

b

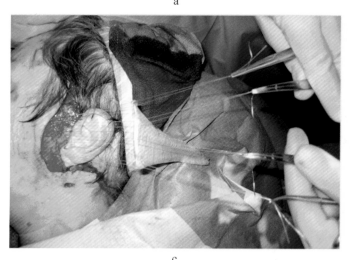

c

图24.2 a-c （a）将深层皮下组织上提至口角；（b）将悬吊材料（阔筋膜张肌，脱细胞真皮，膨体聚四氟乙烯）放置在修复区，修整成合适大小来改善口角和鼻唇沟的张力；（c）将悬吊材料用3-0、4-0或5-0微乔缝合于口角和鼻唇沟

动态修复手术

虽然静态修复手术能够明显改善患者面部静态下的对称性和功能缺损，但大部分患者仍然渴望恢复自主的笑容。动态修复手术不仅能改善患者的面部对称性，还能帮患者恢复比较自然的笑容。如前所述，笑是自主的，需要患者有意识的主动运动面部肌肉。动态修复手术包括局部肌肉转移修复（颞肌）、颅神经替代技术（舌下－面神经吻合）和/或血管吻合的肌肉移植。

颞肌转移修复术

颞肌转移修复是将颞肌的一段缝合于口角处通过激活三叉神经产生笑容，这个过程通过类似模仿咀嚼机制向下咬合来完成。1908 年，Lexer 首次报道用颞肌转移来修复，[33] 1934 年，Gilles 经过改良，将颞肌肌瓣折叠到颧弓及皮下口角完成手术。[29] 由于该技术导致颧弓处臃肿而颞区塌陷，因此 MacLaughlin 在 1952 年提出颞肌肌腱转移修复术。[23] 该手术将颞肌肌腱从冠突分离并缝合于口角。[30] 20 世纪 90 年代，Cheyney 通过选取颞肌的中间 1/3 并使用颞肌筋膜瓣填补空缺弥补颞区的凹陷改良了该术式。[31] Labbe 将颞肌从冠突分离下来并切断颧弓，将颞肌后 1/3 转位固定于唇部，改善了颞区不规则的轮廓。[31] 2007 年，Byrne 改良的颞肌肌腱转移获得了广泛的认可。[32]

颞肌或颞肌肌腱的转移修复术能够改善口角下垂，优点是手术操作简单，一期即可完成，且不破坏神经再生的过程。但是颞肌转移不改善自发的动态恢复，如果患者不经过训练很难达到理想的效果。最后，由于颞肌或颞肌肌腱在作者的实践中作用有限，因此该技术被股薄肌游离移植所替代。

舌下－面神经吻合术

1879 年，Drobnik 第一次尝试颅神经替代手术，将副神经替代面神经治疗面瘫。[34] 1895 年，Balance 尝试神经断端吻合未能成功。[35] 1901 年，Korte 首次报道舌下－面神经吻合（XII－VII）术后长期效果满意。[5] 此后，伴随显微外科技术的发展，颅神经替代手术被广泛应用且效果良好。

舌下－面神经吻合是以舌下神经替代无功能的面神经（E 型完全面瘫），替代的神经能够使松弛的肌肉变得有张力，舌肌运动能够使患者自主的控制面部肌肉。这种术式适合永久性的完全面瘫患者，主要用于手术或外伤引起的神经永久性的损伤（听神经瘤切除术，颞骨外伤或颅底手术）。

面神经颅外段完整（尤其是茎乳孔处或下方分支的完整）、神经肌肉功能正常及舌下神经完整，方可获得良好的手术效果。外伤性、医源性或面神经到腮腺的远端损伤不适合该手术。舌下－面神经吻合的缺陷是有可能导致半部舌麻痹引起吞咽困难或言语困难。[36] 因此，患有多种颅神经疾病的患者不适合该手术。其他禁忌证包括发育性的面神经麻痹，面瘫超过两年以及存在有肌张力的部分面瘫（A-D 型）。一般来说，患者如果不能接受舌下神经切除造成的功能缺陷或病史超过 2 年肌肉已经萎缩者不适合行舌下－面神经吻合术。

舌下－面神经吻合术后 4~6 个月超过 90% 的患者肌肉功能和面部对称性能得到明显改善。眼睑张力能改善闭眼。张力恢复之后面部可以自主运动，在随后的 18 个月内自主运动会恢复的越来越好。自主运动发动面部所有肌肉联动，一般不涉及口角远端部分。年轻患者或早期行神经替代治疗的患者术后效果恢复较好。

舌下－面神经吻合术有几种不同的方式可以获得较好的效果。[37] 经典的手术方式是获取完整的舌下神经，但是常常导致吞咽困难、言语障碍以及舌半部麻痹导致的舌肌萎缩。该手术需要改良 Blair 切口，经腮腺浅叶暴露舌下神经和面神经，切断舌下神经并旋转至腮腺与面神经吻合。这个手术已经被切取部分舌下神经所取代。[38,39]

舌下-面神经吻合术有几种改良术式。切取30%～50%的舌下神经旋转至腮腺区的面神经并与下段的面神经吻合（**图24.3**）。[40,41]通过切取部分舌下神经，能将舌肌萎缩的概率降到最低，尽管长期随访仍有部分舌肌萎缩。Terzis提出的舌下-面神经"跳跃移植"，避免了横断舌下神经。分离舌下神经直径25%～50%部分，缝合于游离神经（耳大或腓肠神经），然后再将游离神经与面神经断端吻合。尽管这个手术需要获取游离神经，但是并发症比切断舌下神经进行吻合要少。几个学者经过比较发现该式的肌张力高或面部联带运动发生率降低。[42,43]

舌下-面神经吻合另一种改良是将面神经移位，[44]将乳突内的面神经垂直段向下移位到舌下神经，切取部分舌下神经然后吻合，该术式避免了在腮腺内找面神经并且只需与一处面神经吻合，但缺点是术后恢复的时间较长。

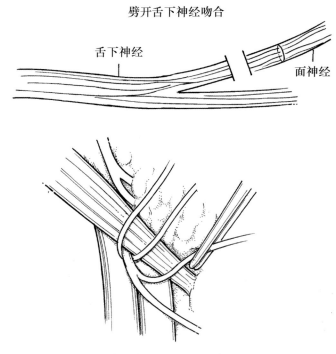

劈开舌下神经吻合

舌下神经

面神经

图24.3　劈开舌下神经将其与面神经吻合

舌下-面神经吻合是治疗面瘫效果很好的术式。但遗憾的是，许多患者会错过最佳的治疗时机。作者常需要将静态悬吊与舌下-面神经吻合结合进行以获得即时的效果（**图24.5**）。

在年轻患者中，我们常常将舌下-面神经吻合与其他动态修复手术相结合比如跨面神经移植（cross facial nerve grafts，CFNGs）和股薄肌移植通常能获得最佳的自发动态功能和恢复自然笑容（**图24.5**）。

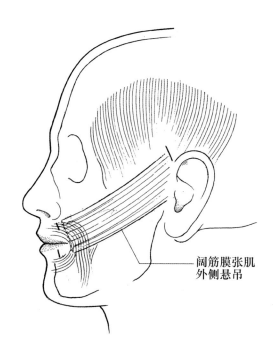

阔筋膜张肌外侧悬吊

图24.4　采用静态悬吊将口角与颞区连接起来

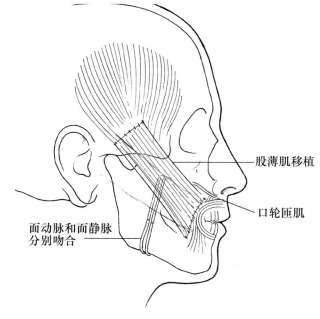

股薄肌移植

口轮匝肌

面动脉和面静脉分别吻合

图24.5　将游离股薄肌结合跨面神经移植能够使患者恢复口角的动态功能，使患者能够表现更自然的微笑

游离肌瓣移植术

尽管本章已经讨论了许多恢复面部静态和动态功能的手术方式，但是没有一种方法能够改善无意的面部运动。只有面神经直接修复（23 章）和跨面神经吻合的游离肌肉移植能重建面部的无意运动，但面神经直接修复往往并发联带运动，因此跨面神经吻合的游离肌肉移植是唯一能恢复自然笑容的术式。

1970 年，Scaramella 首次报道该手术，随后依次被 Smith，Anderl，Fisch 和 Conley 将该手术改良（**图 24.6**）。[45-48] 一开始 Scaramella 是将神经跨面吻合到损害的面神经上，使用游离腓肠神经将正常的面神经与损伤的面神经吻合，但是该术后效果不太理想，因此该手术基本被弃用。[49-51]

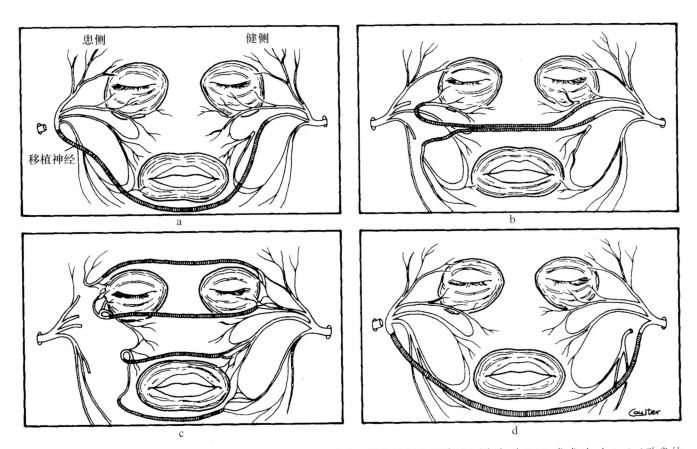

图 24.6 a-d　跨面神经吻合术的不同术式。（**a**）Scaramella 术式，游离神经也可跨过上唇；（**b**）Fisch 术式；（**c**）Anderl 改良的术式，Conley 的经验是即使是行一期神经移植的患者，也仅有 15% 额部和下颌缘的功能能恢复；（**d**）Conley 更倾向于将健侧的面神经主干与患侧的面神经主干吻合，以标准的腮腺手术切口即可暴露面神经，游离的神经也可跨过上唇。（引自 May M. Schaltkln 8，eds. lhe Facial Nerve: May's Second Edldon. New Yortc:. NY: lhleme: 2000 : 553 ；使用经许可）

直到将跨面神经吻合和游离肌肉移植结合在一起的二期手术治疗才使得面瘫患者获得自发的面部运动。1979 年，Harri 建议二期手术使用跨面吻合的神经和游离肌肉作为不同的组织来源（**图 24.7**）。尽管二期跨面神经吻合的肌肉移植可以实现，但患者对游离肌肉隆起不满意。1984 年，Manktelow 使用游离"小块股薄肌"移植解决了这个问题，目前被广泛接受（**图 24.8**）。[52-58]

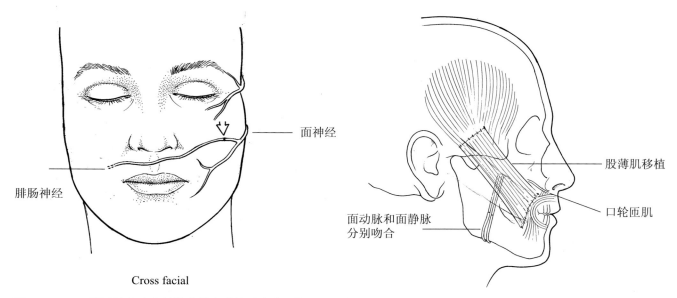

Cross facial

图 24.7 a，b　跨面神经吻合的游离肌肉移植手术分两期。（a）使用游离的腓肠神经跨过面中部吻合面神经；（b）游离股薄肌移植与跨面神经吻合结合能够恢复患者口角的动态功能以及展现比较自然的微笑

　　股薄肌在修复面部动态功能的其他地方也有使用。1990s，由 O'Brien 提出和 Kumar 推广的一期股薄肌转移修复将患者的恢复期缩短了 10 个月。该术式使用闭孔神经经上唇将患侧面神经与对侧面神经连接，将血管神经蒂放置于鼻唇沟位置。[55] 尽管股薄肌二期修复手术比一期修复使静态下面部更对称（67% 比 20%），但是术后效果一期和二期没差别（90% 比 93%）。[56]

　　Zuker 和 Manktelow 选取三叉神经的咀嚼肌神经分支以及股薄肌来一期完成转移修复的手术并得到推广。[52] 这种术式被首先应用于 Mobius 综合征患者，这类患者刚开始表现为双侧面瘫，后发展为单侧面瘫。尽管患者可以纠正口角的下垂，但由于不改善无意运动，该术式受到限制。对于一期完成面部的动态修复手术，这种三叉神经 - 股薄肌游离移植相比于颞肌或颞肌腱转移修复要好很多。

　　在修复面部动态功能时也使用背阔肌和胸小肌的游离肌瓣。[57-63] 由于胸背神经长度合适，因此背阔肌游离移植可以一期完成，但术后会有局部臃肿的缺陷。由 Terzis 和 Manktelow[60] 提出，Harrison[61] 推广的胸小肌游离移植效果与股薄肌差别不大，用有限的肌肉即可完成。

　　目前为止，对于年龄小于 65 岁的单侧面瘫患者，临床医生更倾向于二期跨面神经吻合的游离股薄肌移植术。对于伴有严重的联带运动和笑容僵硬的 D 型面瘫患者，也可选择该类术式。

　　在跨面神经吻合的操作中，健侧穿过腮腺的周围面神经较大分支可以通

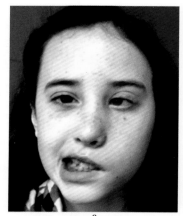

a

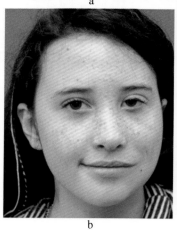

b

图 24.8 a，b　（a）左侧面瘫患者术前照片；（b）跨面神经吻合股薄肌移植的二期手术术后照片

过深层掀面入路完成（**图 24.9**）。

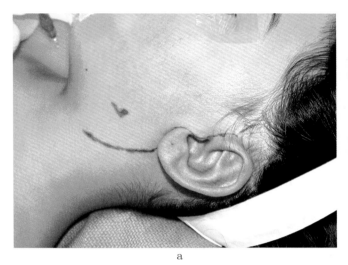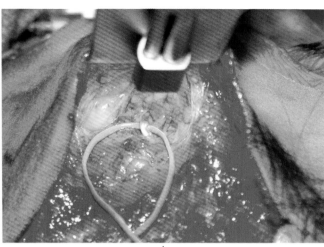

图 24.9 a，b　掀面切口及确认健侧周围的面神经主干

用神经刺激器确保神经仅刺激颧肌，而不支配眼轮匝肌。获取一段 15cm 的腓肠神经并与面神经吻合（**图 24.10a**）。将腓肠神经的远端通过隧道应用金属钛夹和聚丙烯缝线（Prolene）缝合至对侧牙槽沟。（**图 24.10b**）。

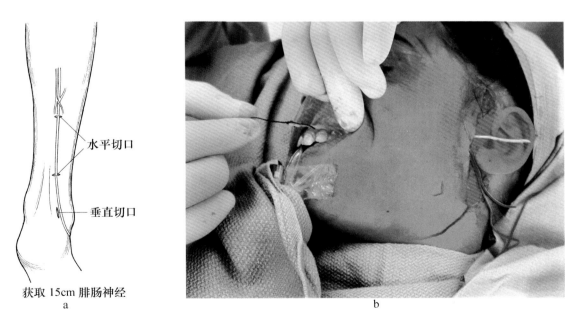

图 24.10 a，b　（a）外踝后 1cm 处，获取 15cm 的腓肠神经；（b）将腓肠神经的远端通过隧道应用金属钛夹和聚丙烯缝线（Prolene）缝合至对侧牙槽沟

Tinel 征阳性提示跨面神经吻合已有轴突生长，其后 6-12 月进行游离股薄肌移植。在二期手术中，于牙

槽沟取腓肠神经活检以确定神经是否生长。获取一段含有闭孔神经和内收肌动脉 / 静脉的股薄肌（20-20g）（图 24.11）。

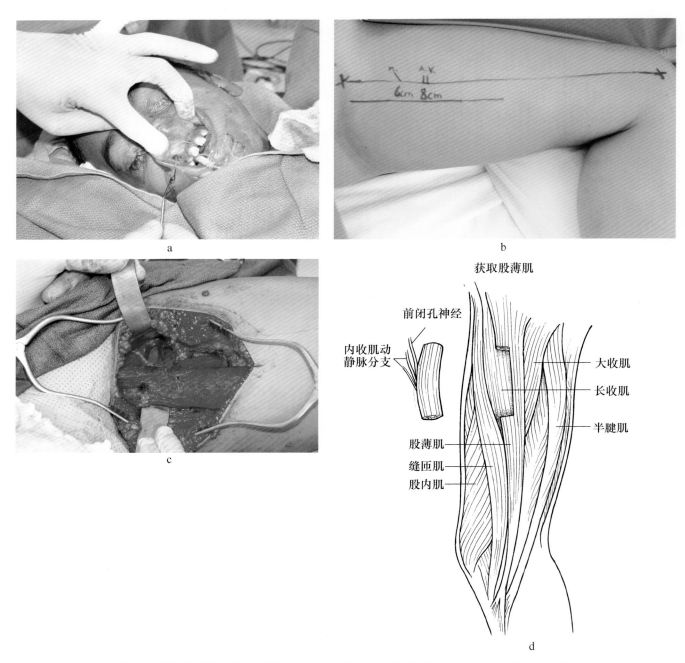

图 24.11 a-d　（a）对游离的腓肠神经进行活检以确定神经的活性；（b）识别闭孔神经及内收肌的动、静脉；（c）分离皮肤及皮下软组织，识别股薄肌；（d）获取带有内收肌动、静脉和闭孔神经的部分股薄肌。

通过改良的 Blair 切口，掀起患侧的皮下深筋膜瓣，在腮腺前缘进入浅肌肉腱膜系统（SMAS）深方。识别下颌缘的面动 / 静脉，为移植的股薄肌重建血运。将 SMAS 下方层面延伸至口角和鼻唇沟（图 24.12）。

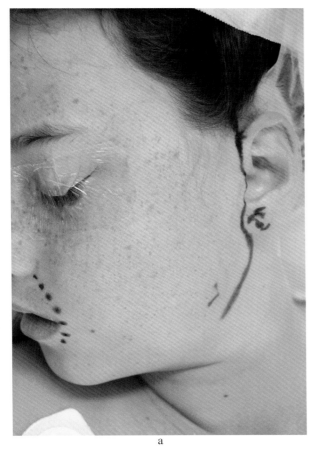

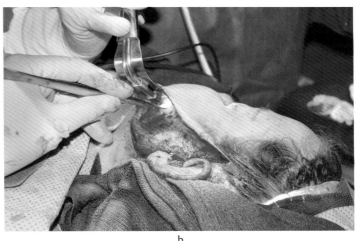

图 24.12 a，b　（a）改良的 Blair 切口；（b）浅肌肉腱膜系统（SMAS）下方的平面延伸至口角和鼻唇沟

在鼻唇沟和口角轴处以 4-0 或 5-0 微乔缝几针以固定股薄肌至口角（图 24.13）。

术中在显微镜下吻合动、静脉，闭孔神经经面部隧道到牙槽沟与跨面吻合的腓肠神经进行吻合。

术后 6 个月股薄肌才能够运动并在接下来的一年里加强，在这个过程中最常见的并发症包括鼻唇沟侧移、臃肿和感染等。约 10%~20% 的患者需要 3 期鼻唇沟的重新修复或对游离肌肉进行削薄。

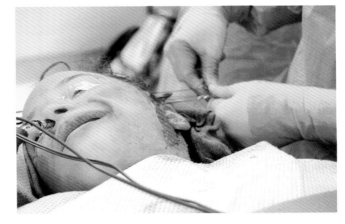

图 24.13　在鼻唇沟和口角轴处以 4-0 或 5-0 微乔缝几针以固定股薄肌至口角

■ 下唇重建

下颌缘支神经麻痹导致降下唇肌功能障碍，使下唇运动障碍。由于说话时患侧和健侧的肌肉不协调，这种功能障碍更明显。本书作者倾向于将健侧的去下唇肌化学去神经化（BTX-A）来解决这个问题。健侧的化学去神经化降低了示齿度，并减弱了健侧在说话和

口唇的运动时下唇的运动。这个简单的过程可以显著改善患者的整体外观，尤其在露齿大笑时或对于患有先天性的单侧下唇麻痹患者。[65]

其他方法包括选择性切除支配降下唇肌的神经，切断对侧下颌缘支，二腹肌的前腹转位，游离趾短伸肌转移和颈阔肌转移修复。[66-71] 尽管很多文献中讨论这些方法，但临床实践中很少用。根据作者的经验，采用无创注射 BTX-A 到降下唇肌的神经是一个简单和可重复的选择，患者的满意度和接受度也很高。

■ 双侧面瘫

双侧面瘫最常见于 Mobius 综合征，修复双侧面瘫仍是面部动态修复最具有挑战的手术之一。虽然患者面部表现对称，但是不能表达任何的情感，存在明显的功能上和心理上的障碍。既往，可以选择双侧颞肌转移修复手术。[35] 然而，因为游离肌肉移植技术效果更好，逐渐取代了局部肌肉转位修复术。[72] 可供获取的神经包括三叉神经的咀嚼肌支，部分舌下神经，副神经，颈丛和 C7 神经根的颈运动神经。[73]Zuker 和 Manktelow 采用三叉神经的咀嚼肌支支配游离股薄肌治疗这类患者，这一技术已得到广泛应用。虽然这种手术不能恢复无意的笑容，但随着神经肌肉功能不断恢复，大多数患者都能获得比较满意的效果。建议在 7 岁之前一期或分期行双侧手术。[22]

■ 总结

几十年来，对长期面瘫的治疗的终极目标是恢复面部对称性和改善无意的运动，这是外科医生的难题。静态和动态修复手术技术的发展使术后效果变得更好。应将手术和保守治疗结合以获得最佳疗效。

（王　璞　译　陈晓巍　校）

参考文献

1. Bell C. On the Nerves: Giving an account of some experiments on their structure and function which leads to a new arrangement of the systems. Phil Trans Roy Soc 1821;3:398
2. van de Graaf RC, Nicolai JP. Bell's palsy before Bell: Cornelis Stalpart van der Wiel's observation of Bell's palsy in 1683. Otol Neurotol 2005;26(6):1235–1238
3. Drobnick, cited by Sawicki B, in Chepault: The Status of Neurosurgery. Paris: J. Reuff; 1902:189
4. Manasse P. Uber Vereinigung des N. facialis mit dem N. accesorius durch die Nervenpropfung (Greffe nerveuse). Arch Klin Chir 1900;62:805
5. Korte W. Ein Fall von Nervenpropfung: des Nervus facialis auf den Nervus hypoglossus. Deutsche med Wihnschr:1903;17:293–295
6. Stacke L. quoted by Alt. F: The operative treatment of otogenic facial palsy. Verhundl Deutsch Otol Geselisch 1908;17:190
7. Bunnell S. Suture of the facial nerve within the temporal bone with a report of the first successful case. Surg Gynecol Obstet 1927;45:7
8. Lathrop FD. Facial nerve surgery in the European theater of operation. Laryngoscope 1946;54:665–676
9. Myers D. War injuries to the mastoid and the facial nerve. Arch Otolaryngol 1946;44(4):392–405
10. van de Graaf RC, Nicolai JP. Was Thomasz Drobnik really the first to operate on the facial nerve? Otol Neurotol 2003;24(4):686–690
11. Miehike A. Surgery of the Facial Nerve , 2nd ed. Philadelphia: WB Saunders; 1973
12. Lexer E, Eden R. Uber die chirurgische Behandlung der peripheren Facialislahmung. Beitr Klin Chir 1911;73:116
13. Erlacher P. Direct and muscular neurotization of paralyzed muscle. Am J Orthop Surg 1915;13:22–32
14. Coulson SE, O'Dwyer NJ, Adams RD, Croxson GR. Expression of emotion and quality of life after facial nerve paralysis. Otol Neurotol 2004;25(6):1014–1019
15. Scaramella LF. Preliminary report on facial nerve anasotomosis. Second international symposium on Facial Nerve Surgery. Osaka, Japan 1970.
16. Anderl H Reconstruction of the face through cross face nerve transplantation in facial paralysis. Chir Plast 1973.2(1):17-45
17. Owen N. Surgical correction of facial paralysis. Plast Reconstr Surg 1947;2:25
18. Thompson N. Autogenous free grafts of skeletal muscles. Plast Reconstr Surg 1971;48(1):11–27
19. Ruben L. Reanimation of the Paralyzed Face. St Louis, MO: C.V.

Mosby Co.; 1977

20. Harii K, Ohmori K, Torii S. Free gracilis muscle transplantation with neurovascular anastomosis for the treatment of facial paralysis. Plast Reconstr Surg 1976;57:133–143

21. McCabe BF. Facial nerve grafting. Plast Reconstr Surg 1970; 45(1):70–75

22. Laskawi R. Combination of hypoglossal-facial nerve anastomosis and botulinum-toxin injections to optimize mimic rehabilitation after removal of acoustic neurinomas. Plast Reconstr Surg 1997;99(4):1006–1011

23. McLaughlin CR. Surgical support in permanent facial paralysis. Plast Reconstr Surg (1946) 1953;11(4):302–314

24. Constantinides M, Galli SK, Miller PJ. Complications of static facial suspensions with expanded polytetrafluoroethylene (ePTFE). Laryngoscope 2001;111(12):2114–2121

25. Levet Y, Jost G. Utilisation du polytétrafluoroéthylène (Gore-Tex E-PTFE Soft Tissue Patch) dans les suspensions de paralysies faciales anciennes et en tissu de comblement. Ann Otolaryngol Chir Cervicofac 1987;104(1):65–69

26. Petroff MA, Goode RL, Levet Y. Gore-Tex implants: applications in facial paralysis rehabilitation and soft-tissue augmentation. Laryngoscope 1992;102(10):1185–1189

27. Iwahira Y, Maruyama Y. The use of Gore-Tex Soft Tissue Patch to assist temporal muscle transfer in the treatment of facial nerve palsy. Ann Plast Surg 1992;29(3):274–277

28. Heffelfinger RN, Blackwell KE, Rawnsley J, Keller GS. A simplified approach to midface aging. Arch Facial Plast Surg 2007;9(1):48–55

29. Gilles H. Experience with fascia lata grafts in the operative treatment of facial paralysis. Proc R Soc Med 1934;27:1372

30. Cheney ML, McKenna MJ, Megerian CA, Ojemann RG. Early temporalis muscle transposition for the management of facial paralysis. Laryngoscope 1995;105(9 Pt 1):993–1000

31. Labbé D. [Lengthening of temporalis myoplasty and reanimation of lips. Technical notes]. Ann Chir Plast Esthet 1997;42(1):44–47

32. Byrne PJ, Kim M, Boahene K, Millar J, Moe K. Temporalis tendon transfer as part of a comprehensive approach to facial reanimation. Arch Facial Plast Surg 2007;9(4):234–241

33. Byrne PJ, Kim M, Boahene K, Millar J, Moe K. Temporalis tendon transfer as part of a comprehensive approach to facial reanimation. Arch Facial Plast Surg 2007;9(4):234–241

34. Sawicki B, Drobnik T, de Posen IN. Chipault A. L'etat Actual de la Chirurgie Nerveuse. Paris: J. Rueff; 1903

35. Balance CA, Gallance HA, Stewart P. Remark on the operative treatment of chronic facial palsy of the pripheral origin. Br J Med 1903;1009–1015.

36. May M, Schaitkin B. The Facial Nerve, 2nd ed. New York: Thieme; 1996:623–624

37. Baker D. "Hypoglossal facial nerve anastomosis indications and limitations." Proceedings Fifth International Symposium Facial Nerve. New York: Masson Publ.; 1985: 526–529

38. Gavron JP, Clemis JD. Hypoglossal-facial nerve anastomosis: a review of forty cases caused by facial nerve injuries in the posterior fossa. Laryngoscope 1984;94(11 Pt 1):1447–1450

39. Conley J. "Hypoglossal-Facial Anastomosis." Neurological Surgery of the Ear and Skull Base. New York: Raven Press; 1983:93–98

40. Pensak ML. Controversies in Otolaryngology. New York, NY: Thieme; 2001: 130

41. Conley J, Baker D. Hypoglossal-facial nerve anastomosis for innervation of the paralyzed face. Plast Reconstr Surg 1979;63:3–72

42. Snow JB. Ballenger's Manual of Otorhinolaryngology—Head and Neck Surgery. Hamilton, Ontario: BC Decker, Inc.; 2003:215

43. Scaramella LF. Cross-face facial nerve anastomosis: historical notes. Ear Nose Throat J 1996;75(6):343–354, 347–352, 354

44. Slattery WH III, Wilkinson EP. "Facial translocation for hypoglossal-facial anastomosis." Oral presentation, XI International Facial Nerve Symposium. (Rome, Italy, April 25–28, 2009.)

45. Smith JW. A New Technique of Facial Animation. Transactions of the Fifth International Congress of Plastic Surgery. Australia: Butterworths; 1971:83

46. Anderl H. "Cross-Face Nerve Grafting- Up to 12 Months of Seventh Nerve Disruption." Reanimation of the Paralyzed Face. St. Louis: Mosby; 1977:241–277

47. Fisch U. Facial nerve grafting. Otolaryngol Clin North Am 1974; 7(2):517–529

48. Kunihior T, Kanzaki J, et al. Hypoglossal-Facial Nerve Anastomosis After Acoustic Neuroma Resection: Influence ofthe Time of Anastomosis on Recovery of Faacial Movement. J Oto Rhino Laryngol. 1996;58:32–35

49. Stennert EJ. I. Hypoglossal facial anastomosis: its significance for modern facial surgery. II. Combined approach in extratemporal facial nerve reconstruction. Clin Plast Surg 1979;6(3):471–486

50. Holstege G, Kuypers HG, Dekker JJ. The organization of the bulbar fibre connections to the trigeminal, facial and hypoglossal motor nuclei. II. An autoradiographic tracing study in cat. Brain 1977;100(2):264–286

51. Harii K. Microneurovascular free muscle transplantation for reanimation of facial paralysis. Clin Plast Surg 1979;6(3):361–375

52. Manktelow RT. Free muscle transplantation for facial paralysis. Clin Plast Surg 1984;11(1):215–220

53. O'Brien BM, Pederson WC, Khazanchi RK, Morrison WA, MacLeod AM, Kumar V. Results of management of facial palsy with microvascular free-muscle transfer. Plast Reconstr Surg 1990;86(1):12–22, discussion 23–24

54. Kumar PA. Cross-face reanimation of the paralysed face, with a single stage microneurovascular gracilis transfer without nerve graft: a preliminary report. Br J Plast Surg 1995;48(2):83–88

55. Kumar PA, Hassan KM. Cross-face nerve graft with free-muscle transfer for reanimation of the paralyzed face: a comparative study of the single-stage and two-stage procedures. Plast Reconstr Surg 2002;109(2):451–462, discussion 463–464

56. Chuang DC. Technique evolution for facial paralysis reconstruction using functioning free muscle transplantation—experience of Chang Gung Memorial Hospital. Clin Plast Surg 2002;29(4):449–459, v

57. Dellon AL, Mackinnon SE. Segmentally innervated latissimus dorsi muscle. Microsurgical transfer for facial reanimation. J Reconstr Microsurg 1985;2(1):7–12

58. Mackinnon SE, Dellon AL. Technical considerations of the latissimus dorsi muscle flap: a segmentally innervated muscle transfer for facial reanimation. Microsurgery 1988;9(1):36–45

59. Hata Y, Yano K, Matsuka K, Ito O, Matsuda H, Hosokawa K. Treatment of chronic facial palsy by transplantation of the neurovascularized free rectus abdominis muscle. Plast Reconstr Surg 1990;86(6):1178–1187, discussion 1188–1189

60. Terzis JK, Manktelow RT. Pectoralis Minor: a new concept in facial reanimation. Plast Surg Forum 1982;5:106–110

61. Harrison DH. The pectoralis minor vascularized muscle graft for the treatment of unilateral facial palsy. Plast Reconstr Surg 1985;75(2):206–216

62. Terzis JK. Pectoralis minor: a unique muscle for correction of facial palsy. Plast Reconstr Surg 1989;83(5):767–776

63. Tulley P, Webb A, Chana JS, et al. Paralysis of the marginal mandibular branch of the facial nerve: treatment options. Br J Plast

Surg 2000;53(5):378–385

64. Curtin JW, Greeley PW, Gleason M, Braver D. A supplementary procedure for the improvement of facial nerve paralysis. Plast Reconstr Surg Transplant Bull 1960;26:73–79

65. Lindsay RW, Edwards C, Smitson C, Cheney ML, Hadlock TA. A systematic algorithm for the management of lower lip asymmetry. Am J Otolaryngol 2011;32(1):1–7

66. Niklison J. Contribution to the subject of facial paralysis. Plast Reconstr Surg 1946;17(4):276–293

67. Edgerton MT. Surgical correction of facial paralysis: a plea for better reconstructions. Ann Surg 1967;165(6):985–998

68. Conley J, Baker DC, Selfe RW. Paralysis of the mandibular branch of the facial nerve. Plast Reconstr Surg 1982;70(5):569–577

69. Terzis JK and Kalantarian B. Microsurgical strategies in 74 patients for restoration of dynamic depressor muscle mechanism: a neglected target in facial reanimation. Plast Reconstr Surg 2000;105(6):1917–1931; discussion 1932-4

70. Mayou BJ, Watson JS, Harrison DH, Parry CB. Free microvascular and microneural transfer of the extensor digitorum brevis muscle for the treatment of unilateral facial palsy. Br J Plast Surg 1981;34(3):362–367

71. Terzis JK, Konofaos P. Nerve transfers in facial palsy. Facial Plast Surg 2008;24(2):177–193

72. Harrison DH. The treatment of unilateral and bilateral facial palsy using free muscle transfers. Clin Plast Surg 2002;29(4):539–549, vi vi.

73. Zuker RM, Goldberg CS, Manktelow RT. Facial animation in children with Möbius syndrome after segmental gracilis muscle transplant. Plast Reconstr Surg 2000;106(1):1–8, discussion 9

第25章 神经肌肉再训练：面瘫的非手术治疗

H. Jacqueline Diels

Carien H.G. Beurskens

神经肌肉再训练（neuromuscular retraining，NMR）是针对面瘫、面神经轻瘫以及联带运动病人的非手术治疗，治疗进程以病人为中心，往往以一次深入的临床评估作为开始，其目标为建立并实施一套综合考虑的、个体化的家庭自训练程序。预期结果可提高病人健康水平、自尊、满意度以及生活质量。成功的康复应当让病人重新获得基本表情所需精细肌肉动作、人际沟通能力、正常饮食饮水、言语能力，以及眨眼等正常的自主功能。

无论神经肌肉再训练或是模拟表演治疗，NMR都是一个迅速发展、逐渐受到重视的领域，被视为面瘫后获得理想恢复目标的必要因素。再训练技术主要针对面部肌肉运动无力及联带运动等。神经肌肉再训练医师为病人提供持续的医疗服务，在面神经多学科治疗小组中起着至关重要的作用。

面神经肌肉再训练（NMR）不应当与多年来一些非此特殊专业领域的治疗相混淆。面神经肌肉再训练需要独特的训练方法，对面部解剖透彻的了解，而且倚重于对病人全面的评估，很好的宣教、病人良好的依从性并积极主动参与到治疗中，方可获得治疗上的成功。

■ 背景

很多年以来，很多物理师、面神经领域专业人士以及言语康复师在针对面瘫治疗时多使用粗放的面部训练和电生理刺激。尽管这些方法已经过时（且效果欠佳），但往往被很多较少接触面瘫病人或未能近期进行再培训的治疗师作为治疗标准进行临床实践。每一位病人都有自己独特的面部功能谱和应对此疾病的社会心理反应，故而需要给予个体化、私人化的医学关注，所以没有任何详尽的包罗万全之策的训练手册是适用于每个病人的。面神经肌肉再训练未能更大范围普及是因为所面对问题的复杂性，很多治疗师未能理解面瘫对治疗需求远不同于其他疾病。迄今为止，有报道针对面瘫专业的神经肌肉再训练已超过30年。[1-3]使用表面肌电刺激生物反馈治疗，病人可以通过重塑面部肌肉收缩方式达到提高面部功能的目的。

目前的治疗程序很大程度上倚重于Balliet[4]、Diels[5]、Beurskens[6]、Ross[7]以及Coulson和Croxson[8]，等的研究成果，治疗重点是对病人详尽的宣教，个体化的训练方案，和调动病人积极参与的主观能动性。具体专业训练过程可包括肌电刺激生物反馈、镜前练习、感受、本体感觉反馈，以及大量肌肉运动技巧。基于文献回顾，Beurskens发现有关于病人种族、干预以及治疗方案多有不同。[9]然而，Ross等[7]、Segal等[10]以及Beurskens和Heymans[11]的研究则表明NMR将带来病人面部对称性、进食进水以及言语功能和生活质量的极大改善。

■ 急性期和急性期后的康复：自主恢复和新的学习能力

尽管个别病人在软瘫期即被评估，绝大多数专业的 NMR 是在神经移植过程中或之后。如果过于急迫开始 NMR，自行恢复和新运动学习将无法区分。急性期后的病人（局部麻痹或联带运动）其功能恢复可以明确归因于通过再训练所获得新的运动模式，这种进步甚至可以发生在数十年之后。[12]

■ 教育程序模板：训练和治疗

在受伤之前，面部运动多为无意识的。在运动模式学习过程第一阶段，病人必须学会主动地控制原来的自主功能。面部 NMR 并非一种病人需被动接受的治疗，而是一个积极的过程，需要一位对面部解剖、运动、治疗方法深入理解并可向病人进行宣教的经验丰富治疗师。此治疗可以减少门诊花费，同时增加了治疗时长和家中练习。

病人可能每隔数月要长途旅行来达到与面部 NMR 专业康复人员一起训练的目的，因此，完全理解是保证患者精确完成训练目标以及在家不断正确联系的前提。每一份训练计划都是针对个体的，病人需要用他们自己的语言来标注针对本身专门的训练引导。NMR 在很多方面都与其他训练方式异曲同工（如运动、音乐等），与这些训练一样，也需要患者积极主动参与，以及完成康复每日专项训练任务的决心。新学习的运动模式通过坚持不懈练习得到巩固，并随时间推移逐变为无意识的自主运动。[4]病人定期门诊复诊以改进运动模式，记录所取得进步以及建立新的治疗目标。

■ 面部肌肉不同于骨骼肌

面部肌肉与骨骼肌不同之处存在于数个重要方面。为使治疗更为有效，制定治疗计划需考虑面部肌肉独特特征：

（1）面部肌肉没有肌梭。[13]肌梭可以导致一些便利治疗手段下肌肉挛缩：如快速伸展、震动、轻叩，这些方法普遍应用于治疗其他功能残疾。由于面部肌肉没有肌梭，上述方法针对面瘫治疗均无益处。

（2）面部肌肉有小的运动单元[14]使动作更细化、复杂、敏锐。练习全部面部肌肉将导致邻近肌肉大幅度非正常收缩，从而破坏面部原有正常精确运动模式。

（3）面部肌肉退化缓慢，[15]可以存活 3 年或更久，故没有必要选择保持肌肉活性的治疗手段（如电刺激）。

（4）面部肌肉接受感情输入信号和意志控制的神经输入信号。[16]面 NMR 中的情感暗示往往对面瘫后重塑自然的表现模式非常有用。

■ 面部表情肌

此章节并非要详细阐述控制面部表情的肌肉（见第 1 章 **图 1.7**），但是治疗师和病人均需对面部肌肉解剖、功能透彻理解并熟记。了解解剖起源、肌肉与骨及组织的附着关系是理解面部运动学的基础。而受面神经支配的部分肌肉（如颈阔肌、颊肌）在表情中不经常使用，但往往参与非正常的联带运动。

不同病人面部肌肉功能、表情表达、对称性的个体差异在面神经损伤后往往更加明显。在宣教的过程中，病人将获得一份详尽的示意图用来理解面部主要肌肉群、神经分支、肌肉拉伸角度等广泛知识（**图25.1**）。学习面部肌肉动作最为有效的方法是：①模仿治疗师；②将其表达于面神经未受累一侧；③使用镜面反馈。宣教虽然耗时，但为 NMR 创建良好基础所必需。引导病人进行一个极其微小简单的动作也可以从根本上改变患者对动作的感知理解和实施执行。学习可以迅速改变运动的方式，举例来说，微笑这个表情是屈曲面颊（颧骨部分）而非口周部分（例如口轮匝肌或是颊肌）。

■ 病因学处理

面神经瘫痪的病因往往有很大不同。面神经肌肉再训患者中最为常见病因为病毒感染（如贝尔面瘫、耳部带状疱疹）、术后面瘫（听神经瘤等）、创伤、莱姆病、先天性以及其他（中耳炎、腮腺肿瘤、吉兰-巴雷综合征、多发性神经炎等）。NMR 转诊时机更多取决于神经损伤、恢复的程度，而不是以不同病因作为主要考虑。

■ 病人选择

适宜面神经肌肉再训练病人的选择标准：

（1）神经供给：面神经必须是完好无损的或是已通过手术重建能支配面肌的神经。如果没有神经支配，

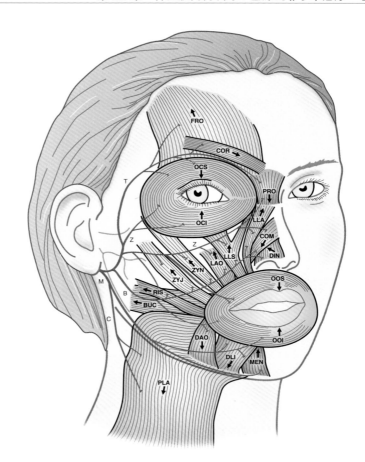

图 25.1 面部神经肌肉再训练宣教图示描绘了面部表情肌、面神经分支的具体分布。

肌肉：BUC：颊肌；COM，压鼻孔肌；COR，皱眉肌；DAO，口角降肌；DIN，鼻孔开大肌；DLI，下唇方肌．；FRO，额肌；LAO，口角提肌；LlA，levatorlabiialaequenasi；LLS，上唇提肌；MEN，mentalis；OCI，眼睑下眼轮匝肌；OCS，眼睑上眼轮匝肌；OOI，口周下轮匝肌；OOS，口周上轮匝肌；PLA.（颈）阔肌；PRO，降眉间肌；RIS，笑肌；ZYJ，颧大肌；ZYN，颧小肌

面神经分支：B，颊支；C.颈支；M，上颌支；T，颞支；Z，颧支

（引自 Paralysis and Other NeuromuscularDysfunctions of the Peripheral Nervous System. In：Payton O.D. Manual of Physical Therapy. New York，NY：ChurchillL. Mngstone；1989：179；使用经许可）

并不推荐 NMR。

（2）动力因素：面 NMR 是一个艰辛的过程，需要非常好的宣教。集中精力的家庭训练每天需要 30 到 60 分钟。病人必须有很好的依从性，而且不懈努力坚持达到最佳预后。

（3）认知：足够的认知能力为教育过程和精确地家庭训练实践所必需。认知和注意力缺陷可能会限制病人参与 NMR 的成功率。

■ 病人日常摄入和评估

在最初的咨询过程中应当完成对病人详尽病史的记录和面部功能的评估。一般情况和医疗信息包括诊断、既往治疗、面瘫侧别、肉眼可视的面部运动均应记录在案。面瘫预后或结局按照国际功能残疾健康标准（International Classification of Functioning，Disability，and Health）进行分类：

- 损伤：静悉时不对称、自发面部运动时不对称、联动、僵硬、分泌泪液、鼻腔堵塞、感觉异常
- 吃饭、饮水、洗漱、言语、非言语交流、流泪功能异常
- 社会心理学问题，例如孤立感、生活质量下降、羞愧感或没面子

可信可靠的测量方法在可行条件下推荐使用，用来客观评估功能基准水平以及之后随访训练的效果。这些数据也可用于科学研究。House-Brackmann 面神经分级系统作为面神经受损综合评估方法被广泛应用。[17] 但是，根据面 NMR 的目的所在，Ross 等[18]制定了更为敏感的分级标准。多伦多新宁医院面神经功能分级法（The Sunnybrook Facial Grading System）非常简易，利于快速执行，而且可以极其敏感的定量治疗过程中微小的功能变化，尤其是联带运动的评分。多伦多新宁医院面神经功能分级法在面部静悉时和 5 个面部动作时进行测量，所得分数与 5 个面部动作时的联带运动密切相关。疼痛使用视觉类比评分法进行评估，流泪、鼻堵和感觉异常通过患者主诉来评估。

身体和社会心理健康通过面神经功能异常指数（Facial Disability Index）[19]进行评价。最初的评估中影像和图片的采集是必需的。[5]记录应当合乎标准、控制好不同参数（如镜头和目标距离、光线、患者所用姿势）。每一次评估结果需和患者进行沟通讨论，包括预后、训练课程。此后实施执行康复治疗计划。

■ 病人分类

参加面神经 NMR 的病人根据基本功能分为以下几类：

（1）面神经软瘫：没有（或仅有极细微）面神经运动。

（2）面神经轻瘫：面神经运动开始恢复为分离的、可视的、微弱的运动，但能力在不断增加（鼻唇沟再现，睑裂恢复正常）。

（3）联动状态：出现神经支配的运动，但运动模式反常。面部肌肉张力过高，病人可能有紧绷等不舒适感觉。

（4）术后复建过程：已经接受了某种干预手术。

■ 针对面神经软瘫的神经肌肉再训练

对面神经断裂伤未接受复建手术的软瘫患者不推荐 NMR。对于神经失用或轴索断伤预期在一定时间可以复健的病人，NMR 往往在开始恢复运动后才会有效。过早开始主动地运动练习可进一步加大面神经受损对侧的运动强度进而产生不对称性。这种情况下的咨询就诊尽管未使用到 NMR，但可以帮助病人合理处置这些重大的足以改变生活模式的变化以及半面软瘫带来的功能障碍。

（1）眼部护理：使用眼药水或眼部凝胶，护眼屏障（太阳镜，保持湿度的空间），张开上眼睑，下眼睑处使用胶带用以保持其外翻状态。眼科定期随诊。

（2）口部运动：将食物切碎，使用健侧小口咀嚼食物，将茶杯置于健侧，在茶杯下使用手指做一个合适的封条，使用吸管进饮，减慢讲话、吃饭和饮水的速度。

（3）音调：针对面中部和唇部软瘫，用一条胶带从嘴角向上粘到颊部可帮助病人言语更易理解。局部按摩、湿敷可以保持面部柔软灵活从而增加面部认知能力，给病人带来社会心理方面的益处。近期使用动物模型的研究指出对患侧从外侧向中线的轻抚可以减少异常的神经再生。

（4）情感方面：因为病人往往因在意自己的外表或他人的看法而局促不安，不愿意主动表达情感，那么向病人宣教使用手臂、脊背甚至整个肢体来补偿表达能力十分有用。要教会焦虑的病人放松的技巧。这些练习可以引导病人很好地度过功能障碍、压力、恐惧、不确定性、失落感重叠的软瘫期。

■ 针对面神经轻瘫的神经肌肉再训练

随着神经移植，面神经软瘫问题解决，面部肌肉开始恢复运动。转诊至 NMR 应选在此时机。虽然病人应当以柔性的运动作为初始训练，但他们往往会致力于最大程度的肌肉收缩，"让肌肉运动到极限"。此时 NMR 治疗师关于如何选用恰当方式获得最佳预后的引导非常关键。应当缓慢温柔地练习一些小强度的双侧运动，这种训练在减少协同收缩、相关肌肉运动和联带运动模式出现的同时还可以加强巩固双侧对称性。缓慢运动旨在训练动作的精准度，并教会病人控制联带运动发生的技巧。这种方式的面部表情练习不断增加，面神经轻瘫的问题迎刃而解。值得一提的是，精细有控制力的练习可以带来最为正常、自主控制的面部运动，这些是大强度大力度训练无法达到的。

总之，病人的家庭训练应当每日持续 30 ~ 60 分钟，具体计划应当根据恢复阶段、病人需求和训练目标来制定。门诊就诊和随访的频次由训练后的进步程度、病人对家庭训练的依从性，病人居住地远近而定。平均 6~8 次随访（在数月到 2 年中）往往可以带来最佳预后。

■ 联带运动的神经肌肉再训练

联带运动被定义为伴随自主运动的无意识运动。可以引起正常模式下不必要肌肉的收缩从而导致异常的面部运动。面神经功能未完全恢复时残余功能较为常见，治疗起来极为复杂有难度。由于非正常的肌肉运动可以表现为类似软瘫，所以联带运动的准确甄别较为困难（在软瘫的情况下，嘴角下垂；在联动运动下，嘴角也可以因颈阔肌的弯曲表现为下拉）。联带运动也可以表现为可视条件下无运动（颧肌可在口轮匝肌收缩时联动，这将表现为口唇无法向中线靠拢）。联带运动的不同表现与发生位置、发生时间和严重程度（从轻微到大量肌肉参与的严重联动，最终可导致面部运动的总体异常）相关。[22]

面部肌肉支配皮肤运动产生各种表情，这种微妙的表达需要所有面部肌肉达到一个精巧的平衡。一旦面部肌肉未能适当收缩，将扭曲面部皮肤，进而表达出与预期完全不同的表情。病人往往对自己联带运动的状态不自知，反而努力使用更大力量进行练习，殊不知这会进一步强化这种非正常的运动模式。所以病人明确区别软瘫与联带运动的不同才能够有效的协调面部肌肉而不是用力不当的持续锻炼。联带运动下的 NMR 需要重视一下两个独立却又相关的事项：

（1）为使静息下面部肌肉更为协调有力，需要软组织的抚触、按摩以及热敷。

（2）异常的运动模式需要有选择的激活 / 抑制来增加协调性。

减少肌肉强直收缩

病人往往抱怨紧张感，沉重感，以及运动度下降，运动范围减少以及表现力差所带来的不适。肌肉强直收缩增加的常见指征包括鼻唇沟加深，眼裂变小，嘴角缩进，面部酒窝外显，颈部（颈阔肌）捆绑感。受累侧面中部往往出现水肿、厚重或者不能运动。软组织活动以及专门的面部按摩技术可以减少紧绷和挛缩。局部按压疼痛会随着持续向深部的压力而缓解，即使是第一次治疗都可使面部柔软灵活。其方法简单易学，病人可以迅速掌握，在指导下应当每天练习若干次。在数周锻炼后病人往往主诉在舒适度和运动能力明显提高。

避免联带运动

联带运动是指表情所必需之外肌肉反常收缩。过多的面部运动反而造成面部功能障碍，这是一个与直觉背道而驰的概念。这种情况下，锻炼越多越用力未必带来更好的结果。要花相当多的时间来教会病人在特定模式下应当动用哪些肌肉，同时应当避免哪些肌肉联动，以健侧作为模仿训练的模板。接下来要通过分离出正确的肌肉运动并抑制联带运动来学习细小、缓慢、协调的运动模式。为避免联带运动，病人第一步最紧要的是要认识在联系动作中哪些肌肉不应当收缩。然后病人开始初级的动作锻炼，在此过程中联带运动一直处于被抑制状态。将联带运动与预设运动分离需要病人聚精会神。如果病人可以缓慢完成一个细小动作证明他已基本学会这种新的运动模式随着控制力的锻炼，运动范围可以不断增大。例如，在微笑时病人应当学会抑制颈阔肌 / 颊肌的运动，这样才能做到嘴角上扬。在嘟嘴的情况下，颈阔肌和面中部的联动状态放松后，口唇可向中线靠拢（**图 25.2**）。

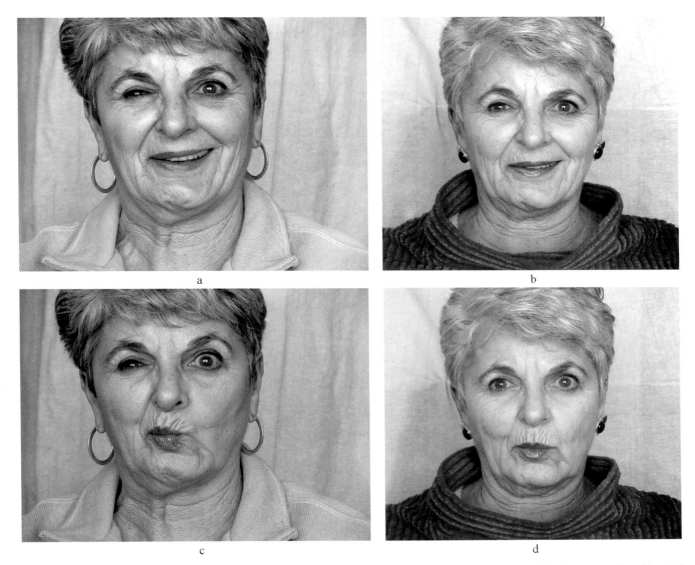

图 25.2 a-d 此为一位 69 岁患有右侧 Hunt 综合征女性 2006 年 4 月的图像资料。最初的 NMR 评估是摄于 2008 年 1 月。（**a**）微笑和（**c**）鼓腮。再次评估为开始 NMR 后 12 月后，即 2009 年 1 月。（**b**）微笑和（**d**）鼓腮。微笑：注意减少口轮匝肌和颈阔肌的联带运动有利于对称性的建立。鼓腮：注意减少口轮匝肌和颊部中间肌肉群和颈阔肌的联带运动可以减少右侧嘴角的回缩，从而使先关肌肉运动范围增大，并与健侧对称

　　镜像反馈在训练中极为常见；但是本体感受反馈更为有用且使用频繁。即使面部肌肉没有纺锤体，但基于最小的反应，病人仍然可以感受到随肌肉收缩、面部运动带来的肌肉移动。这种反馈及时且不需要镜像反馈对认知的要求。病人可以快捷的明确并比较患侧和健侧以及感觉起来有何不同，而且对功能障碍的本质能够有更深层次的认识（如过多过少的运动）。认识透彻有利于更好理解某些情境下非常见的训练策略。此外，不在镜子前方的时候病人也可以开展实施家庭训练计划。

　　细微的、成功的运动在不断练习中熟练、进步，进而成为自发的。参与 NMR 的病人，即使联带运动已经持续数年，依然可以随时被有效地转诊治疗。因为再训练的焦点在于对有活力的肌肉加以练习，而不是运

动激活那些软瘫的肌肉。

■ 术后病人的神经肌肉再训练

　　当经过一段相当长的时期，病人仍无肉眼可视的恢复或肌电信号，建议通过神经或肌肉移植来完成神经支配肌肉的动力重建。针对术后软瘫的病人，应当针对急性事件进行一次门诊咨询。一旦运动恢复，NMR将协助病人学习适合其术式的运动策略。尽管完全康复很难达到，NMR可以帮助病人获得最佳预后，康复过程一般需要3年。那些已行静态重建手术的患者（如阔筋膜悬吊术），NMR没有意义。可受益于NMR最为常见的重建术式包括：

　　（1）跨面神经移植术（合并或不合并肌肉转位）：NMR可在术后第一次可视运动出现时开始（一般6～12个月）。练习主要关注静息、表情表达状态下双侧对称，以及言语清晰便于理解。

　　（2）颞肌转位术：NMR可在伤口愈合后开始，一般为术后6周。病人被教会使用咀嚼肌作为模仿肌，可以通过咬的动作促进嘴角外展。临床经验已证明可教会病人在非咬的情况下运动嘴角。

　　（3）舌下神经–面神经吻合移植术：一部分舌下神经通过神经吻合移植与面神经连接，预期运动应当在术后6个月至半年。病人往往在将舌头移向或压向牙齿或上腭。在这种时机下，病人会被指导通过专门的舌头运动或触压激活其面部肌肉。通过非常温和的舌部触压来保证两侧对称和联带运动的控制。病人也被要求在进食进水、说话进行舌头运动时尽量禁止面部运动，从而减少联带运动的产生。随着锻炼的进行，很多病人可以学会不依赖于舌头的面部肌肉自主运动。但是，能够重新表达出饱含情感微笑者并不多见。

■ 电刺激

　　面神经NMR并不推荐使用电刺激。在急性期（如软瘫），自发恢复期使用电刺激可能提供一种治疗有效的错觉。这种能力的提高往往被错误地认为归功于电刺激而非其自然病程。很明显，电刺激有利于面瘫的治疗缺乏临床证据。此外，外周神经损伤后的电刺激可能扰乱神经纤维再生，临床经验也提示在损伤后马上接受电刺激的病人较其他人更容易发生联带运动和大规模肌肉运动。电刺激会诱发疼痛的大量肌肉收缩进而巩固错误的运动模式。目前可查的文献研究寥寥无几，而且研究设计不够完善，导致所得结论往往自相矛盾。

　　在联带运动的病人，由于异常的运动亢进或协同收缩导致运动范围受限，而非由于肌肉收缩无力。不必要刺激有活力的肌肉或是认为电刺激能够抑制、协调异常的运动模式。

■ 表面生物反馈肌电图

　　表面肌电图生物反馈通常促进面NMR在有意识地控制下特殊肌肉的正常无意识运动。表面生物反馈肌电图描记可以第一时间精确地记录当时肌肉收缩的比例及力量，这对新运动模式的修正和学习至关重要。使用表面生物反馈肌电图强调获得正常静息状态、对称性和单独反应的重要性，并在 NMR 治疗师指导下被专门应用于治疗单元。作为 NMR 治疗程序的一部分，表面生物反馈肌电图描记可用作评估工具也可作为治疗工具：

- 提升面部基础外观
- 提高失动肌肉的活动力
- 减少过于活跃肌肉的活动度
- 提升肌肉群之间的协调收缩

将表面电极置于肌肉上用于检测肌肉收缩产生的电活动信号。其信号被放大并在电脑监视主屏上显示。将电极置于双侧对称类似肌肉可以让病人对比健侧患侧所受到不同刺激。在病人于显示器上同步观察图形的同时，可以不断调整运动模式直到患侧与健侧对称。在联带运动的病人，表面生物反馈肌电图描记往往用于一致运动肌肉之外的运动痕迹用于提高肌肉群之间的协调能力。当病人已经学会新的运动模式后，表面生物反馈肌电图描记可与镜像关联，并得到本体感受反馈。使用此种方法，病人可以重新调整新的运动模式，而不依赖表面生物反馈肌电图描记，并将这些调整融合到家庭训练计划中。

■ 肉毒杆菌与面神经肌肉再训练

在面神经轻瘫合并联带运动的病例中，可选用注射肉毒杆菌毒素（如 Botox[Allergan，Inc.，Irvine，CA]）作为提高面部协调力的手段。[26] Botox 可暂时（3 ~ 6 个月）部分麻痹面部的目标肌肉，为病人提供时间和机会学习、练习更协调的运动模式，同时避免协同收缩，并不受联带运动模式的限制。Botox 必须由一位在面瘫和联带运动领域有丰富经验的医师负责使用。

当与神经肌肉再训练联合使用时，最常见的 Botox 注射部位包括眼轮匝肌、皱眉肌、颈阔肌、颏肌。很少选取面中部肌肉作为注射位点，避免发生软瘫，保证 NMR 锻炼所需肌肉保持活力。由一位有经验的 NMR 治疗师，协同一位医师共同确定注射部位，这样接受 NMR 进程的病人获得最大益处。

在注射 Botox 以后，病人要继续在家进行专注于便于运动恢复和动作协调的家庭训练。许多病人都感受到协调性增高以及联带运动减少，这些甚至发生在注射药物效果衰减以后。

■ 结论

神经肌肉再训练是一个以病人为中心的治疗过程，是在一位经过专业训练并经验丰富的治疗师指导下，针对面神经、肌肉瘫痪的运动技巧学习。NMR 训练程序是根据病人自身功能和社会心理学状态量身定做的，是面瘫治疗多学科融合的一个重要组成。就像其他促进面神经恢复功能的方法一样，NMR 无法使病人在面神经损伤后完全恢复面部正常运动和表情表达。但是，通过 NMR 治疗师的宣教和训练，使用最新进展的技术手段，病人将获得比自身努力更为满意的控制力。其积极主动参与、训练时保持耐心、坚持不懈的努力均会提高神经功能恢复水平，而且可获得更多自信、自我满意度以及更好的生活质量。

（高儒真　译　陈晓巍　校）

参考文献

1. Brown DM, Nahai F, Wolf S, Basmajian JV. Electromyographic biofeedback in the reeducation of facial palsy. Am J Phys Med 1978;57(4):183–190
2. Daniel B, Guitar B. EMG feedback and recovery of facial and speech gestures following neural anastomosis. J Speech Hear Disord 1978;43(1):9–20
3. Jankel WR. Bell palsy: muscle reeducation by electromyograph feedback. Arch Phys Med Rehabil 1978;59(5):240–242
4. Balliet R, Shinn JB, Bach-y-Rita P. Facial paralysis rehabilitation: retraining selective muscle control. Int Rehabil Med 1982;4(2): 67–74
5. Diels HJ. New concepts in nonsurgical facial nerve rehabilitation. In: Myers E., Bluestone C. Advances in Otolaryngology-Head and Neck Surgery. Chicago: Mosby- Year Book; 1995: 289–315
6. Beurskens CHG. Mime Therapy: Rehabilitation of Facial Expression. Thesis. Nijmegen:KUN; 2003
7. Ross B, Nedzelski JM, McLean JA. Efficacy of feedback training in long-standing facial nerve paresis. Laryngoscope 1991;101 (7 Pt 1):744–750
8. Coulson SE, Croxson GR. Facial Nerve Rehabilitation-the Role of Physiotherapy. Austr J Otolaryngol 1994;I:418–421
9. Beurskens CHG, Burgers-Bots IAL, Kroon DW, Oostendorp RAB. Literature review of evidence based physiotherapy in patients with facial nerve paresis. J Jpn Phys Ther Assoc 2004;7:35–39
10. Segal B, Hunter T, Danys I, Freedman C, Black M. Minimizing synkinesis during rehabilitation of the paralyzed face: preliminary assessment of a new small-movement therapy. J Otolaryngol 1995;24(3):149–153
11. Beurskens CHG, Heymans PG. Mime therapy improves facial symmetry in people with long-term facial nerve paresis: a randomised controlled trial. Aust J Physiother 2006;52(3): 177–183
12. Bach-y-Rita P, Lazarus JV, Boyeson MG, et al. Neural aspects of motor function as a basis of early and post-acute rehabilitation. In: DeLisa JA. Principles and Practice of Rehabilitation Medicine. Philadelphia, PA: JG Lippincott; 1988: 175–95
13. Basmajian JV, DeLuca CJ. Muscles Alive: Their Functions Revealed by Electromyography. Baltimore: Williams & Wilkins; 1985
14. May M. Microanatomy and pathophysiology of the facial nerve.
In: May M, Shaitkin BM. The Facial Nerve. New York, NY: Thieme; 2000: 57–65
15. Belal A. Structure of human muscle in facial paralysis: role of muscle biopsy. In: May M. The Facial Nerve. New York, NY: Thieme; 1986: 99–106
16. Rinn WE. The neuropsychology of facial expression: a review of the neurological and psychological mechanisms for producing facial expressions. Psychol Bull 1984;95(1):52–77
17. House JW, Brackmann DE. Facial nerve grading system. Otolaryngol Head Neck Surg 1985;93(2):146–147
18. Ross BG, Fradet G, Nedzelski JM. Development of a sensitive clinical facial grading system. Otolaryngol Head Neck Surg 1996;114(3):380–386
19. VanSwearingen JM, Brach JS. The Facial Disability Index: reliability and validity of a disability assessment instrument for disorders of the facial neuromuscular system. Phys Ther 1996;76(12):1288–1298, discussion 1298–1300
20. Beurskens CHG, Devriese PP, van Heiningen I, Oostendorp RAB. The use of mime therapy as a rehabilitation method for patients with facial nerve paresis. Internal J Ther Rehab 2004;11: 206–210
21. Angelov DN, Ceynowa M, Guntinas-Lichius O, et al. Mechanical stimulation of paralyzed vibrissal muscles following facial nerve injury in adult rat promotes full recovery of whisking. Neurobiol Dis 2007;26(1):229–242
22. Beurskens CH, Oosterhof J, Nijhuis-van der Sanden MWG. Frequency and location of synkineses in patients with peripheral facial nerve paresis. Otol Neurotol 2010;31(4):671–675
23. Teixeira LJ, Soares BGDO, Vieira VP. Physical therapy for Bell's palsy (idiopathic facial paralysis). Cochrane Database Syst Rev 2008;(3):CD006283
24. Brudny J, Hammerschlag PE, Cohen NL, Ransohoff J. Electromyographic rehabilitation of facial function and introduction of a facial paralysis grading scale for hypoglossal-facial nerve anastomosis. Laryngoscope 1988;98(4):405–410
25. Balliet R. Motor control strategies in the retraining of facial paralysis. In: Portmann M. Facial Nerve. New York, NY: Masson Publishing; 1985:465–469
26. Mehta RP, Hadlock TA. Botulinum toxin and quality of life in patients with facial paralysis. Arch Facial Plast Surg 2008;10(2):84–87

第 26 章　联带运动和过度运动

Barry M. Schaitkin

非意愿的面部神经运动障碍表现有多种形式。面肌痉挛是一种通常起始于局灶，并且可能会进展到涉及所有的同侧面部肌肉的单侧机能亢进。特发性眼睑痉挛包含眼轮匝肌的不自主运动，通常发生于中老年患者中。无论造成面部神经损伤的何种病因（如手术，创伤，肿瘤或感染），都遵循一个可预见的过程。这些患者从去神经开始，以及随后的神经再支配是以面部神经的运动过度和联带运动的功能亢进为特征。

当然也有面神经恢复的其他特征，这些能够影响其他区域的面部表情肌肉包括鳄鱼泪和镫骨肌腱收缩。为了更好地理解这些问题，读者可以直接到本书的第 3 章面部神经的组织病理学，第 5 章通过许多分类系统对这些异常动作进行分类，第 17 章对半面痉挛的讨论和第 25 章的物理康复治疗，这是这些疾病治疗的关键。

■ 联带运动的病理生理学

Kedar Adour 博士曾说，伴随面部神经变性和再生后的会出现挛缩和联带运动，就像白天过后是黑夜一样不可避免（个体通讯）。换言之，进展成一个完全的面瘫患者总会出现一些非意愿的面部运动。另一方面，不管出于何种原因（病毒、创伤、手术），患者进展成一个非完全的急性面瘫，其神经功能几乎没有发展成面部神经功能亢进的特征。

关于这些运动的发生原因有三大理论支持：一是相邻神经的假突触传递，二是异位神经纤维再生，三是面神经核的改变。1996 年，Moran 和 Neely 通过分析 11 例连续面部动作的病人以探究这三个理论中哪一个最站得住脚。密切观察到的联带运动常见的重复模式表明了从主动闭眼时激发的嘴唇联动是普遍存在的。此外，有病例显示，联带运动出现得太快，而此时纤维再生尚不能发生。病人身上发生的联动模式的重复性特性和速度提示了面神经核事件更有可能是这些运动发生的原因，或者与更流行的异位神经纤维再生学说共同作用。[1] 这些连带运动对病人和对他们社会阶层影响意义重大。[2]

面部神经病变发生神经再生后，辣根过氧化物酶的研究显示面神经核的地形图受到干扰。[3] 在大鼠模型中，显然除了再生面神经核外，也有越来越多的侧支静脉产生。[4] 在大鼠中，旁触传输的可能性（相邻完整神经元的直接电兴奋性甚至非意愿的面部运动的皮层影响）在这一点是很难被证明或被反驳的。损伤的早期即使没有神经变形和再生，仍然可能发生神经的过度兴奋。众所周知，缓慢非侵袭性病变的压迫如胆脂瘤可能伴随有神经的虚弱或过度兴奋。

■ 伴发联带运动或过度运动面瘫病人的评估

一份详尽的病史是了解伴发联带运动或过度运动面瘫病人的关键。绝大多数具有这一问题的患者通过病史可明确诊断。那些外伤后突发性完全面瘫的患者或经历面神经周围手术后完全面瘫的患者病史提示这些事件是造成他们非意愿面部运动的原因。同样，一个经典的贝尔面瘫或拉姆塞•亨特综合征的病史也是非常有助于理解非意愿的面部运动的原因的。当病人认为他们的面肌运动开始恢复了的时候，联带运动或过度运动的发生会让他们在开始的一段时间感到相当困惑。这些康复后期的表现也常常向患者或医生暗示了这是一个新的发病过程而不是之前初始事件的后遗症，正是因为这些发现延迟，因此面瘫要等待至少 6 个月后再对康复进行分类和评估，这是由于联带运动严重程度可能会改变其分类。在这一过程中，治疗医生的任何干预（手术、肉毒素等）都可能被指责为反而导致了过度活动的增加，即使病人实际上是经历面部神经恢复的正常过程。

其他引起过度运动的疾病应该被提到以便主治医生能够意识到。眼睑痉挛是一种双侧不自主的间歇性痉挛闭合眼睑。这通常涉及整个眼轮匝肌和睑板前、眶隔前、眶前部分、降眉间肌及皱眉肌。这种疾病通常表现为双侧受累，且肌电图显示正常放电速率的同步放电，诊断较为容易。[5]

眼睑痉挛患者可能涉及脸部的其他肌肉。佛兰德艺术家 Brueghel 创作的一幅一个女人的面部和颈部受累的油画记录了这一症状，因此以 "Brueghel 综合征" 来描述下半面部受累作为主要表现的疾病。此外，1910 年，一名法国神经学家 Henry Meige 描述了这种疾病的眼睑及面部、下颌、口腔、舌、喉痉挛的特征。这一疾病包括无意识的咀嚼、牙关紧闭、噘嘴、张大嘴、腭偏差和舌前推，被称为 Meige 综合征。所有这些疾病，如眼睑痉挛，Brueghel 综合征及 Meige 综合征，都属于面部肌张力障碍的一部分。

眼睑痉挛常发生于中年妇女。特发性眼睑痉挛仅累及双侧眼部肌肉，面部其他部位未受累。中央眼睑痉挛的一个重要特点是眼睛紧闭而非眨眼或抽搐。[5]四分之三的眼睑痉挛患者最终会伴发下半脸面部肌张力障碍。

应当详细了解患者的用药史，这是因为多巴胺激活剂、鼻抗组胺药、减充血剂，以及患者长期抗精神病药物治疗也能产生一些面部运动。半面肌痉挛及其治疗已在第 17 章中讨论。

评估和治疗的面部神经中心运动障碍的大多数患者是联带运动患者。联带运动可以几乎感觉不到或完全毁容。[2]虽然也有联动运动早期的报道，多数患者在神经变性和再生开始前的 6 个月没有联带运动。异常运动应也仅仅是在初始损伤侧。运动过强通常表现为由于唇提肌缩短导致的鼻唇沟加深，由于眼轮匝肌张力增加导致的同侧相对闭眼和闭眼时嘴的运动。较少见的症状有有持续的颈阔肌痉挛，甚至抬眉症状。

对于患者主要关心的问题应被广泛质询。特别是对因受联带运动影响而进行困难的运动应深入讨论。患者有咀嚼、阅读、讨论和驾驶困难，特别是在晚上患者会因迎面而来的车灯而导致受影响的眼睛完全不由自主地闭上，应当讨论。此外，由联带运动造成的任何爱好或工作的局限性，也应被记录。

■ 运动感觉再训练

曾经，神经松解术是非意愿面部运动主要的治疗方法。[6]但这已经在某种程度被运动感觉再训练（物理疗法）所取代。[7]物理治疗后，肉毒神经毒素，如肉毒杆菌（加利福尼亚州 Allergan 公司）是下一个通常采取的治疗非意愿面部运动的方式。一般而言，这两种模式同时使用。用肉毒毒素治疗肌张力障碍开始于 1968 年左右，当时 Ed Shantz 博士与治疗斜视患者的眼科医生 Allen Scott 博士进行合作。Scott 的开创性工作是鉴定出了导致眼外肌斜视的广泛条件，包括 myokyma、面肌痉挛、眼睑痉挛、眼外肌选择性减弱和其他面部肌张力障碍等。[8]肉毒杆菌神经毒素的作用机制是，当毒素结合到突触前胆碱能神经末梢能够降低乙酰胆碱的释放，其本质上是引起神经肌肉阻滞。由于肉毒杆菌神经毒素是一种生物制品，可导致注射周围肌肉一过性和剂量依赖性无力。注射的材料将扩散和影响注射区域的所有肌肉，因此必须谨记要与患者讨论风险

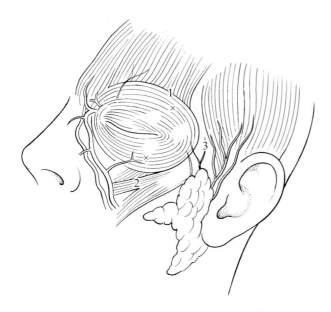

图 26.1 肉毒杆菌毒素（Allergan 公司）注射部位为眼轮匝肌，以减少口至眼的联带运动造成的非意愿闭眼。注射应提高皮肤轮来降低眼外肌注射的风险。1 和 2 是瞳孔间连线和睑外侧联合连线的中间；3 是外侧眶缘上方的睑外侧联合外侧）

射其他肌肉的风险。具有从联带运动和过度活动的眼睛闭合问题的患者可以在其他相邻肌肉追加剂量。对任一肌肉群的一般剂量，5 至 10 个单位就已足够。眼轮匝肌的治疗是非常有效的，如果操作谨慎，风险很低。任何注射有导致血肿或感染的可能，但是非常少见，复视也是罕见的。

下半面部是注射第二个最常见的争议区域，也更具挑战性。虽然可以为影响鼻唇沟的肌肉的过度运动和联带运动单独设计剂量，但注射过量导致的下半面部无力使操作更具危险性。患者宁愿鼻唇沟张力和深度增加也不愿意接受这一区域任何功能的丧失。因此，运动感觉再训练（物理疗法）是作者的首选治疗方法。然而，注射肉毒杆菌毒素可以很容易地实现嘴角的抑制剂的释放。应用到颈阔肌痉挛治疗的肉毒杆菌毒素剂量往往需要根据病人自身情况确定，其剂量从 20 到 80 个单位。通过病人紧闭眼睛或微笑，这群肌肉可以得到很好的界定。注射部位从颈阔肌前缘向上至下颌体，但不超过可触及的结构（图 26.2）。

和替代治疗，以及决定最好的注射部位。

肉毒杆菌毒素运达时冻结和重组。进行了风险、利益和替代治疗讨论后，由病人和医生决定，从哪些肌肉开始治疗并确定剂量。一般而言，治疗联动活动的剂量，低于用于面肌痉挛、眼睑痉挛的治疗剂量。注射部位和剂量在一定程度上取决于药物说明的个人经验。笔者采用每毫升 100 单位的肉毒素的标准化重建，每 0.1 毫升的注射材料给予 10 单位。在文献中有许多的治疗方法；他们中的大多数都与 Biglan 的提议是类似的。[9] 目前使用 5 至 7.5 单位注射到上下眼睑中间睑板外侧连合各个位置（图 26.1）。

肉毒毒素的大部分被注入内眶缘外侧的眼轮匝肌内。这种注射防止了非意愿的眼外肌运动造成的复视。注射本身的完成是为了提高皮肤轮，也尽量减少意外注

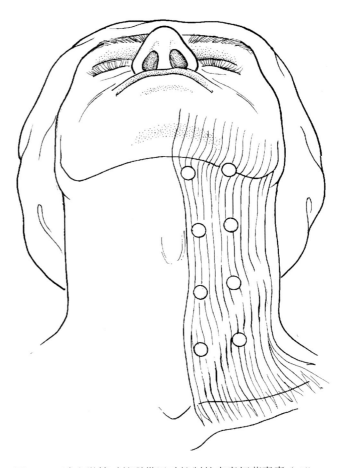

图 26.2 减少微笑时的联带运动抑制的肉毒杆菌毒素（Allergan 公司）注射位点。这些注射位点是通过观察闭眼或微笑时的颈阔肌而设计的

在联带运动活动期间进行额外注射作为判断肌肉收缩是非常有帮助。第一次注射后，病人一周后复查，以查看肌肉是否放松，如果没有，则增加剂量。可以通过这种方法最终确定治疗的剂量。

在颏肌处直接注射 5 到 10 单位的肉毒杆菌毒素可缓解颏肌紧张，使下巴中间的深凹痕被即时缓解。注射需要 72 小时才能达到充分的效果。注射后就开始物理治疗工作利于患者今后规律的物理治疗。因此，物理治疗师的治疗协助调节肉毒杆菌素的剂量和可以最大限度地提高效果，两者合作极为重要。

治疗眼睑痉挛需要较大的肉毒杆菌素剂量，且这些剂量常常需要更频繁地重复注射。一些作者指出，随着时间的推移，这些注射的有效性下降，但这不是一个普遍的发现。与治疗联动运动相比，治疗眼睑痉挛需在眼周增加注射点。

在正常的神经对侧注射非常少量的肉毒杆菌通常是有益的。这样一来，提拉口角轴平面的正常颧肌和其他提肌不仅可以改善有意识的微笑，也避免了患者无意识微笑和大笑时面部不对称的尴尬。

■ 选择性肌切除

一些作者喜欢将选择性肌切除作为治疗永久性的异常不自主的面部运动的最有效方法。目前已行眼轮匝肌、降眉间肌、皱眉肌、镫骨肌、颧肌、颏肌、颈阔肌切除术。Patel 等推荐重症眼睑痉挛的患者行眼轮匝肌切除。[10] 他们一般先进行上部眼轮匝肌切除术，既避免了上下眼轮匝肌切除术导致的淋巴水肿，同时也利于预测整体结果。皱眉肌和降眉肌可以通过眉上切口切除，通过上睑成形术的切口切除眼轮匝肌。分期下部肌切除术可以通过眼睑成形术的下睫毛切口进行，眼睑软骨、隔膜及眼轮匝肌均可采用此术式进行。肌切除的主要并发症有血肿、感染、皮瓣坏死、慢性淋巴水肿等。

颧肌切除术通过鼻唇沟切口进行。有明显皱纹的患者行此手术不影响面部美观。这些患者往往是老年人。无皮肤皱纹的患者应通过唇切口来完成。

通过鼓膜外耳道皮瓣暴露并切断镫骨肌腱以治疗面部运动时镫骨肌收缩。这是一种非常罕见但极为有效的方法。患者在面部运动时感受到的巨大声响及鼓膜拍击声术后能立即缓解。

作者做得最多的肌切除术是颈阔肌切除术。沿颈部皮纹做切口，尽可能多地切除颈阔肌。对于改善口角上提和消除颈阔肌下拉效果非常有效。通过在术前在颈阔肌内注射毒杆菌可预估该手术的效果。对肉毒杆菌注射反应良好的患者可建议其重复三到四次肉毒杆菌注射或行颈阔肌切除术。除了皮肤切口、可能导致麻木和任何手术都可能发生的血肿或感染的风险，切除颈阔肌没有特别的缺点，因此这种术式很容易被接受。

■ 结论

联带运动和过度运动是面神经变性和再生的常见副反应。它们是面瘫恢复患者的挫败感和社会隔离感的主要来源。治疗这类疾病患者的主要方法是寻求一个专业的面部神经物理治疗师，这虽然很困难，但经过专业训练的理疗师的经验对于治疗是很有帮助的。根据作者的经验，普通的理疗师对于面瘫患者的康复来说意义很小。

针对频繁的非意愿的面部动作，注射肉毒神经毒素，再结合物理疗法为绝大部分患者提供了很好的治疗方法。选择性肌切除术，特别是颈阔肌的切除也是一个非常有效的方法。

（高儒真　译　陈晓巍　校）

参考文献

1. Moran CJ, Neely JG. Patterns of facial nerve synkinesis. Laryngoscope 1996;106(12 Pt 1):1491–1496
2. Neely JG, Neufeld PS. Defining functional limitation, disability, and societal limitations in patients with facial paresis: initial pilot questionnaire. Am J Otol 1996;17(2):340–342
3. Fernandez E, Pallini R, Marchese E, Lauretti LA, La Marca F. Quantitative, morphological, and somatotopic nuclear changes after facial nerve regeneration in adult rats: a possible challenge to the "no new neurons" dogma. Neurosurgery 1995;37(3):456–462, discussion 462–463
4. Choi D, Raisman G. Somatotopic organization of the facial nucleus is disrupted after lesioning and regeneration of the facial nerve: the histological representation of synkinesis. Neurosurgery 2002;50(2):355–362, discussion 362–363
5. May M. The overview of hyperkinesis. In: May M, Schaitkin BM. The Facial Nerve, 2nd Ed. New York, NY: Thieme; 2000: 431–441
6. Fisch U. Extracranial surgery for facial hyperkinesis. In: May M, ed. The Facial Nerve. New York, NY: Thieme; 1986: 509–534
7. Henkelmann T. Physical therapy and neuromuscular rehabilitation. In: May M, Schaitkin BM. The Facial Nerve. 2nd Ed. New York, NY: Thieme; 2000: 301–319.
8. Biglan AW, Patel BCK, May M, Murdock TJ. Botulinum A Toxin. In: May M, Schaitkin BM. The Facial Nerve. 2nd Ed. New York, NY: Thieme; 2009: 441–465
9. Biglan AW. Control of eyelid retraction associated with Graves' disease with botulinum A toxin. Ophthalmic Surg 1994;25(3):186–188
10. Patel BCK, Anderson RL, May M. Selective Myectomy. In: May M, Schaitkin BM. The Facial Nerve. 2nd Ed. New York, NY: Thieme; 2009: 467–481